D1674740

WOLFGANG HINGST

Zeitbombe Kosmetik

*Der kritische Report über moderne
Schönheitsmittel und über die Methoden
der kosmetischen Industrie.
Mit natürlichen Alternativen.*

GOLDMANN VERLAG

Der Goldmann Verlag
ist ein Unternehmen der Verlagsgruppe Bertelsmann

Made in Germany · 6/88 · 1. Auflage
Genehmigte Taschenbuchausgabe
© 1985 by Verlag Orac, Wien
Umschlaggestaltung: Design Team München
Umschlagillustration: Knecht, Mannheim
Satz: IBV Satz- und Datentechnik GmbH, Berlin
Druck: Elsnerdruck, Berlin
Verlagsnummer: 10418
JJ · Herstellung: Peter Papenbrok
ISBN 3-442-10418-1

Inhalt

Die sanfte Philosophie

Die arme Haut

Was die Haut nicht verträgt 11
Muß Kosmetik krank machen? 14
Ein Dilemma der Kosmetik 20
Hypoallergene Produkte 22
Wieviel Gift ist schädlich? 22
Deklaration der Inhaltsstoffe 27

Anatomie und Physiologie der Haut

Funktion und Aufbau 31
Drüsen und Bakterienflora 38
Der Hautsinn 41
Die Anhanggebilde der Haut 45
Wirkstoffe, die die Haut durchdringen
   Die Hornschicht als kosmetische Barriere 52
Kann man die Haut von außen ernähren? 56
Hauttypen 61
Die empfindliche Haut 63
Die Alterung der Haut 65
Pflege der trockenen und empfindlichen Haut 66
Allergien, Photoreaktionen, Akne 68
Konditionierung und Placebo 74
Die Orangenhaut 76

Das Märchen von den Wunderwirkstoffen

Aggressive Kosmetik 78

Stichwort »Night Repair« 79
Kollagen und Elastin 83
»Wunderwirkstoffe« in Sonnenschutzmitteln 90

Verjüngung – oder
Das Geschäft mit dem Traum von der ewigen Jugend

Chemische Chirurgie oder Chemo-Peeling 97
»Jungbrunnen« Hormon 104
»Verjüngung« mit dem Messer 111
Skin-Planing 115
Mit Laserstrahlen gegen Falten und Orangenhaut 116
Allerlei Zauberei 119

Hautschutz

Sonnenstrahlung: Wohltat und Risiko 122
Sonnenschutzmittel 129
»Geheimrezepte« 133
Was tun bei Sonnenbrand? 134
Lichtzeitbomben: Heimsonnen und Solarien 135
Kälteschutz 140

Hautreinigung

Lob des Bewährten: Wasser und Seife 142
Unter »ferner liefen«: Sauberkeit 144
Schaumschlägerei: Tenside 145
Bad und Sauna 149
Heißluftbäder und Dampfbäder 153
Gesichtsreinigung ohne Seife und Tenside 155

Hautpflege

Abschied von teuren Illusionen 157
Hauttyp und Pflegemittel 160
Gesichtsmasken: Die Falten bleiben 162
Intimpflege 163

Dekorative Kosmetik

Magie und Mode 168
Make-up 171
Wimperntuschen: Keine Augenweide 174
»Eye Shadows«: Bleischwere Lider 175
Tester sehen rot: Lippenstifte 179
Nagelpflege: Achtung, Formaldehyd! 181

Kosmetika mit spezieller Wirkung

Hautbräunungsmittel – Braun mit empfindlicher Haut 187
Duftstoffe 189
Deodorants und Antitranspirants 194
Haarentferner 199
Durchblutungsfördernde, hauttonisierende und
    adstringierende Stoffe 202
Insektenabwehrende Mittel (Repellents) 203

Das Haar

Haarwäsche und Haarpflege 206
Dauerwellen – mit Gift 212
Haarfärbemittel – Haarbleichmittel – Haartonika 213
Haarwuchsmittel – Die Glatze bleibt 220

Zahn- und Mundpflege

Zahncremes – Fluor – Allergene 224

Tierversuche: Sterben für die Schönheit

Sind Tierversuche für Kosmetika notwendig? 229
Alternativen 231
Das Dilemma der Kosmetik 234

Schlankheitsmittel

Ursachen und Folgen der Fettsucht 241

Dicke Versprechen – magere Erfolge – fette Gewinne 241
Appetitzügler 242
Bulimie 249

Kosmetik für Mutter und Kind

Kosmetik in der Schwangerschaft 251
Babypflege 253

Kosmetik für junge Leute

Hauptproblem Hautproblem: Akne 255

Schönheit muß nicht leiden: Die sanfte Kosmetik

Vorbild Natur 259
Milde Reinigung und Pflege 260
Kosmetik kommt von Kosmos 268
Kosmetik und Seele 268
Autogenes Training 271
Kosmetik und Erotik 272
Kosmetik und Bewegung 276
Kosmetik und Ernährung 282

Schlußwort 289

Literaturverzeichnis 296

Register 308

Die sanfte Philosophie

Sanft ist das Gegenteil von brutal, von aggressiv. Sanft ist verwandt mit friedlich, freundlich, schöpferisch, liebesfähig, ruhig, gütig, maßvoll, behutsam, gelassen, überlegt, sozial, bescheiden.

Der sanfte Lebensstil bildet eine Alternative zu Rücksichtslosigkeit und Egoismus, Ausbeutung von Mensch und Tier, Zerstörung von Geist und Umwelt, Profit- und Machtgier, Raubbau und Unterdrückung.

Sanfte Energie kommt aus hirnintensiver, überschaubarer und umweltfreundlicher Nutzung der unerschöpflichen Potentiale von Sonne, Wind und Wasser.

Sanfte Geburt schafft Wärme, Geborgenheit und Hautnähe für Mutter und Kind – unentbehrlich für das seelische Wohlbefinden beider und die zukünftige Entwicklung des Kindes.

Sanfte Medizin findet ihr menschliches Maß in Homöopathie und Naturheilkunde – in Ergänzung zu den großen Errungenschaften der modernen Medizin, aber im Gegensatz zu einer menschenfeindlichen, beängstigenden, in bloßer Technik erstarrten Behandlung von »Patientengut«.

Und *sanfte Kosmetik* bombardiert die Haut nicht mit Wirkstoffen, die unter Umständen gesundheitliche Schäden verursachen. Sie kalkuliert nicht ein, daß Schönheit leiden muß. Altbekannte und bewährte Stoffe, natürliche oder naturgemäße Substanzen werden bevorzugt, weil die Aufnahme- und Abwehrmechanismen des menschlichen Organismus auf sie am besten eingestellt sind.

Sanfte Kosmetik ist eine Art Gesundheitsvorsorge, eine präventive Physiologie. Das heißt, grundsätzlich wird alles gefördert, was die eigenen Kräfte des Körpers mobilisiert und in Schwung bringt. Alles Zusätzliche wird sparsam eingesetzt, im wesentlichen zum Schutz vor aggressiven Umwelteinflüssen. Hinzu kommen noch Entspannung und Vergnügen.

Wissenschaft und Forschung setzen in der sanften Kosmetik bei den chemischen Strukturformeln an, die meist schon eine ganze Menge über die Verträglichkeit eines Stoffes aussagen. Damit erübrigen sich die meisten Tierversuche. Wenn Verträglichkeitstests zu machen sind, dann vor allem am Menschen. Wer ein neues Kosmetikum entwickelt, soll es zuerst an sich selbst und seiner Familie ausprobieren, in weiterer Folge an Testpersonen, die sich freiwillig zur Verfügung stellen. Jeder Stoff, der ein gesundheitliches Risiko einschließt, soll von vornherein nicht verwendet werden, auch dann nicht, wenn nur ein Verdacht besteht.

Die arme Haut

Was die Haut nicht verträgt

Wären Umwelt und menschliches Verhalten nicht so aggressiv, so würden wir heute ebensowenig eine speziell reinigende, pflegende und schützende Kosmetik brauchen wie die Menschen außerhalb der Industrieländer und Zivilisationszonen, wie unsere Ahnen in der Urgeschichte. Klares Wasser und etwas Seife würden reichen. Durch giftige Abgase, sauren Regen, Ruß, Staub, extremes Sonnenbaden und andere Belastungen gewinnt die Kosmetik aber zunehmend an Bedeutung.

Je nach dem Industrialisierungsgrad der betreffenden Region wird geschätzt, daß ein bis zwei Prozent der Bevölkerung unter *Unverträglichkeitsreaktionen* der Haut leiden, ein großer Teil davon beruflich bedingt. Die häufigste Hautkrankheit ist das lang dauernde, chronische Kontaktekzem. Es entsteht durch eine *allergische Reaktion* der körpereigenen Abwehrsysteme in der Haut auf den wiederholten Kontakt mit körperfremden Substanzen. Es kommt zu Rötungen, Schwellungen, Bläschenbildung, Nässen, Krusten- und Schuppenbildung. Langwierige Ekzeme können zur Verdickung der obersten Hautschicht führen.

Da in der Kosmetik der aggressive Stil dominiert, gehören auch in der Kosmetik vielfach verwendete Wirkstoffe zu jenen Substanzen, die Hautallergien auslösen können.

Nach dem »European Standard«, einer Liste der 22 Top-Allergene unter vielen Tausenden von Chemikalien (einschließlich Medikamente), sind elf dieser Haupt-Allergiemacher in Kosmetika enthalten: Formaldehyd, Parabene und Quaternium 15 (Konservierungsmittel), Kobalt und Paraphenylendiamine (Haarfarben), Chrom und Kolophonium (Lidschatten und Wimperntuschen), Perubalsam und »Fragrance Mix« (Duftstoffe), Formaldehydharze (Nagellacke) und Wollwachsalkohole (Cremes).

Nach einer vom »Fachverband der chemischen Industrie Österreichs« 1984 vorgelegten »Negativliste« soll Formaldehyd in Zukunft zu jenen Stoffen gehören, die in ihrer Anwendung beschränkt werden. Konzentrationen bis zu 0,2 Prozent wären dann noch zulässig, in Nagelhärtern maximal 5 Prozent. Und es muß der Hinweis »Enthält Formaldehyd« angebracht werden. Blei soll nur beschränkt werden. Chrom, Chromsäure und ihre Salze sowie Kobalt scheinen unter den »auszuschließenden Stoffen« auf. Ebenso Cadmium, Arsen, Barium und Quecksilber. Nickel ist in der Negativliste nicht enthalten.

Eine fortschrittliche Konzeption der Kosmetik darf sich aber mit »Negativlisten« nicht zufrieden geben. Sanfte Kosmetik muß positiv definiert werden.

Sanfte Kosmetik dient vor allem dem Schutz der Haut – und damit des ganzen Organismus – in einer immer aggressiver werdenden Umwelt, der Pflege des Aussehens, dem Schmücken, der Stimulation, der Entspannung, dem Vergnügen, der Verführungskunst.

Wirkstoffe, wie sie in der Medizin gebräuchlich sind, werden abgelehnt. Nichts darf unter die Haut gehen – außer ein angenehmes Gefühl.

Sanfte Kosmetik ist kein Ersatz für Religion, Medizin oder »Vater Staat«: Wunder werden nicht versprochen. Ernährt wird die Haut ausschließlich von innen. Von außen kommen nur Reinigung, Schutz, Pflege und Dekoration.

Die sanfte Methode bedeutet keine Rückkehr zu Großmutters Hausmittelchen, auch wenn diese manchmal gar nicht so schlecht waren; sie bedeutet aber eine Abkehr von der nur auf Wirkstoffe ausgerichteten kosmetischen Chemie, die sich in unserem Jahrhundert zu einer riesigen Industrie entwickelt hat.

Über 6 Milliarden Mark geben etwa die Verbraucher in der Bundesrepublik Deutschland jährlich für Körperpflegemittel und Kosmetika aus. Der Umsatz auf dem Weltmarkt liegt nach Bernard Lefevre (»Science«) derzeit bei rund 800 Milliarden Franc (rund 90 Milliarden Dollar). Die Giganten der kosmetischen Industrie sitzen vor allem in den USA. Die größten sind Avon, Revlon, Gilette, Procter & Gamble, Bristol-Myers und Colgate-Palmolive. Sie beherrschen über 50 Prozent des gesamten US-Marktes und einen guten Teil des Weltmarktes. 1978 gaben sie allein für Medienwerbung über eine Milliarde Dollar aus. Monopoltendenzen in manchen Sektoren sind unverkennbar. Bristol-Myers hält zum Beispiel zwei Drittel des Marktes von Haarfärbeprodukten. Die Auswirkungen der Konzentration, heißt es im 1980 erschienenen »Consumer's Guide to Cosmetics«, merkt jeder beim Drogisten um die Ecke: häufig einheitliche Preise trotz verschiedenartiger Produkte.

Der Umsatz eines der größten Konzerne erreicht fast die Zwei-Milliarden-Dollar-Marke. Insgesamt werden allein in den Vereinigten Staaten im Einzelhandel für mehr als 10 Milliarden Dollar Kosmetika verkauft. Zum Vergleich: 1955 umfaßte das Marktvolumen über eine Milliarde Dollar.

Geworben wird in dieser Industrie meist recht aggressiv: mit der Masche der »Wissenschaftlichkeit«, mit immer neuen *»Wunderwirkstoffen«.*

Interessanterweise betonen Vertreter der sanften Medizin, daß *chronische Ekzeme* zunächst mit einfachen, reizlosen – und das heißt vor allem: wirkstofffreien – Salbengrundlagen (die übrigens in jeder Apotheke zu haben sind) behandelt werden sollen. Erst dann sei, in besonderen Fällen, der Einsatz von *Glukokortikoiden* zu überlegen. Glukokortikoide sind Hormone, die normalerweise in der Nebennierenrinde des Menschen produziert, aber auch künstlich hergestellt werden können. Bei ihrer Anwendung auf der Haut sind zahlreiche Nebenwirkungen wie vorzeitige Hautalterung, Hautschäden, Hautgeschwüre, Akne usw. zu beobachten.

Kritiker raten daher zu äußerster Vorsicht bei der Verschreibung dieser »harten« Medikamente. Dies gilt besonders für Antibiotika wie Neomycin beziehungsweise Sexualhormone wie Estradiol in Kombination mit problematischen Konservierungsmitteln wie Hexachlorophen. Neomycin, von dem allein in der BRD pro Jahr 22,7 Millionen Packungen mit einem Wert von 196 Millionen DM verkauft werden, verursacht besonders häufig Hautallergien.

Muß Kosmetik krank machen?

Hexachlorophen und Hormone tauchen auch in der Kosmetik immer wieder auf. Beide können über die Haut in den Organismus eingeschleust werden.

1972 starben in Frankreich 36 Säuglinge und Kleinkinder an hexachlorophenhaltigem Puder, 168 Kinder wurden bleibend am Zentralnervensystem geschädigt. Viele haben Sprach-, Seh- und Hörschwierigkeiten oder Lähmungen. Einige sind geistig schwer behindert.

In einem Babypuder waren statt 0,5 Prozent Hexachlorophen über 6 Prozent des Bakterizids enthalten. Bei den folgenden Gerichtsverhandlungen zeigte sich, daß das Problem nicht nur in der Überdosierung lag. Schon 1971 hatte die amerikanische Food and Drug Administration (FDA) eindringlich vor der Gefährlichkeit des Hexachlorophens gewarnt und strenge Einschränkungen verfügt. Untersuchungen am »Institut für Gesundheit und medizinische Forschung« in Frankreich ergaben, daß die früher empfohlene Beimischung von nur 0,5 Prozent Hexachlorophen Schäden am Zentralnervensystem verursachen kann.

Daß Hexachlorophen auch unter die krebsverdächtigen Substanzen geriet, hatte einen anderen Grund: Bei der Herstellung von Trichlorphenol (TCP), dem Rohstoff für die Hexachlorophen-Produktion, entstehen nämlich geringe Mengen TCDD, also Dioxin, Seveso-Gift. TCDD ist die Abkürzung für 2,3,7,8-Tetrachlordibenzo-para-dioxin. Es ist das giftigste aller Dioxine, von denen 75 verschiedene Einzelverbindungen möglich sind. Ein Teil der anderen Dioxine ist fast genauso giftig. TCDD ist neben Plutonium und Nervengas eine der bösartigsten Substanzen, die die Menschheit hervorgebracht hat, 10 000 mal giftiger als Zyanid (Salz der Blausäure).

Trichlorphenol ist übrigens nahe verwandt mit dem Unkrautvernichtungsmittel 2,4,5-T, das die Amerikaner in Vietnam als Entlaubungsmittel verwendeten. Es enthielt ebenfalls Dioxin. Vietnamesische Untersuchungen haben ergeben, daß Dioxin – neben anderen schweren Schäden wie der Chlorakne – Krebs und bei Kindern schwere Mißbildungen verursacht. Das wurde auch bei australischen und amerikanischen Soldaten festgestellt, die mit dem Entlaubungsmittel in Kontakt kamen. Vietnam-Veteranen in den USA und Australien gewannen erst kürzlich einen Musterprozeß, in dem es um Entschädigungen von vielen Milliarden Dollar ging.

Eine Untersuchung an schwedischen Krankenschwestern, die beruflich bedingt mit dem Desinfektionsmittel Hexachlorophen häufig in Berührung kamen, deutet ebenfalls auf erbschädigende Wirkung hin: in der untersuchten Gruppe kamen mehr mißgebildete Kinder zur Welt.

Heute ist Hexachlorophen in der BRD zwar für alle Erzeugnisse der Kinderpflege und Intimhygiene verboten. In Akne-Präparaten, Deos, Shampoos, Badezusätzen und Hautsalben ist der giftige Konservierungszusatz mit einem zugelassenen Höchstgehalt von 0,1 Prozent aber nach wie vor enthalten.

Die Senkung des maximal zulässigen Gehalts von 0,5 Prozent auf 0,1 Prozent innerhalb kurzer Zeit zeigt deutlich, wie trügerisch das Argument von der Unschädlichkeit geringer Dosen ist. Der alte Grundsatz der Medizin, daß es nur auf die Dosis ankommt, ob eine Substanz für den Menschen giftig wirkt, gilt nicht für alle Stoffe, und schon gar nicht für Substanzen, die in der Natur nicht vorkommen, sondern die aus der Giftküche des Menschen stammen.

In Österreich ist Hexachlorophen – mit Ausnahme der Babypflege – in Kosmetika noch immer zugelassen. Höchstgrenze: 0,1 Prozent (zum Beispiel Intimpflegemittel und Zahncremes) bis 2 Prozent (zum Beispiel Deoseifen).
Hexachlorophen, so ist von seiten der Gesundheitsbehörden zu vernehmen, steht auf der Negativliste. Die ist aber – nach schlechter alter kakanischer Tradition – seit Jahren nicht über das Entwurfstadium hinausgekommen (Stand August 1987).
Unverständlicherweise besteht bei Kosmetika noch immer keine Deklarationspflicht. Der Konsument weiß also beim Kauf nicht, in welchen Produkten Hexachlorophen enthalten ist.

Eine Liste der kosmetisch-pharmazeutischen Präparate, die heute noch im Handel sind, enthalten die Broschüren »Zum Töten von Fliegen und Menschen« von H.-J. Dohmeier und E. Janson sowie

»Dioxin – die chemische Zeitbombe« von Th. Weidenbach, I. Kerner und D. Radek (Köln, 1984).

Die wichtigsten hexachlorophenhaltigen Hautpräparate sind im Arzneimittelratgeber »Bittere Pillen« angegeben. Nach einer vom »Fachverband der chemischen Industrie Österreichs« ausgearbeiteten Negativliste (Stand 8. Juni 1984) soll Hexachlorophen in Zukunft ein »auszuschließender Stoff« sein.

Auch *Hormone* gehen unter die Haut. Sie gehören – wie auch Hexachlorophen – zu jenen Stoffen, die von der natürlichen Barriere der Haut, der Hornschicht, nicht abgeschirmt werden können.

Noch vor relativ kurzer Zeit waren Hormone in Kosmetika zugelassen. Verwendet wurde das synthetisch hergestellte weibliche Hormon Östrogen. Es führt zu einer vorübergehenden Glättung der Haut durch Wasserbindung. Außerdem kommt es zu einer stärkeren Durchblutung. Für die Vertreter der Wirkstoff-Kosmetik lag es daher nahe, Östrogen als ewigen Jungbrunnen anzubieten. Aus war der Traum erst 1974, nachdem das Krebsforschungsinstitut der Weltgesundheitsorganisation (WHO) in Lyon auf das Krebsrisiko durch Östrogene hingewiesen hatte. Daraufhin wurden Östrogene in Kosmetika in der BRD und Österreich verboten. Durch Einspruch der Hersteller von Hormonpräparaten in der BRD trat dieses Verbot aber erst drei Jahre später, Ende 1980, in Kraft. Seither existieren Hormone in der Illegalität weiter: in Plazenta-Extrakten, »Frischzellen«- und »Embryo«-Präparaten.

In akuten Krebsverdacht gerieten auch Haarfärbemittel (Oxidationsfarben), bestimmte Farbstoffe für Augen- und Lippenkosmetika, Schwermetall- und Arsenverbindungen in Wimperntuschen und Lidschatten, Formaldehyd, der nach wie vor als Konservierungsmittel verwendet wird und in Nagelhärtern, Mundpflegeprodukten, Shampoos, Schaumbädern und Seifen erlaubt ist, sowie Nitrosamine in bestimmten Babylotionen, Shampoos und Gesichtscremes. Vinylchlorid war als Treibmittel für Sprays viele Jahre in Verwendung, bis es wegen seiner krebserregenden Wirkung für diesen Zweck verboten wurde.

In einer Reihe von Veröffentlichungen der letzten Jahre wurde versucht, den Leuten weiszumachen, daß *Krebs* vor allem eine Sache des Alters, der genetischen Disposition und der Ernährung sei, weniger der Industrie und der Umweltverpestung. Mit Ausnahme des Lungenkrebses, so wird argumentiert, seien die häufigsten

Krebsarten in den vergangenen 50 Jahren etwa gleich geblieben und hätten keinen »signifikanten Anstieg« erkennen lassen. Das ist falsch. Nach Angaben des Statistischen Bundesamtes der BRD war und ist die Tendenz nicht nur bei Lungen-, sondern auch bei Brust- und Darmkrebs steigend.

Der deutsche Forschungsminister erklärte 1984 anläßlich der Veröffentlichung des »Krebsatlas der Bundesrepublik Deutschland«, 60 bis 90 Prozent aller Krebserkrankungen seien auf Umwelteinflüsse zurückzuführen. Krebs sei die zweithäufigste Todesursache. Der Anteil der Krebskrankheit sei in den letzten 30 Jahren bei den Männern von 15 auf 23 Prozent und bei den Frauen von 17 auf 25 Prozent gestiegen. Die Tendenz bleibe weiter steigend. 1900 starb nur jeder dreißigste, 1930 schon jeder achte, jetzt aber schon jeder vierte Deutsche an Krebs. Über tausend Kinder sterben in der BRD jährlich an Krebs. Bei Männern haben zwischen 1952 und 1981 außer Tumoren der Speiseröhre, des Magens, des Bindegewebes und der Knochen alle übrigen bösartigen Neubildungen zugenommen. Bei den Frauen gab es eine Zunahme bei Mundhöhlen-, Rachen-, Darm-, Gallenblasen-, Bauchspeicheldrüsen-, Lungen-, Brust- und Gebärmutterhalskrebs. In Österreich ist die Situation ähnlich. Nach neuesten Statistiken ist Krebs in der Altersgruppe 35 bis 65 die häufigste Todesursache. Seit den zwanziger Jahren ist die Zahl der Krebstoten ständig gewachsen: von 120 je hunderttausend Einwohner auf rund 250. Bei Darmkrebs wurden 1983 nach den Angaben des Statistischen Zentralamtes (Ende 1984) rund 5 Prozent mehr Neuerkrankungen gemeldet als im Jahr zuvor. Die Steigerungsrate ist damit ebenso hoch wie in den letzten fünf Jahren. Im gleichen Zeitraum betrug die Zunahme der tödlich verlaufenen Dickdarmkrebsfälle 20 Prozent (Institut für Bildung und Forschung, Ende 1984). Als Hauptursache für diese Entwicklung wird chronische Vergiftung des Darms – vor allem durch eine Kombination von falscher Ernährung (zu wenig frisches Obst, Gemüse und Ballaststoffe; zuviel Fett und Kohlenhydrate) und mangelnde Bewegung – angegeben.

Krebs ist außerdem die zweithäufigste Todesursache bei Kindern.

Die höchste Sterblichkeitsrate unter allen »bösartigen Neubildungen« hat der Lungenkrebs. Der Zusammenhang mit dem Rauchen ist unbestreitbar. Dennoch wird immer wieder der dringende

Verdacht geäußert, daß das nicht alles sein kann. Auch österreichische Autoren (Langbein, Martin, Weiss) denken über einen auffälligen Zusammenhang zum »Raubbau an der Umwelt« nach. Beispiel: Spitzenwerte beim Lungenkrebs erzielen die Kärntner Bezirke St. Veit und Völkermarkt... »Im Bezirk St. Veit produzieren zwei große Chemiebetriebe. Die Donau-Chemie stellt im Werk Brückl mittels Chlor-Alkali-Elektrolyse Chlorgas her. Und die Treibacher Chemischen Werke arbeiten mit großen Mengen von Schwermetall. Darüber hinaus stehen in St. Veit an der Glan (Funder) und in Kühnsdorf im Bezirk Völkermarkt (Leitgeb) genauso wie in Kitzbühel große Spanplattenwerke, die Staub und Formaldehyd in die Luft blasen. Zufall?«

Von vier Millionen chemischen Verbindungen, die man heute kennt, wurden drei Viertel erst in den letzten 25 Jahren registriert. Die Kurve von Stoffen, die Krebs erzeugen können, steigt ab 1960 steil an.

Allein 739 »Krebserzeugende Stoffe« hat der Karlsruher Wissenschaftler Lutz Roth 1984 in einer »Übersicht für den praktischen Gebrauch in Betrieben und Laboratorien« zusammengestellt.

Dabei sind natürlich längst nicht alle gefährlichen Verbindungen entdeckt. Man weiß noch viel zuwenig über die Wechsel- und Summationswirkung, über Zerfallprodukte und über die langfristige Wirkung kleiner Quantitäten. Abgesehen von der genetischen Disposition entstehen die meisten Krebsarten im Laufe vieler Jahre, sogar Jahrzehnte. Es ist zwar anzunehmen, daß etwa zwei Drittel aller Krebserkrankungen mit den Lebensgewohnheiten zusammenhängen: etwa mit zuviel Fett- und Alkoholkonsum, aber auch mit dem Rauchen. Das restliche Drittel jedoch geht auf das Konto »Umwelt« im engeren Sinn: Im Verdacht stehen durch Überdüngung in Nahrungsmitteln und im Trinkwasser angehäufte Nitrate, die sich über Nitrite zu krebserregenden Nitrosaminen verwandeln, giftige Spritzmittel in der Landwirtschaft und im Gartenbau, giftiger Klärschlamm, der zur Düngung verwendet wird, Stickoxide und Monoxid aus Kraftfahrzeugen, Rauchfängen, Fabrik- und Kraftwerkschloten, die ebenfalls im Kreislauf der Nitrosaminbildung eine Rolle spielen, Arzneimittel und leider auch manchmal Kosmetika. Hinzu kommt, daß viele Pflanzen, die dem Menschen als Nahrungsmittel dienen, natürliche Abwehrstoffe gegen Schädlinge entwickeln, die krebserregend sind.

Bruce M. Ames, Vorsitzender der Abteilung für Biochemie an der Universität von Kalifornien, schreibt in einem Aufsatz über Karzinogene und Mutagene:

»Die Natur ist nicht gütig. Es sollte bedacht werden, daß die Nahrungsmittel nicht vollkommen frei von erbschädigenden und krebserregenden Substanzen sein können. Tabakrauchen ist ohne Zweifel ein gut bekanntes und hochgradiges Risiko, das ungefähr 30 Prozent aller Krebsfälle verursacht... Unmäßiger Alkoholkonsum ist ein anderes Risiko... Gewisse andere Einwirkungen in hohen Dosen könnten sich für andere Bevölkerungsgruppen als wesentlich erweisen – zum Beispiel einige Medikamente, bei denen die Aufnahme 100 mg pro Tag erreichen kann, und einzelne Kosmetika...«

Solche Aussagen sind leider Wasser auf die Mühlen derer, die das wachsende Risiko durch immer mehr Gifte in unserer Umwelt verniedlichen wollen. Sie berufen sich gern auf die in der Natur immer schon vorhandenen Toxine, wenn es ihnen in Wirklichkeit darum geht, zusätzliche Belastungen zu rechtfertigen.

Gewiß, viele Pflanzen schützen sich vor Viren, Bakterien, Pilzen, Insekten und pflanzenfressenden Tieren auch durch Stoffe, die als Krebserreger bekannt oder verdächtig sind: Champignons zum Beispiel durch Hydrazinderivate, Kartoffeln durch Solanin und Chaconin, Kakao und Schwarztee durch Koffein und Theobromin. Es darf dabei aber nicht übersehen werden, daß der Mensch an diese Giftstoffe mit wenigen Ausnahmen weitgehend angepaßt ist, während er gegen synthetische Gifte kein ausreichendes Abwehrsystem besitzt.

Auch das aus Kreisen der Industrie immer wieder gehörte Argument »Jede Substanz kann Krebs erzeugen, wenn man nur genügend davon konsumiert« ist nicht stichhaltig. Die meisten Chemikalien erzeugen im Tierversuch niemals Krebs – ganz unabhängig von der Dosis. Wenn aber ein Stoff bei hoher Dosis Krebs erzeugt, dann erzeugt er auch in niedriger Konzentration Krebs – nur eben nicht in so vielen Fällen und in so kurzer Zeit.

Der Streit um Anteile an den Krebsursachen ist im Grunde sinnlos und schädlich. Es gibt nur eine vernünftige Lösung: Weg von allen Risiken, sofern sie der Mensch beeinflussen kann.

Ein Dilemma der Kosmetik?

Dietrich Kastner, langjähriges Mitglied des Ausschusses für Hautverträglichkeitsprüfungen der Deutschen Gesellschaft für Kosmetik-Chemiker, schreibt in einer Betrachtung mit dem Titel »Das Dilemma der Kosmetik«: »Das Dilemma besteht in der Tatsache, daß die kosmetische Industrie zwar bestrebt ist, das Wirkungsversprechen ihrer Produkte durch ständige Erweiterung der Wirkstoffpalette in zunehmendem Maße einzulösen, daß ihr dies aber in Zukunft wohl immer schwerer gelingen wird. Der oft geforderte sogenannte ›no effect level‹ ist im Grunde genommen unrealistisch...«

Sicherheit schlechthin, meint Kastner, gebe es nicht und werde es nicht geben. Man müsse der Kosmetik einen gewissen »kleinen Risikobereich« zugestehen... Nun, dieses »Dilemma« ist konstruiert.

Es wird nicht gesagt, aber so getan, als ob der Konsument um jeden Preis Wirkstoffe verlange. In Wirklichkeit sind sie nur ein Verkaufsargument der Industrie, deren Werbung sie suggeriert.

In der sanften Kosmetik wird demgegenüber der Standpunkt vertreten, daß in einem Kosmetikum problematische Wirkstoffe, die sich mitunter sogar als Giftstoffe erweisen, nichts zu suchen haben. Sie sollten im Gegenteil besser verboten werden.

Die Anwendung aggressiver Wirkstoffe macht die Kosmetik zu einer Art Pseudo-Medizin und Pseudo-Pharmazie. Sie wird so zu einer Kosmetik, die krank machen kann, zu einer Kosmetik, die Leiden einschließt. Genau das aber widerspricht ihrem Sinn, nämlich der Präventive, der Vorsorge gegen Schäden von außen.

Aggressive Wirkstoffe verursachen krankhafte Hautreaktionen und chronische Hauterkrankungen. Von den Befürwortern dieser Wirkstoffkosmetik wird nun folgendermaßen argumentiert: Erstens könne praktisch jeder Stoff Allergien erzeugen, und zweitens sei die Anzahl der Fälle verschwindend gering.

Zu Argument 1: Es ist richtig, daß nahezu alle Stoffe Allergien hervorrufen können, aber bei bestimmten Substanzen ist das in einem unvergleichlich höheren Maße der Fall. Die Anwendung solcher Allergene in der Kosmetik ist absurd.

Zu Argument 2: Besonders typisch war eine Umfrage des »Industrieverbandes Körperpflege- und Waschmittel« in Frankfurt aus dem Jahre 1981 über bei Mitgliedsfirmen eingegangene Reklamationen zu kosmetischen Mitteln. Sie habe ergeben, daß im Zeitraum 1976 bis 1980 wegen Hautunverträglichkeit von Pflegemitteln 2643 Reklamationen bei 8114 Millionen verkauften Packungen registriert wurden, darunter 78 Allergiefälle. Die Sicherheit kosmetischer Produkte sei damit eindrucksvoll dokumentiert. Hier wird übersehen, daß Reklamationen nur einen bescheidenen Bruchteil der tatsächlichen Schadensfälle repräsentieren. Die Realität sieht wirklich anders aus. Nach einer von der Food and Drug Administration (FDA), die ja in den Vereinigten Staaten auch für Kosmetika zuständig ist, in Auftrag gegebenen Umfrage sind nachteilige Reaktionen auf Kosmetika etwa 400mal häufiger festzustellen, als von der Industrie angegeben. Die FDA ist aber nach Meinung von Konsumentenschützern machtlos. Von zwei- bis dreitausend Herstellern in der Kosmetikbranche seien nur etwas über 800 registriert. Von diesen würden nur etwa 100 Firmen über bei ihren Produkten auftauchende Probleme berichten (T. Conry). Der Schutz des Verbrauchers vor giftigen und schädlichen Substanzen in Kosmetika, wie ihn der »Food, Drug and Cosmetic Act« aus dem Jahr 1976 verlange, stehe also auf schwachen Beinen.

Wie vereinbart es übrigens der »Industriezweig mit der weißesten Weste« (Kastner) mit seinem Image, daß in der BRD während der letzten Jahre 70 Prozent der Forschung für Verteidigung aufgewendet wurden? Das heißt für Forschung, um vorschnelle Wirkstoffversprechen nachträglich zu beweisen und um Attacken wegen Unverträglichkeiten und anderen möglichen gesundheitlichen Risiken abzuwehren.

Die Marketing-Leute in den Kosmetikfirmen verlangen Gags für den Verkauf. Warum fordern sie nicht die Bestätigung besonderer Verträglichkeit?

Bezeichnend, wenn Dietrich Kastner über speziell allergiegeprüfte, hypoallergene Produkte abfällig schreibt: »Sie sind wohl allem Anschein nach nicht die richtige Lösung, sondern eher ein Ausdruck des Kampfes um Marktanteile.«

Hypoallergene Produkte

In Wirklichkeit verhält sich die Sache so: Bisher gibt es hypoallergene Produkte in kontrollierter Form nur in den USA, wo strenge
Vorschriften zu beachten sind. Hypoallergen heißt in diesem Fall,
daß in wissenschaftlichen Studien eine signifikant niedrigere Häufigkeit von Allergien nachgewiesen wird als bei vergleichbaren
Produkten (mindestens zwei, die wenigstens zehn Prozent des
einschlägigen Marktes beherrschen!). Die Versuche müssen am
Menschen durchgeführt werden. Alle Unterlagen sind der *Food
and Drug Administration* (FDA) zur Verfügung zu stellen. Der
für den Antrag Verantwortliche muß mit seiner Unterschrift bestätigen, daß alle Bedingungen, die an das Produkt gestellt werden,
erfüllt sind. Unter der Deklaration »hypoallergenic« muß ein Hinweis angebracht werden, daß dieses Produkt weniger Hautreaktionen auslöst als vergleichbare, nicht hypoallergene Produkte.
*Hypoallergene Kosmetika sind also nach der Philosophie der sanf-
ten Kosmetik durchaus zu begrüßen.*

Wieviel Gift ist schädlich?

Es gibt heute rund 13 000 kosmetische Präparate. Viele von ihnen
enthalten neue und komplizierte Wirkstoffe, die vom Hersteller
nicht einmal deklariert werden müssen. Man beruft sich nach wie
vor auf das Firmengeheimnis, das vor dem Zugriff der Konkurrenz zu schützen ist.

Nur die Vereinigten Staaten sind eine Ausnahme. Seit April
1977 müssen bei allen Produkten für den innerstaatlichen Vertrieb
die meisten Inhaltsstoffe auf Beipackzetteln oder Packungen auf-
gelistet sein. Nur wenige Inhaltsstoffe – zum Beispiel Parfüms, die
aus außerordentlich vielen, chemisch schwer analysierbaren Komponenten bestehen – sind von dieser Regelung ausgenommen.

Europa ist da wesentlich rückständiger. Die Chance, an die
USA Anschluß zu finden, wird immer wieder verspielt. Ein aktu-
elles Beispiel aus jüngster Zeit: In der neuen *Verordnung über die*

Zulassung von pharmakologisch wirksamen Stoffen für kosmeti-sche Mittel des Bundesministeriums für Gesundheit und Umwelt-schutz – sie trat am 1. September 1984 in Kraft – ist eine entspre-chende Regelung – für Österreich – nicht vorgesehen. Nur bei ge-wissen Wirkstoffgruppen müssen auf Packungen und Beipackzet-teln in deutscher Sprache und deutlich sichtbar besondere Anwen-dungsbedingungen und Warnhinweise angebracht werden, ähn-lich wie in der BRD und der Schweiz.

Die Verordnung in Österreich geht von dem hochgesteckten Anspruch aus, den Verbraucher vor Gesundheitsschädigung und Täuschung zu schützen. Täuschung würde auch bedeuten, daß versprochene Wirkungen gar nicht auftreten können, weil die ent-sprechenden Wirkstoffe nicht oder nicht in ausreichender Menge enthalten sind. Daher werden durch die Verordnung bestimmte Mindestmengen für die Wirkstoffe vorgeschrieben. Daran, daß gleichzeitig Höchstmengen einzuhalten sind, erkennt man das Di-lemma der Wirkstoffkosmetik. Die Wirkstoffe sind eben zum Teil höchst wirksame Substanzen, die – ähnlich wie Medikamente – bei Überdosierung schädliche Nebenwirkungen haben können. Manchmal befindet sich zwischen Höchst- und Mindestmenge nur ein schmaler Grat von einigen zehntel, ja sogar hundertstel Gramm pro 100 Gramm des Kosmetikums.

Wie problematisch Höchstmengen-Verordnungen sind, sieht man aber erst so richtig an den »allgemeinen Reinheitskriterien«.

Dabei geht es um den zulässigen Gehalt an giftigen Schwerme-tallen. Im Verordnungsentwurf aus dem Jahr 1982 ist nur von Ar-sen, Blei, Kupfer und Zink die Rede. In der seit 1. September 1984 gültigen Kosmetikverordnung ist Zink nicht mehr zu finden. Da-für kamen Cadmium und Quecksilber dazu, was den EG-einheit-lichen Richtlinien widerspricht. Nach der deutschen Kosmetik-verordnung aus dem Jahr 1978 dürfen diese hochgiftigen Schwer-metalle in Kosmetika überhaupt nicht mehr nachweisbar sein.

Wie leichtfertig mit diesen gefährlichen Stoffen manipuliert wird, zeigt die Festlegung der Höchstgrenze. Sie wurde für die Summe giftiger Schwermetalle zunächst beinahe durchgehend mit »nicht mehr als 0,01 Prozent« bei den einzelnen Wirkstoffen fest-gelegt. Das entspricht einem zehntel Gramm pro Kilogramm! Die betreffende Verordnung (12/1983) wurde am 14. Januar 1983 als Bundesgesetzblatt ausgegeben – und trat nie in Kraft. Nach einer

Anfrage des Autors im Juni 1984 wurde sie eingestampft und durch eine neue (337/1984) ersetzt. In ihr wird der Grenzwert plötzlich wieder – wie schon im Entwurf 1982 – mit 0,001 Prozent angegeben. Das bedeutet immerhin zehnmal weniger giftige Schwermetalle in kosmetischen Wirkstoffen! Schlamperei, Irrtum – oder einfach eine »österreichische Lösung«? Offenbar gehen hierzulande oft die falschen Nullen verloren...

(Mittlerweile gibt es schon eine zweite Novelle der Kosmetik-verordnung – 1986; eine dritte ist in Vorbereitung.)

Grenzwerte sind immer problematisch. Besonders deutlich zeigt sich das bei gefährlichen Substanzen. Ein Beispiel: Das für Kosmetika und Medikamente immer noch zugelassene Konservierungsmittel *Hexachlorophen* enthält, wie eine schwedische Forschungsarbeit ergeben hat, Vorläufer von Dioxin (TCDD) – sogenannte Prädioxine, die zum Beispiel unter Lichteinwirkung zu Dioxin umgewandelt werden. Bei einer Seife mit 0,5 Prozent Hexachlorophengehalt entstanden 60 bis 190 milliardstel Gramm Dioxin pro Gramm. Das sind 60 bis 190 ppb. 1 ppb = 1 part per billion = 1 Teil auf 1 Milliarde Teile.

Das Unkrautvernichtungsmittel 2,4,5-T, das mit Hexachlorophen eng verwandt ist, enthält ebenfalls geringe Mengen Dioxin.

In den letzten Jahren wurde aufgrund der Forderungen des Bundesgesundheitsamtes in der BRD der Dioxinanteil fortlaufend gesenkt: im Lauf relativ kurzer Zeit von einem Teil pro 100 Millionen Teile auf höchstens fünf Teile pro eine Milliarde Teile. Das sind 5 ppb.

Die Vertreter der aggressiven Chemie haben sich deshalb auf das System Unterspielen eingeschworen. Ein typischer Text dazu: »Unterstellt man, alle Menschen auf unserem Globus – derzeit etwa vier Milliarden – hätten entweder schwarze, braune, blonde, rote, graue oder weiße Haare, natürliche, oder gar keine, mit einer Ausnahme: vier Mädchen können sich einer grünen Haarpracht erfreuen. Diese vier entsprächen dann dem Verhältnis 1 : 1 Milliarde, also 1 ppb.«

Abgesehen davon, daß man sich auf diese Art dem Mikrokosmos nicht nähern kann – warum gerade vier Mädchen? Im Bereich des Mikrokosmos gelten eigene Gesetze. Nach Schätzungen der amerikanischen Arzneimittelbehörde FDA ist *Dioxin* hunderttausend bis eine Million Male wirksamer als die erbschädigende Contergan-Substanz Thalidomid. Und es gibt, ebenso wie bei radioaktiver Strahlung, keine Mindestmengen, die mit Sicherheit unschädlich sind.

Ein anderes Beispiel: *Perchloräthylen* ist ein giftiges Lösungsmittel, das erbgutschädigend und krebserregend ist. Dennoch wird es bei der Erzeugung von Futtermitteln zur Trennung von Fett und Eiweiß in der Tierkörperverwertung verwendet. Rückstände gelangen über die Futtermittel unter anderem in Eier, Hühner- und Schweinefleisch. Perchloräthylen kann aber auch im Trinkwasser nachgewiesen werden.

Im EG-Raum gilt ein millionstel Gramm pro Liter als Höchstgrenze für Trinkwasser. Die in Futtermitteln zum Beispiel in der Schweiz gefundenen Rückstände erreichten mitunter das 21 000fache dieses Wertes. Wer garantiert aber, daß nicht schon ein millionstel Gramm auf die Dauer gesundheitsschädigend ist? Wahrscheinlich ist der blinde Fleck angesichts des Mikrokosmos auch der Grund, daß die *»Potenzen« der Homöopathie* abfällig-milde belächelt werden. Die Potenzen sind Ableitungen aus der Urtinktur eines Wirkstoffes, der in der Natur unverfälscht in Kräutern, Mineralien oder tierischen Substanzen vorkommt. Wenn ein Zehntel dieser Urtinktur mit neun Zehntel Alkohol verdünnt wird, ist die Potenz D 1. Bei neuerlicher Verdünnung im gleichen Verhältnis D 2. Bei D 10 liegt eine Verdünnung von eins zu zehn Milliarden vor, also von zehn ppb. Dennoch ist die Zahl der Moleküle des Wirkstoffs noch ziemlich groß: In der Potenz D 15 können noch immer eine Million Moleküle pro cm³ nachgewiesen werden.

Schulmediziner sprechen hier schon von »Placebo-Effekten«, also von Wirkungen, die aufgrund des Gesetzes von Ursache und Wirkung nicht mehr erklärt werden können. Placebos sind Scheinmedikamente, die einem »echten« Arzneimittel in Aussehen, Geschmack und Verabreichungsform gleichen, aber keine Wirksubstanz enthalten.

Demgegenüber ist festzuhalten, daß in der Homöopathie äußerst wirksame Stoffe verwendet werden wie Schlangengifte oder giftige Pflanzen (zum Beispiel gefleckter Schierling – das Sokrates-Gift) und Metalle. Durch eine bestimmte, geringe Dosis werden diese Gifte – wie in der Medizin im allgemeinen – zu Heilmitteln.

In diesem Zusammenhang sind Studien über die *Konditionierung* beim Menschen interessant. So zeigte sich bei zuckerkranken Patienten, denen blutzuckersenkende Mittel verabreicht wurden, eine Senkung des Blutzuckerspiegels auch dann, wenn ihnen ein Placebo gegeben wurde. Allerdings »erkennt« der Organismus nach kurzer Zeit den »Trick«, und die Blutzuckerkurve steigt wieder an.

Ähnliche Mechanismen könnten bei *allergischen Prozessen* eine Rolle spielen, die über die Langerhanszellen in der Haut (Näheres im Kapitel über Funktion und Aufbau der Haut) ablaufen. Es wäre durchaus denkbar, daß solche oder ähnliche Abläufe im gesamten Komplex der chronischen Krankheiten eine Rolle spielen. Bei den *psychosomatischen Krankheiten* wird eine Konditionierung über das neurovegetative System ohnedies vorausgesetzt. Das wäre auch eine plausible Erklärung dafür, daß die Homöopathie ihre größten Erfolge gerade bei chronischen Krankheiten aufzuweisen hat: Etwa bei Herz-Kreislauf-Störungen, Magen-Darm-Erkrankungen, Rheumatismus und Ekzemen.

Das Prinzip der Homöopathie: Ahme die Natur nach und heile eine chronische Krankheit durch eine hinzukommende, künstlich durch das homöopathische Medikament hervorgerufene »Krankheit«. Könnte das nicht als Dekonditionierung der Automatik der chronischen Krankheit mit Hilfe einer Ablenkung des Organismus auf einen neuen »Feind« verstanden werden?

Chronische Krankheiten entstehen durch die dauernde Einwirkung störender Faktoren, oft in minimaler Größenordnung pro Stunde oder Tag. Es kann wie bei Krebs Jahrzehnte dauern, bis die Krankheit zum Ausbruch kommt. Über diese Abläufe gibt es wissenschaftlich wenig gesichertes Material. Wer könnte da behaupten, daß Warnungen auch vor noch so kleinen Quantitäten von Gift »einer exakten Prüfung nicht standhalten«? Hier gibt es kein Feilschen. Bis nicht das Gegenteil bewiesen werden kann, hat folgender Grundsatz zu gelten:

Für gesundheitsschädigende, erbschädigende und krebserzeugende Stoffe in der Umwelt, in Nahrungsmitteln und Kosmetika sind nicht Toleranzwerte festzulegen, sondern Verbote auszusprechen. Nur in der Medizin ist in streng abzugrenzenden Bereichen eine Nutzen-Risiko-Abwägung zulässig, wenn zwar gesundheitsschädigende Nebenwirkungen eines Medikamentes bei lang andauernder Einnahme erwie-

sen sind, aber keine anderen Hilfsmaßnahmen zur Verfügung stehen. In einem Kosmetikum, dessen Anwendung – mit Ausnahme des Sonnenschutzes – kaum zwingend sein kann, haben Gifte und problematische Wirkstoffe überhaupt nichts zu suchen. Sie sollten ausnahmslos verboten werden.

Mehr als fünf Millionen chemischer Substanzen sind in der wissenschaftlichen Literatur bisher beschrieben worden. Von nur wenigen weiß man, ob sie für den Menschen gefährlich sind, wie Mitarbeiter des amerikanischen »National Toxicology Program«, einer Institution im Rang einer Bundesbehörde, jetzt herausfanden. Von 3410 ausgewählten Zusätzen zu Kosmetika erwiesen sich lediglich zwei Prozent als befriedigend geprüft!

Wie es um die *Sicherheit* im Umgang mit bekannt hochgefährlichen Giften heute bestellt ist, zeigte die grauenvolle Katastrophe von Bhopal, der Hauptstadt des indischen Bundesstaates Madhya Pradesh, die über 2500 Todesopfer kostete. Zehntausende Menschen erlitten schwere Vergiftungen. Ursache: In der Nacht auf Montag, den 3. Dezember 1984, war aus einer Fabrik des amerikanischen Multis »Union Carbide« das tödliche Gas *Methyl-Isocyanat* entwichen – durch ein Leck in der Leitung. Methyl-Isocyanat ist eine blausäureähnliche Substanz, die bereits in niedriger Konzentration hochgiftig ist. Bei Berührung mit der Haut oder mit den Atemwegen kommt es zu allergischen Reaktionen mit asthmatischen Anfällen. In Verbindung mit anderen Chemikalien wird Methyl-Isocyanat zur Herstellung von Insektiziden, Pestiziden, Lacken, aber auch von Medikamenten verwendet. Wahrscheinlich war in Bhopal auch Phosgen beteiligt, ein Giftgas, das im 1. Weltkrieg als Kampfstoff (»Grünkreuz«) eingesetzt wurde.

Deklaration der Inhaltsstoffe

Bisher gibt es weder im EG-Raum noch in der Schweiz und in Österreich rechtsverbindliche Vorschriften, nach welchen die gesundheitliche Unbedenklichkeit von Kosmetika in umfassender Form sichergestellt werden muß, bevor sie in den Handel kommen. Während Wirkstoffe in Arzneimitteln einer genauen klinischen, toxikologischen und chemischen Prüfung unterzogen werden, gelten Wirkstoffe in Kosmetika offenbar von vornherein als harmlos.

Im EG-Bereich sind lediglich Empfehlungen publiziert worden. In der BRD legen Experten der Kosmetikkommission beim Gesundheitsamt in Berlin den Prüfungsumfang fest. Grundlage ist die *Deutsche Kosmetikverordnung*. Sie bedient sich eines Mischsystems: Neben einer *Negativliste*, in der rund 400 verbotene Stoffe angeführt sind, gibt es *Positivlisten* für Farben und Substanzen, die – mengenmäßig beschränkt – für bestimmte Anwendungsgebiete zugelassen sind. In die Positivlisten werden Wirkstoffe nur dann aufgenommen, wenn umfangreiche Untersuchungsergebnisse vorliegen. Das gilt vor allem für Wirkstoffe, die in tieferen Hautschichten ansetzen und eigentlich schon in die Medizin gehören. Eine genaue Abgrenzung ist bisher gescheitert. Die Positivlisten sind aber gegenüber den Negativlisten ein Fortschritt, da bei den Negativlisten im Grundsatz alle Stoffe zunächst zulässig sind und womöglich erst am »Versuchskaninchen« Verbraucher festgestellt wird, wie gefährlich ein Wirkstoff ist. In den USA sind Wirkstoff-Kosmetika schon längst dort, wo sie hingehören: bei den »drugs«. Sie müssen wie Arzneimittel registriert werden. Dazu gehören zum Beispiel auch Deosprays und Antiperspirantien. Außerdem müssen, wie gesagt, die Inhaltsstoffe aller Kosmetika weitgehend deklariert werden.

In Österreich ist die Situation besonders unbefriedigend. Die Überprüfung kosmetischer Präparate ist Sache der Bundesanstalt für Lebensmitteluntersuchung und spielt in diesem personell ohnedies schwach besetzten Institut die Rolle eines Wurmfortsatzes. 1975 wurde zwar ein vorbildliches Lebensmittelgesetz geschaffen, das auch eine Kosmetikverordnung vorsieht. Von dieser Verordnung existiert aber bis jetzt nur ein Teil, der die zugelassenen pharmakologisch wirksamen Stoffe zusammenfaßt: zum Beispiel Stoffe für Zahnpasten, Mundwässer, Lichtschutzmittel, Repellents, für tonisierende, durchblutungsfördernde, künstlich hautbräunende, adstringisierende und desodorierende Kosmetika. Bei Verwendung bestimmter Wirkstoffe sind Warnhinweise anzubringen.

Nach Ansicht des Arztes Fritz Griepentrog, dem ehemaligen Direktor des Bundesgesundheitsamtes in Berlin, genügen solche

Warnhinweise nicht, da sie der Verbraucher oft nicht richtig einschätzen kann. *Er fordert daher eine Deklaration der Inhaltsstoffe von Kosmetika ähnlich wie bei Arzneimitteln.* Das wird von Herstellern zum großen Teil mit der Begründung abgelehnt, daß die Konkurrenz dadurch Einblick in die Rezeptur erhalte. Das mutet insofern komisch an, als die meisten Kosmetika ohnedies sehr ähnliche Wirkstoffe enthalten. Unterschiede ergeben sich erst aus der Gesamtqualität, etwa bei Sonnenschutzmitteln, die trotz gleicher UV-Filter in Abhängigkeit von der verwendeten Grundlage verschieden gut sind.

Dort und da wird auch in Europa versucht, speziell allergiegetestete, medizinische Kosmetika über Apotheken zu verkaufen und die wesentlichen Inhaltsstoffe auf dem Beipackzettel zu deklarieren.

Das wäre vom Standpunkt der sanften Kosmetik und der Hautärzte an sich zu begrüßen. Andererseits droht aber diese »Apothekenkosmetik« wieder von den Wirkstoff-Fetischisten und Werbefachleuten mißbraucht zu werden. *Kosmetik soll Kosmetik bleiben und sich nicht als Arzneimittel gebärden.* Allerdings müßten zumindest die Wirkstoffe von Kosmetika ähnlich wie jene von Arzneimitteln deklariert werden, um dem Arzt die Möglichkeit zu geben, allergischen Reaktionen und durch sie ausgelösten Hautkrankheiten auf die Spur zu kommen. »Jeder Verbraucher hat ein Recht auf Information über Risiken, die mit der Anwendung eines Mittels verbunden sind«, heißt es dazu in einer Konsumentenzeitschrift. Dabei wurde nur eines übersehen: Riskante Wirkstoffe gehören überhaupt nicht in Kosmetika.

Der deutsche Dermatologe Hagen Tronnier hat vor etwa zehn Jahren zur Frage der Deklaration auf Kosmetikpackungen angemerkt, daß sie bezüglich der Vollständigkeit wohl immer ein Kompromiß bleiben müsse. Es ließen sich einfach nicht alle Inhaltsstoffe eines Kosmetikums anführen, etwa bei Riechstoffzusätzen mit ihren unzähligen Einzelkomponenten oder bei Naturstoffen, deren Zusammensetzungen zum Teil nicht einmal aufgeklärt seien.

Nicht leicht zu lösen, so Tronnier, sei auch das Problem technischer Verunreinigungen, etwa bei waschaktiven Substanzen, aber auch in Kosmetika. Tronnier wörtlich: »Schwierig ist das Problem zum Beispiel der Metallionen-Allergie. Hier haben wir gerade in letzter Zeit Beispiele von durch Kosmetika verursachten Unverträglichkeiten gesehen, die auf Nickelspuren zurückzuführen waren, die offenbar beim Bearbeitungsprozeß in Rohstoffe gelangt sind. Gegenüber diesen Allergien würde auch eine Deklaration nichts nützen.«

Tronnier räumt aber trotzdem ein, daß eine Deklaration der Inhaltsstoffe für den Dermatologen »von Wert wäre«.

Für die sanfte Kosmetik ist wichtig, daß die Reinheit aller Stoffe geprüft wird und alles geschieht, damit weitgehend verträgliche Produkte zum Verbraucher kommen. Alle »Risikosubstanzen« sollten vermieden werden. Wenn sie – aus welchen Gründen immer – notwendig sind, sollten sie deklariert werden.

Anatomie und Physiologie der Haut

Funktion und Aufbau

Die Haut ist mit nahezu zwei Quadratmetern Fläche und mehr als zehn Kilogramm Gewicht das größte Organ des menschlichen Körpers. Eine Zerstörung von nur 20 Prozent (zum Beispiel bei Verbrennungen) kann bereits schwere Auswirkungen auf den gesamten Organismus haben und sogar den Tod eines Menschen verursachen.

Erstaunlich, was in einem Quadratzentimeter Haut alles steckt: vier Meter Nervenbahnen, über die Reize an das zentrale Nervensystem weitergeleitet werden, bis zu 300 Schweißdrüsen, die die Arbeit der Nieren ergänzen und für Temperaturausgleich sorgen, bis zu 800 Talgdrüsen, die dafür sorgen, daß die Haut nicht austrocknet, und ein Meter feinste Blutgefäße, die die Zellen mit Nahrung versorgen und Stoffwechselschlacken abtransportieren. Innerhalb von *24 Stunden* werden von der Haut 0,5 bis 10 Liter Wasser (Niere: 1,5 Liter) und 160 Liter Blut umgesetzt. Eine Million Sinneskörperchen reagieren mit 10 Billionen Aktionspotentialen. Und in diesen 24 Stunden werden zwei Gramm Talg erzeugt, der für den Schutzfilm der Haut unentbehrlich ist.

Wenngleich die Menge des Wasser- und Blutumsatzes beeindrucken mag, noch überraschender ist die ungeheure Zahl von Nervenimpulsen, die über die Haut ablaufen. Zehn Billionen Aktionspotentiale stehen zur Verfügung. Vor allem Sonnenstrahlung trägt wesentlich zu ihrer Aktivierung bei.

Nur eine gesunde Haut vermag ihren vielseitigen Aufgaben gerecht zu werden. Unter den mannigfachen Aufgaben des Hautorgans sind die folgenden Funktionsbereiche von besonderer Bedeutung:

- *Barriere gegen die Außenwelt:* Schutz vor mechanischen, thermischen, chemischen und Strahlungseinflüssen.
- *Verbindung zur Außenwelt:* Aufnahme von mechanischen, thermischen, chemischen und Strahlungsreizen mittels sogenannter Rezeptoren und Weiterleitung dieser Reize an das Nervensystem.
- *Temperaturregelung des Körpers:* Durch Abgabe von Schweiß und durch Weit- beziehungsweise Engstellung der Hautblutgefäße.
- *Regelung des Wasser- und Elektrolythaushaltes des Körpers:* In gemeinsamer Arbeit mit den Nieren.
- *Vermittlung psychischer Reize zur Außenwelt:* Ein »gesundes« Erscheinungsbild der Haut ist sowohl für das Wohlbefinden des einzelnen als auch dessen Wirkung auf die Mitmenschen von Bedeutung.

Grundvoraussetzung für die Erfüllung all dieser verschiedenartigen Aufgaben ist ein hochdifferenzierter, komplexer Aufbau dieses Organs. Im allgemeinen wird die Haut in drei Teile gegliedert, wobei zwischen diesen wohl anatomische, aber keinesfalls funktionelle Grenzen bestehen:

Die Oberhaut (Epidermis)

Die Epidermis besteht aus mehreren Zellschichten, wobei das Stratum corneum – die Hornschicht – gegen die Außenwelt gerichtet ist. Die Aufgaben der Epidermis sind vor allem die Erzeugung von Keratin, das Signalisieren von Fremdstoffen und die Pigmentbildung. Dazu dienen als wesentliche Zellsysteme die Keratinozyten, die Langerhanszellen sowie die Merkelschen Zellen und Melanozyten.

Die Keratinozyten   An der Basis der Oberhaut befinden sich Zellen, die sich immer wieder teilen. Diese Basalzellen oder Keratinozyten werden im Laufe ihres Lebens verändert und letztlich als Hornplättchen abgestoßen.

Man nimmt an, daß die Basalzellen etwa 30 Tage benötigen, um von der Basalschicht zur Hornschicht (Stratum corneum) aufzurücken. Dabei ist es nicht so, daß die Zellen sozusagen sich in Linie

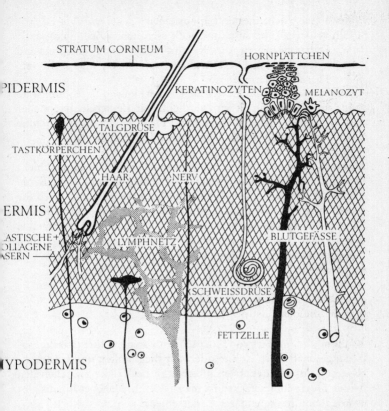

Die drei Schichten der Haut: Oberhaut (Epidermis), Lederhaut (Dermis) und Unterhaut (Hypodermis)

nach oben bewegen. Es handelt sich vielmehr um eine differenzierte Einwanderung aus der Basalschicht in die Hornschicht. Die Teilungsrate ist von mehreren Faktoren abhängig:

Am höchsten ist sie im Zustand der Ruhe oder des Schlafs.

Die Produktion von Zellen in der Basalschicht wird weitgehend durch das Abschilfern der Haut an der Oberfläche der Hornschicht (die Exfoliation) beeinflußt. Bereits etwa 30 Stunden nach einer Verletzung der Hautoberfläche beginnt die Teilungsaktivität in der Basalschicht merkbar anzusteigen.

Umweltstreß führt also zu einer wesentlichen Zellteilungsaktivität. Daher wandern die Keratinozyten auch entsprechend schneller nach oben. Die Hornhaut wird dicker und stößt vermehrt Hornhautplättchen ab.

Auch zuviel Sonne ist Streß für die Haut. Die Teilungsrate steigt, und die Hornhaut wird verdickt. Daß sie sich auch schneller abstößt, zeigen Badewasserrand und Hemdkragen, wobei braune Hornhaut auf weißer Unterlage besonders auffällig wirkt.

Eigenschaften und Funktion der Hornschicht Die Hornschicht dient in erster Linie dem Schutz des internen Milieus vor äußeren Einflüssen. Sie hat eine ausgeprägte Barrierefunktion. Durch die Hornschicht wird die Haut undurchlässig für Wasser und lösliche Substanzen. Das Gewicht der täglich abgeschilferten Hornzellen dürfte etwa 7,5 Milligramm betragen. Abhängig von der speziellen Funktion und deren Bildung unterscheidet man zwei Typen von Hornschicht:

○ jene der Handflächen und Fußsohlen und
○ jene, die den Rest des Körpers bedeckt.

Während die eine Art von Hornschicht vor allem für statische Stabilität geschaffen ist, ist die andere für Biegsamkeit und Undurchlässigkeit ausgebildet. Die Differenz in der Dicke zwischen den beiden Hornschichtstärken ist bis zu 40fach. Darüber hinaus gibt es noch eine Reihe anderer Unterschiede:

Die Hornschichtzellen der Füße und Handflächen sind anfälliger gegen mechanische Traumen. Sie enthalten nur etwa 50 Prozent an wasserlöslichen Substanzen und sind extrem zerbrechlich, sobald sie trocken sind. Ihre Durchlässigkeit gegenüber Wasser und Chemikalien ist größer.

Die übrige Hornschicht hat eine wesentlich geringere Durchlässigkeit und enthält mehr Feuchtigkeit. Sie hat vor allem auch giftige Substanzen abzuhalten: Die gesamte Hornschicht ist als die Barriere der Epidermis gegenüber der Umwelt aufzufassen.

Die Melanozyten Die Melanozyten wandern aus der Neuralleiste (Zentralnervensystem) zwischen der zwölften und vierzehnten

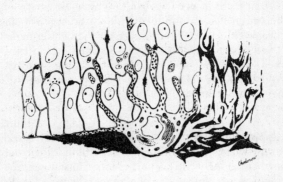

Melanozyt mit den charakteristischen fingerähnlichen Ausläufern, in denen Melanosomen in die Keratinozyten befördert werden

Woche der embryonalen Entwicklung in die Haut ein. Während sie anfänglich sehr dicht angeordnet sind, geht ihre Zahl zwischen dem fünften und sechsten Monat stark zurück. Bei manchen Menschen bleibt der »Mongolenfleck« als sichtbarer Rest der embryonalen Melanozyten-Entwicklung. Ursprünglich waren ja alle Menschen dunkelhäutig. Auch die »Weißen« kommen aus den Savannen Afrikas. Erst die genetische Anpassung an weniger sonnenintensive Klimazonen ließ sie »erblassen«.

Die bisher bekannte Funktion der Melanozyten ist die Pigmentsynthese (Melanogenese). Hauptbestandteil der so entstehenden Pigmente ist das Melanin, ein schwarzbrauner Farbstoff. Die Melanozyten synthetisieren ihn aus Eiweißbausteinen (Tyrosin) mit Hilfe von Kupfer-Eiweiß-Enzymen (Tyrosinase). Die Melanosomen sind kleinste Teile in den Melanozyten und werden unter Einwirkung von ultraviolettem Licht aus der Mutterzelle mittels ihrer fingerähnlichen Ausläufer in die Keratinozyten befördert. So wird das Melanin in der Oberhaut gleichmäßig verteilt und wirkt als Schutzschirm gegen Sonnenstrahlung.

Ein Melanozyt ist im Schnitt von 36 Keratinozyten umgeben. Man findet Melanozyten unter anderem in der Basalschicht der Epidermis und der Haarzwiebel. Die Pigmentierung der Haut ist erblich bedingt. Bei allen Hauttypen gibt es auch Albinos, deren Melanozyten nicht in der Lage sind, Tyrosin zu entwickeln. Bei Menschen mit heller, empfindlicher Haut ist dieser Vorgang stark eingeschränkt. Hormone beeinflussen die Pigmentierung und vermögen eine Überpigmentierung zu bewirken. Man kennt dieses Phänomen von zunehmender Pigmentierung während der Schwangerschaft. Wie Hormone auf die Melanozyten wirken, ist allerdings nicht bekannt.

Die Langerhanszellen Langerhanszellen stellen eine unabhängige Zellpopulation der Oberhaut dar. Sie haben erst kürzlich erkannte, sehr wichtige Funktionen in der Immunologie der Haut, das heißt bei der Abwehr körperfremder Substanzen, die in die Haut eingedrungen sind. Die Langerhanszellen spielen daher bei der Sensibilisierung und Konditionierung sowie bei Allergien eine wichtige Rolle. Eine Bestrahlung der Haut mit UVB-Licht, aber auch mit hohen Dosen UVA (siehe Kapitel »Hautschutz-Sonnenstrahlung«) führt zu einer Schädigung der Langerhanszellen. In Abhängigkeit von der Strahlungsintensität kommt es in mehr oder weniger großen Zeitabständen zur Regeneration.

Die Merkelschen Zellen Diese Zellform ist zwischen den Basalzellen verteilt und findet sich vornehmlich in behaarten Flächen der Haut, aber auch in der Matrix der Nägel und im Bereich der Handflächen. Die Funktion der Merkelschen Zellen ist bis heute noch nicht völlig geklärt. Bekannt ist, daß sie in der Basalschicht zwischen den Keratinozyten liegen und in stark aktiven Nervenfasern enden. Möglicherweise sind die Merkelschen Zellen somit als »Signalgeber« des sensiblen Nervensystems aufzufassen.

Die Lederhaut (Dermis)

Um ihren vielfältigen Aufgaben gerecht zu werden, besitzt die Lederhaut eine Vielzahl von Strukturen, von denen jede für sich einen komplizierten Aufbau zeigt. Haare, Talgdrüsen, verschiedene Arten von Schweißdrüsen, Nerven und mehrere Typen von Nervenendigungen, Blutgefäße, Lymphgefäße und verschiedene Zellstrukturen müssen wie in einem Orchester harmonisch zusammenarbeiten, um durch ihre wohlausgewogene Arbeit das Funktionieren des Gesamtorganismus zu gewährleisten. Die Lederhaut besteht zum überwiegenden Teil aus kollagenen Fasern. Diese geben der Haut – zusammen mit feineren Gitterfasern – Elastizität und Festigkeit zugleich. Neben einer hohen mechanischen Beanspruchbarkeit soll die Haut auch beweglich, anschmiegsam und verformbar sein. Nach der Verformung soll sie wieder in ihre Ausgangslage zurückkehren. Die elastischen Fasern dehnen sich wie Gummischläuche und kehren danach wieder in ihre Ausgangslage zurück. Sie bilden besonders in den oberen Lederhautschichten, im sogenannten *Stratum papillare*, ein in das übrige Bindegewebe verwobenes Netzwerk feinster Fibrillen, während sie in tieferen Lagen gröber ausgebildet sind.

Das *Stratum papillare* hat seinen Namen von den Papillen, das sind finger- und leistenförmige Vorsprünge, die die Basalschicht der Oberhaut und die oberste Schicht der Lederhaut miteinander wellenförmig verzahnen (siehe Grafik »Schichten der Haut«). Kollagene sind Eiweißstoffe, die man im Bindegewebe sämtlicher Organe findet. Sie haben vor allem Gerüst- und Schutzfunktionen. Kollagen kommt übrigens vom griechischen Wort »Kolla« – Leim.

Der wesentliche Eiweißstoff aller elastischen Fasern ist *Elastin*. Gesichts- und Kopfhaut enthalten mehr Elastin als andere Hautteile. Den größten Gehalt an Elastin findet man in der Aorta. Elastin ermöglicht maximale Verformbarkeit von Geweben.

Nicht mit Elastin zu verwechseln ist das Reticulin, das mit dem Elastin eng verbunden ist. Es unterscheidet sich vom Kollagen durch die feine, verzweigte Faserstruktur.

Die wesentliche Zellstruktur der Lederhaut besteht aus Fibroblasten. Sie sind unter anderem für die Kollagenbildung verantwortlich. Eine andere Zellpopulation (Phagozyten) ist vor allem für die Wundheilung und die Abwehr von Infektionen zuständig. Eine dritte große Gruppe sind die Mastzellen, die für die Reaktionsfreudigkeit der Haut (zum Beispiel gegenüber Allergenen) wichtig sind. In der Lederhaut befinden sich auch die den »Säureschutzmantel« der Haut bildenden »ekkrinen« Schweißdrüsen.

Die Unterhaut (Hypodermis)

Die Unterhaut besteht vor allem aus Fettgewebe, das läppchenartig angeordnet und durch Streifen vom Bindegewebe getrennt ist. Dieser Hautteil bildet also das »Fettkissen« des menschlichen Organismus.

Das Fett bildet einen nicht zu unterschätzenden Kälteschutz. In der Unterhaut befinden sich außerdem Duftdrüsen, auch »apokrine« Schweißdrüsen genannt, die zum typischen Körpergeruch eines Menschen entscheidend beitragen.

Drüsen und Bakterienflora

Der menschliche Organismus verfügt über etwa 150 bis 300 *Schweißdrüsen* pro Quadratzentimeter Haut. Das sind etwa zwei Millionen auf einem mittelgroßen Körper. Besonders reichlich findet man die Schweißdrüsen an der Stirne, den Handballen und an den Fußsohlen. Die Schweißdrüsen sind weniger Ausscheidungsorgane als wesentliche Wärmeregulatoren. Ihr wäßrig-saures Sekret bildet einen »Säureschutzmantel« und hemmt bei entsprechendem Funktionieren das Bakterienwachstum.

Die Stimulation zur Schweißsekretion verläuft über Fasern des sympathischen Nervensystems. Jede einzelne Schweißdrüse hat ihren individuellen Rhythmus. Man unterscheidet verschiedene Arten des Schwitzens:

○ *Das wärmeregulierende Schwitzen.* Eine Funktion von Außentemperatur und physischer Aktivierung des Organismus.
○ *Das emotionelle Schwitzen als Folge von mentaler Stimulation,* Streß und Aufregung.
○ *Das sensorische Schwitzen.* Dabei wird die Drüsenregion durch Reibung und Druck direkt gereizt.

Die dafür zuständigen Schweißdrüsen werden »ekkrine« Schweißdrüsen genannt.

Auch die *Duftdrüsen* (apokrine Drüsen) sind Schweißdrüsen.

Durch ihr Sekret, mit dem auch kleine Zellklumpen abgestoßen werden, entsteht der typische Körpergeruch. Die Duftdrüsen bestehen aus breiten Drüsenknäueln. Ihre meist engen, kurzen Ausführungsgänge münden in die Haarkanäle ein. Ihren Ausscheidungen sind Duftstoffe beigemischt.

Duftdrüsen sind beim Menschen nur noch spärlich vorhanden. Man findet sie am Nasenflügel, an den Lippen, in der Achselhöhle und in der Leistenbeuge. Auch die Haut des Hodensackes und der großen Schamlippen enthalten apokrine Drüsen. Während der Menstruation sind Sekretion und Duft vermehrt. Das ausgeschiedene Sekret ist alkalisch und von Mensch zu Mensch verschieden.

In der Region der Duftdrüsen bildet sich im Säureschutzmantel der Haut eine Lücke. Daher können sich Mikroorganismen – hauptsächlich Bakterien und Pilze – leichter ansiedeln.

Die *Talgdrüsen* sind ein Teil des Haarfollikels. Ihr Sekret dient zur Einfettung der Haut.

Normalerweise setzen Talgdrüsen das Vorhandensein eines Haares voraus. Mitunter sind die Haare kaum sichtbar. Ausnahmen gibt es im Bereich der Mundschleimhaut, der Lippen und der Genitalien.

Kopfhaut und Gesicht weisen zirka 800 Talgdrüsen pro Quadratzentimeter auf. Sie sind dort besonders groß. Als Folge davon ist die Seborrhöe (stark gesteigerte Talgabsonderung) in diesen Bereichen vermehrt anzutreffen.

Noch größer, aber weniger dicht verteilt sind die Talgdrüsen am Rücken.

Eine Faustregel besagt, daß die Größe der Talgdrüsen mit der Entfernung vom Kopf abnimmt. Die Größe der Talgdrüse und Menge ihres Sekrets sind voneinander abhängig. Kinder haben kleine Talgdrüsen und deshalb auch selten oder kaum Akne. In der Pubertät sind die Talgdrüsen hormonbedingt sehr aktiv, wodurch eine besondere Akneanfälligkeit entsteht.

Im Hinblick auf Größe und Aktivität der Talgdrüsen gibt es geschlechtsspezifische Unterschiede. Diese bestehen auch zwischen Hautgesunden und Aknekranken, wobei weniger die Größe als die Aktivität der Talgdrüsen ausschlaggebend ist.

Die Talgdrüsen spielen bei der Entstehung des Körpergeruchs ebenfalls eine Rolle. Ihr öliges Extrakt beeinflußt den Eigengeruch der Haut. Dies ist vor allem dann der Fall, wenn wenig Körperhy-

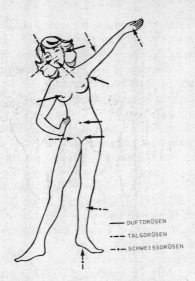

DUFTDRÜSEN
TALGDRÜSEN
SCHWEISSDRÜSEN

Wesentliche Bereiche der Drüsenfunktion

giene betrieben wird.

Alle Sekrete, die von diesen drei Drüsentypen (ekkrine Schweißdrüsen, apokrine Schweißdrüsen und Talgdrüsen) stammen, bilden zusammen den so wichtigen Schutzfilm der Haut und sind zum Zeitpunkt der Sekretion weitgehend geruchlos.

Der Geruch entwickelt sich erst nach entsprechender Aktivität der normalen »Bakterienflora« der Haut.

Auch die Verteilung der Sekrete über größere Hautflächen führt zu einer erhöhten bakteriellen Tätigkeit. Die daraus resultierenden Abbaustoffe können zu unangenehmer Geruchsbildung führen.

H. Tronnier bemerkte mit Recht, daß der Körpergeruch hauptsächlich dort auftritt, wo Haut auf Haut liegt. Das ist in der Achselhöhle, am Bauch, in der Genitalregion und zwischen den Zehen und Fingern der Fall. So ergibt sich jenes Milieu, das die Schweißverdunstung reduziert, die Hornschicht aufweicht, den pH-Wert alkalisch werden läßt und damit ideale Wachstumsbedingungen für Bakterien schafft. Dieses Milieu kann nur durch entsprechende Reinigung verhindert werden.

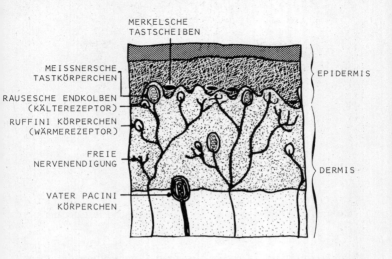

MERKELSCHE
TASTSCHEIBEN

MEISSNERSCHE
TASTKÖRPERCHEN

RAUSESCHE ENDKOLBEN
(KÄLTEREZEPTOR)

RUFFINI KÖRPERCHEN
(WÄRMEREZEPTOR)

FREIE
NERVENENDIGUNG

VATER PACINI
KÖRPERCHEN

EPIDERMIS

DERMIS

Die verschiedenen Hautsinne sind eng miteinander verflochten

Der Hautsinn

Das System der Hautsinne ist für die Wahrnehmung von Berührung, Vibration, Wärme, Kälte und Schmerz zuständig.

Die Reizpunkte eng begrenzter Zonen lösen immer ein und dieselbe Wahrnehmung aus. Demnach gibt es unter anderem »Wärme-«, »Kälte-« und »Schmerzpunkte«. Berührt man zum Beispiel einen Wärmepunkt, kann nur eine Wärmeempfindung zustande kommen.

Zur Zeit werden folgende Beziehungen zwischen der Qualität eines Sinneseindruckes und dem zuständigen »Empfindungssystem« angenommen:

Für Tastempfindungen sind die *Meißnerschen Tastkörperchen*, die Merkelschen Tastscheiben, die Haarbalggeflechte und die Vater-Pacini-Körperchen zuständig. Die Meißnerschen Tastkörperchen liegen in den Papillen der Lederhaut. Sie werden bis zu 180

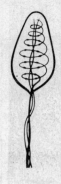
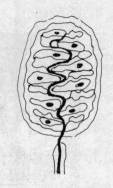

Meißnersches Tastkörperchen   Merkelsche Tastscheiben

Millimeter groß und bestehen aus einem Innenkolben, der von einer bindegewebeartigen Hülle umgeben wird. Die Meißnerschen Tastkörperchen dienen dem »oberflächlichen Feinsinn«, der außerordentlich sensibel ausgebildet ist. Wir erleben ihn besonders an den Fingerkuppen.

Die *Merkelschen Tastscheiben* liegen im unteren Teil der Epidermis. Ihre Signalfunktion für die Nervenzellen in der Lederhaut ist noch nicht geklärt.

Die *Haarbalggeflechte* umgeben die Haarwurzel so, daß schon geringe Berührungen des Haares Signale auslösen können.

Die *Vater-Pacini-Körperchen* liegen vor allem in der Unterhaut, aber auch in anderen Körperregionen. Sie werden bis zu vier Millimeter lang, bis zu zwei Millimeter dick und sind für die »Tiefensensibilität« zuständig.

Wärmereize werden den Ruffinikörperchen zugeordnet. Sie liegen unter anderem in der Lederhaut.

Kältereize werden durch die *Krauseschen Endkolben* vermittelt, die dicht unter der Oberhaut liegen.

Mehr oder weniger starke Schmerzempfindungen wurden ursprünglich ausschließlich der Stimulation *freier Nervenendungen* zugeschrieben. Richtig ist, daß jede zu starke Stimulation

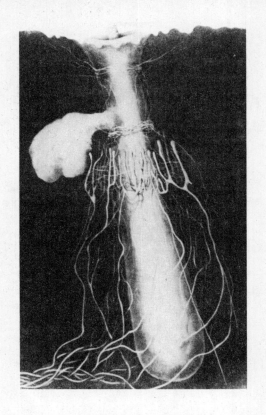

Nervengeflecht um den Haarbalg

Schmerz auslösen kann, abhängig von Aufmerksamkeitszuwendung, Umwelterfahrungen und eventueller Konditionierung.

Die Hautsinnesorgane sind in der Körperoberfläche nicht gleichmäßig verteilt: Kälterezeptoren sind zum Beispiel an der Nasenspitze etwa 25mal so häufig wie am Rücken. Die Schmerzrezeptoren weisen dagegen ein gleichmäßiges Verteilungsmuster auf.

Die Impulse, welche durch die Hautsinne ausgelöst werden, gelangen über das Rückenmark zum Zwischenhirn.

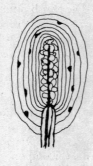

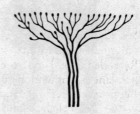

Vater-Pacini-Körperchen   Ruffinikörperchen

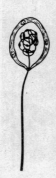

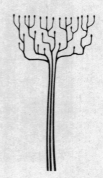

Krausescher Endkolben   Freie Nervenendigung

Oft lösen die sensiblen Impulse bereits im Rückenmark Reflex-Reaktionen aus. Berühren wir einen heißen Gegenstand, zuckt die Hand »automatisch« zurück. Diese Reaktion entsteht durch eine Kontraktion der Hand- und Armmuskeln, welche im Rückenmark ausgelöst wird. Neben diesen Schutzmaßnahmen werden in Abhängigkeit von der hitzebedingten Erregungsintensität im Stammhirn Blutdruck, Herzfrequenz und Atmung beschleunigt.

Die Energie, welche durch die Erregung der Hautsinne zustande kommt und als Impuls weitergeleitet wird, weist eine elektrische Spannung von zirka 60 mV auf. Die Ausbreitungsgeschwindigkeit hängt vom Durchmesser der jeweiligen Nervenfaser ab, und liegt bei etwa 2 bis 150 Meter pro Sekunde oder 7,2 bis 540 Kilometer pro Stunde (1 mV = 1 Millivolt = 1 tausendstel Volt).

Die endgültige Wahrnehmung aller dieser Stimulationsformen und -möglichkeiten ist nicht nur die Summe einzelner verschiedener Reizerlebnisse, sondern eine Folge von Ereignissen, die vermutlich eine Kombination aus mechanischer sowie bio- und stereochemischer Erregung darstellt. Dabei spielen auch Wärme und Kälte eine wesentliche Rolle. Eine hormonelle Komponente als Folge entsprechender Konditionierung ist denkbar.

Die Anhanggebilde der Haut

Das menschliche Haar

Die Haare bestehen aus keratinisierten Epithelzellen. Sie sind mehr oder weniger elastische, biegsame »Hornfedern«. Diese Hornstruktur besteht vornehmlich aus Tonofibrillen, die in Längsrichtung angeordnet sind. Im mikroskopischen Schnitt könnte man ein Haar mit einem Elektrokabel vergleichen.

Fibrillen bilden mit einem Anteil von etwa 80 Prozent die »Rinde« des Haares. Aufgrund der Verdrillung werden die Fibrillen stabil. Da die verdrillten Fasern aber sehr kurz sind, wird eine »Schutzhülle« notwendig, die das Ganze umschließt und fest zusammenhält. Diese Funktion erfüllt das Häutchen (Cuticula), dem das größte kosmetische Interesse gilt.

Die Haare stehen schräg in der Haut und reichen bis in die Unterhaut.

In der Regel wird der aus der Haut hervorragende Teil des Haares als Haarschaft und die in die Haut hineinragende Verlängerung als Haarwurzel bezeichnet. Aus der Wurzel entsteht, dank einer entsprechenden Versorgung durch die kapillaren Blutgefäße, das Haar. Der Aufrichtemuskel verändert die Stellung des Haares in der Haut. Beim Tier erfüllt er damit wichtige thermoregulatorische Funktionen. Beim Menschen ist dieser Muskel und der damit

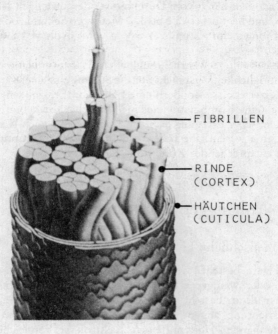

FIBRILLEN

RINDE
(CORTEX)

HÄUTCHEN
(CUTICULA)

Mikroskopischer Schnitt durch ein Haar (Schema)

verbundene Kältereflex noch vorhanden (»Gänsehaut«). Eine echte Funktion wird aber nicht mehr erfüllt.

Die Talgdrüse sorgt für das notwendige Schutzfett, welches die Oberfläche des Häutchens glättet und weniger anfällig gegen die Umwelteinflüsse macht.

Die Form des Haares ist verschieden. Runde, ellipsoide, rhomboide oder nahezu rechteckige Haarquerschnittsformen sind möglich.

Die runde Form (hauptsächlich bei Mongoliden) ergibt ein starkes gerades Haar. Bei den Kaukasoiden ist eine ellipsoide bis rhomboide Form charakteristisch.

Das Haar wächst etwa 0,37 Millimeter pro Tag. Bei Frauen

wächst das Kopfhaar schneller, das Körperhaar langsamer. Bei Männern ist es umgekehrt. Dabei spielt die Hormonsituation eine wesentliche Rolle.

Die Qualität des Haares ist auch vom Alter abhängig. Beim heranwachsenden Fötus finden wir Lanugohaar, das fein und weich ist und bis zu einigen Monaten nach der Geburt bleibt. Anschließend wächst das Übergangshaar, das bis zum 16. Lebensjahr vor

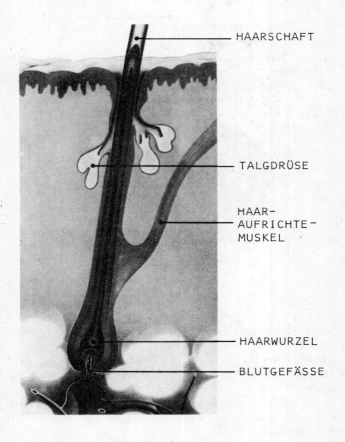

HAARSCHAFT

TALGDRÜSE

HAAR-
AUFRICHTE-
MUSKEL

HAARWURZEL

BLUTGEFÄSSE

Haarwurzel im Querschnitt

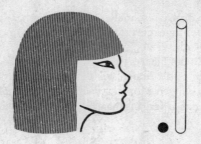

Runde Haarform hauptsächlich bei Mongoliden

Aus einer eher rechteckigen Form entsteht gelocktes Haar wie, im Extrem, bei den Negroiden.

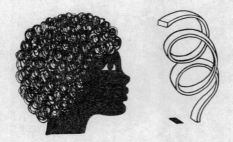

Kraushaar der Negroiden

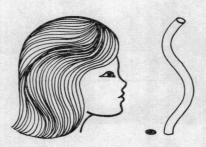

Elliptische Haarform bei Kaukasoiden

handen ist.

Die letzte Haarform ist das stark und dicht ausgebildete, in der Regel reich pigmentierte Endhaar.

Mit zunehmendem Alter ist die Haarentwicklung rückläufig. Anstelle von Endhaaren kann Flaumhaar auftreten.

Störungen im Haarwachstum können verschiedene Ursachen haben:

Grundsätzlich unterscheidet man einen reversiblen und einen permanenten Haarausfall. Ein reversibler Haarausfall tritt bei Mangelerscheinungen (zum Beispiel Eisenmangel), bei hormonellen Störungen, Blutarmut und auch im Rahmen gewisser Infektionskrankheiten und Vergiftungen auf. Nach Beseitigung des Problems wachsen die Haare wieder nach.

Der permanente Haarverlust ist durch einen Schwund des Haarfollikels bedingt, der durch Röntgenstrahlung oder Krankheit verursacht werden kann.

Der typische »männliche« Haarausfall (»Geheimratsecken«) ist zu zirka 98 Prozent genetisch bedingt und derzeit noch nicht zu beeinflussen. Bei der Frau lassen sich in etwa 95 Prozent der Fälle Ursachen finden, die hauptsächlich durch Eisenmangel, Anämie und hormonelle Störungen bedingt sind.

Sonnenstrahlung wird eine Verbesserung des Haarwachstums zugeschrieben. Das mag mit einer strahlungsbedingten besseren Durchblutung zusammenhängen. Ansonsten ist bekannt, daß Sonnenstrahlung das Haar aufhellt und sichtlich eine gegensätzliche Wirkung verursacht, wie sie an der menschlichen Haut festzustellen ist. Demnach wird das im Haarschaft vorhandene Pigment durch die Wirkung der Sonnenstrahlung gebleicht. Es tritt also nicht, wie bei der Haut, eine Stimulation der Melanozyten in der Keimschicht ein, sondern lediglich ein Ausbleichen des Melanins, das fertig ausgebildet im Keratin des Haarschaftes vorliegt.

Auch die Ernährung scheint für die Entwicklung eines normalen Haarwuchses eine Rolle zu spielen. Eiweiß-, eisen- und zinkarme Ernährung soll zu einer Schrumpfung der Keimschicht führen. Die Haare fallen aus, werden dünn und brüchig. Auch die Melaninproduktion leidet unter solchen Mangelsymptomen. Wie schon früher gesagt, ist das Haar auch ein wesentlicher Teil des Hautsinnes. Veränderungen der Haarstellung wirken signalhaft auf die sehr reichlich vorhandenen Nervengefäße, die um das Haar herum entwickelt sind.

Jede Veränderung der Haarschaftstellung wirkt auf die Nervengefäße. Besonders unterhalb der Talgdrüse gibt es viele Nerven.

Wenn man von Haar spricht, meint man in der Regel das Kopfhaar. Ihm gilt unsere größte Aufmerksamkeit. Aber auch die restliche Behaarung des menschlichen Organismus hat ihre Bedeutung. Zuviel Behaarung speziell des weiblichen Körpers wird als störend empfunden.

Die Augenbrauen und Wimpern erfüllen eine wesentliche Funktion zum Schutz des Auges gegen das Eindringen von Fremdkörpern, als Blendschutz und als Schutz vor dem auf der Stirne entstehenden Schweiß.

Die Haare der Nasenlöcher sind notwendig zum Schutz gegen Fremdkörper, speziell Staub.

Die Haare der Ohren haben ebenfalls eine Schutzfunktion, vor allem im Sinne eines »Schmutzfilters«.

Die *Haarfarbe* oder Pigmentierung des Haares ist genetisch bedingt. Entwicklungsgeschichtlich scheint das Haar sehr anpassungsfähig zu sein.

Die Anthropologie der Kelten, die ursprünglich blond und blauäugig waren, zeigt einige interessante Aspekte. Die im nordatlantischen Bereich verbliebenen Abkömmlinge der Kelten weisen meist die ursprünglichen Merkmale auf. Andere, die in den mediterranen Raum zogen, veränderten vielfach die Haar- und Augenfarbe, vereinzelt auch die Hautfarbe, die aber trotzdem sonnenempfindlich sein kann.

Graues Haar ist eine Mischung von schwarzem, weißem und auch andersfarbigem Haar. Man kann beobachten, wie speziell im Nacken ursprünglich schwarzes oder dunkles Haar vornehmlich schwarz nachwächst, während es im übrigen Kopfbereich grauweißfärbig vorliegt. Etwa 50 Prozent einer Population wird mit 50 Jahren grau. Diese Erscheinung ist kaum vom Menschentyp abhängig.

Auch dunkle, der ursprünglichen Haarfarbe entsprechende Augenbrauen kann man beobachten, obwohl die Haare kaum noch pigmentiert sind. In der Regel wird das Kopfhaar früher pigmentarm oder gar pigmentlos. Gesichts-, Körper- und speziell auch die Schamhaare scheinen eine verlängerte Pigmentbildungskapazität zu haben.

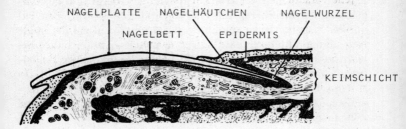

NAGELPLATTE   NAGELHÄUTCHEN   NAGELWURZEL

NAGELBETT   EPIDERMIS

KEIMSCHICHT

Anatomie des menschlichen Nagels

Es ist nicht bekannt, ob das Verändern oder Ausbleiben der ursprünglichen Haarfarbe auf einen Verlust der Melanozyten oder deren Desaktivierung zurückzuführen ist.

Die Nägel

Nicht alle »Anhanggebilde« der Haut finden gleich großes Interesse. Die Nägel zum Beispiel scheinen weniger beachtet, obwohl sie für die Funktionstüchtigkeit von Fingern und Zehen sehr wichtig sind: Sie schützen Hände und Füße, wann immer diese mit der Umwelt in Berührung kommen. Und sie dienen als mechanische Hilfsmittel zur Verbesserung der natürlichen Greiffähigkeit, speziell der Hände. Außerdem wirken sie auch als Tastwiderlager, wodurch die Tastsensibilität erhöht wird.

Die Art, die Nägel zu schneiden und zu pflegen, ist in Abhängigkeit vom Kulturkreis, aber auch der individuellen Prägung verschieden. Die spezielle Betonung des einen oder anderen Nagels vermag oft kulthafte Aspekte mit seltsamen Deutungsmöglichkeiten anzunehmen.

Die Nägel der Hand sollen mitunter die intellektuelle Betonung hervorheben. Mit Zierat, Farbe und variabler Länge dienen sie der Kommunikation und gegenseitigen Stimulation.

Im Hinblick auf die Zusammensetzung und Entwicklung des menschlichen Nagels gibt es zwischen dem Hand- und Fußbereich keinen Unterschied.

Nagelplatte und Nagelbett sind fest miteinander verbunden. Das Nagelhäutchen (Cuticula) begrenzt den Übergang vom sichtbaren zum unsichtbaren Teil des Nagels, der im unsichtbaren Teil mit der Nagelwurzel endet und von der Oberhaut und der in ihr eingebetteten Keimschicht (Matrix) umschlossen wird. Ein Nagel wächst etwa 0,5 Millimeter pro Woche: im Sommer etwas schneller als im Winter.

Am schnellsten wachsen die Nägel der Mittelfinger, am langsamsten die der kleinen Finger. Die Wachstumsrelationen bei den Zehennägeln sind ähnlich.

Die Nägel sind entwicklungsgeschichtlich die Klauen der Säugetiere und haben sich der Evolution des Menschen angepaßt.

Das Nagelhäutchen (Cuticula) spielt, ähnlich dem Haar, im Hinblick auf die »Gesundheit« des Nagels eine große Rolle. Seine Beschädigung soll vermieden werden.

Die Nagelhaut, die darüber liegt, ist ein natürlicher Schutz beim Übergang des Nagels zu seiner Keimschicht. Auch sie darf nicht verletzt werden.

Erkrankungen, speziell Kreislauf- und Infektionskrankheiten, führen zu Unregelmäßigkeiten bei der Nagelbildung, die auch an der Nageloberfläche als Längs- und Querrillen sichtbar werden.

Die mitunter festzustellenden weißen Flecken im Nagelkeratin sind durch Luftbläschen bedingt.

Wirkstoffe, die die Haut durchdringen.
Die Hornschicht als kosmetische Barriere

Es sind tote Hornzellen, die unseren Körper schützen. Alles, was die oberste Schicht der Haut, die zähe, wasserfeste Hornschicht durchdringt, kann mit den Blutgefäßen, der Gewebsflüssigkeit und den Nerven in Kontakt kommen und im ganzen Organismus wirksam werden.

Diese Tatsache nützt seit einigen Jahren die Medizin. Im sogenannten *transdermalen therapeutischen System* arbeitet man mit hauchdünnen, mit Medikamenten imprägnierten Scheibchen, die direkt auf die Haut geklebt werden und den Wirkstoff durch die

Hornschicht in den Körper abgeben. Eines der ersten »Haut-Medikamente«, das getestet wurde, war ein Mittel gegen Reisekrankheit, weil Pillen nach Erbrechen nicht wirksam werden.

Diese Methode ist noch vielfach im Forschungsstadium. An der University of Connecticut arbeitet derzeit ein Team mit Salben und Pflastern, die Wirkstoffe durch die Haut dosiert ins Blut bringen sollen, um längerfristige medikamentöse Behandlung schonender vornehmen zu können.

Andererseits kennt man ja die umgekehrte Wirkung: Viele Medikamente – etwa Rheumamittel – verursachen starke Überempfindlichkeit der Haut, besonders in Verbindung mit Sonne.

Doch nicht nur Medikamente können die Hornschicht durchdringen. Es gibt noch eine Reihe anderer Stoffe, denen das gelingt, etwa Hormone, Vitamine und Durchblutungsförderer. Isolierte Hormone sind in der Kosmetik glücklicherweise verboten.

Bei den Vitaminen herrscht große Unsicherheit. Man weiß noch nicht, wieviel tatsächlich durch die Hornschicht dringt. Eine nicht definierte Durchblutungsförderung von außen ist in der Kosmetik keineswegs erwünscht. Schnelleres Altern der Zellen und entzündliche Reaktionen können die Folge sein. Eine definierte, milde Hyperämisierung kann aber, vor allem für Sportler, günstig sein. Dazu wurde von L. Prokop und F. Greiter der Hautdurchblutungsfaktor definiert. Er gibt an, um wieviel die Hauttemperatur nach dem Auftragen eines durchblutungsfördernden Mittels steigt. Bisher bewährte Stufen sind ein Prozent, zwei Prozent und vier Prozent für Hochleistungssportler.

A. Zesch von der Hautklinik der Freien Universität Berlin im Rudolf-Virchow-Krankenhaus nennt in einem Aufsatz eine Reihe von Substanzen, die die Hornschicht durchdringen: Kortikoide und Hydrocortisone (Nebennierenrindenhormone), Antibiotika, Zytostatika und Hexachlorophen.

Zesch betont die Bedeutung der Trägersubstanzen für das Eindringen von Wirkstoffen in die Haut. Klinisch-experimentell konnte zum Beispiel nachgewiesen werden, daß Hydrocortison in Salbenform in Verbindung mit Harnstoff doppelt so schnell resorbiert wurde wie ohne Harnstoff. Harnstoff wird in der Kosmetik verwendet. Auch Salicylsäure – so Zesch – verbessere das Eindringen von Wirkstoffen. Die Barrierefunktion der Hornschicht könne ebenso durch Fettlösungsmittel wie Benzin, Alkohol und Aceton teilweise zerstört werden. Zunehmend wird die oberflächenverändernde Wirkung von Emulgatoren und Propylenglycol, die ebenfalls vielfach in Kosmetika zum Einsatz gelangen, für unerwünschte Veränderungen der Hornschicht verantwortlich gemacht. Nach Zesch durchdrang ein Kortikoid auf Vaseline-Grundlage die Haut kaum, während ein geringer Zusatz von Propylenglycol eine deutliche Penetration ergab.

Am Budapester Institut für Handelsqualitätskontrolle werden routinemäßig Untersuchungen zum Nachweis der Aufnahme von Vitaminen (A, E, H, Vitamin-B-Komplex, C) und von Wirkstoffen in Pflanzenextrakten (zum Beispiel Azulen, Capsaicin, ätherische Öle) in die Haut durchgeführt. Forschungen hätten ergeben – so die Ungarn –, daß sich negative Veränderungen im Vitaminhaushalt vor allem in Haut-, Haar- und Nägelveränderungen zeige. Die Wirkung der Vitamine sei von Spurenelementen und von gewissen anorganischen Verbindungen wie Phosphor und Kalzium beeinflußt. Die Wirksamkeit der Vitaminaufnahme durch die Haut werde von den ungarischen Forschern unterschiedlich beurteilt (A. Ritter).

Der österreichische Lebensmittelexperte Josef Washüttl hat sich in einem Gutachten aus dem Jahre 1981 ebenfalls zum Problem der Aufnahme von Vitaminen durch die Haut geäußert: Wenn man die täglichen Bedarfsmengen von Pantothensäure und Nicotinsäure für den gesamten menschlichen Organismus berücksichtige, so bleibe nur ein relativ geringer Teil für die Hautzellen. Gegen eine Zufuhr dieser Vitamine von außen sei daher nichts einzuwenden. Nicotinsäure sei blutgefäßerweiternd, Pantothensäure habe für das Wachstum und den Stoffwechsel der Hautzellen große Bedeutung.

Wirkstoffe, die direkten Einfluß auf die Durchblutung haben, sind zahlreich. Der deutsche Dermatologe P. Ude nennt in diesem Zusammenhang Purinderivate wie Theophyllin und andere. Ein weiterer Angriff auf die Blutgefäße sei durch entzündungsauslösende Ursachen gegeben. Reizstoffe wie ätherische Öle – etwa Krotonöl oder Kampfer – bewirkten eine Gefäßwandlockerung und führten zu einem erhöhten Hautturgor, das heißt Flüssigkeitsinnendruck der Haut. Auch Ultraviolett-, Infrarot- und Röntgenstrahlung können ähnliche Effekte erzielen.

Ein schon 1974 publizierter Versuch mit hautdurchblutungs-fördernden Wirkstoffen (wie Kampfer, Menthol, Nicotinsäure-benzylester, Eukalyptusöl usw.) zeigte die Bedeutung der Grund-lage für Wirkstoffe. Aufgrund von Hauttemperaturmessungen an 20 Versuchspersonen mit vier verschiedenen Grundlagen (aber gleichbleibendem Wirkstoffanteil) wurde nachgewiesen, daß hin-sichtlich der »Carrier«-Eigenschaften alkoholisch-wäßrige Öl-in-Wasser- und Wasser-in-Öl-Systeme solchen des Typs Öl deutlich überlegen waren. Öl-in-Wasser-Emulsionen (O/W-Systeme) ent-sprechen dem Typ »Feuchtigkeitscreme«, Wasser-in-Öl-Emul-sionen (W/O-Systeme) dem Typ Fettcreme.

Vom Standpunkt der sanften Kosmetik aus ist die unkontrollierte Ein-schleusung von Wirkstoffen abzulehnen. Alles, was die Haut braucht – ob Vitamine oder Durchblutung – bekommt sie über Ernährung, Bewe-gung und Massage. Wenn massiert wird, dann ohne Wirkstoffe. Nur gegen das Einmassieren natürlicher, der Haut ähnlicher Stoffe ist nichts einzuwenden. Massage soll ja vor allem beruhigend und ganz zart wirken. Das wichtigste ist, daß die Hornschicht weder auf mecha-nischem noch auf chemischem Weg verdünnt wird, daß sie nicht aus-trocknet und dadurch spröde und rissig wird. Denn dann verliert sie ihre volle Barrierefunktion, welche für die Abwehr schädlicher Umwelt-einflüsse von Bedeutung ist (siehe Zeichnung).

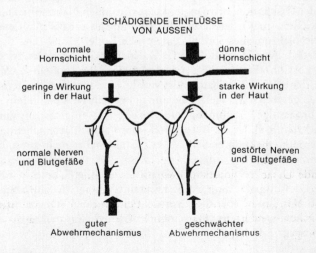

SCHÄDIGENDE EINFLÜSSE
VON AUSSEN

normale
Hornschicht

dünne
Hornschicht

geringe Wirkung
in der Haut

starke Wirkung
in der Haut

normale Nerven
und Blutgefäße

gestörte Nerven
und Blutgefäße

guter
Abwehrmechanismus

geschwächter
Abwehrmechanismus

Links sehen wir eine voll funktionstüchtige Hornschicht. Sie läßt wenig durch die Haut und wird mit allen Problemen, die von außen kommen, leicht fertig. Rechts ist die Haut verdünnt. Viele Umweltschadstoffe gehen durch. In Verbindung mit einem geschwächten Abwehrmechanismus, wozu vor allem auch fehlende Bewegung gehört, wird der Organismus überfordert. Eine empfindliche Haut, die vermehrt Entzündungen aufweist, ist die Folge.

Die Hornschichtzellen der Füße und Handflächen sind übrigens anfälliger gegen mechanische Verletzungen oder starke Chemikalien. Sie enthalten weniger Wasser als die übrige Haut. In trockenem Zustand, der durch die Zentralheizung und mangelnde Pflege entstehen kann, neigen sie zu Rißbildung mit entsprechender Infektionsgefahr. Daher ist gewissenhaftes Einfetten mit W/O-Systemen an den Fersen und zwischen den Zehen nach Bad oder Dusche notwendig.

Kann man die Haut von außen ernähren?

In der Diskussion, ob man der Haut von außen Nährstoffe zuführen kann, spielen wiederum die Vitamine als für die Haut essentielle Nahrungsbestandteile eine große Rolle.

Der Ulmer Dermatologe G. Rassner erklärte bei der Forum-Diskussion »Ernährung der Haut« 1975: »Bei Vitamin-B_6-Mangel, der experimentell ausgelöst wurde, konnten die Patienten von ihren gesamten Mangelerscheinungen geheilt werden, indem eine einprozentige Vitamin-B_6-Salbe im Gesicht aufgetragen wurde. Bei Vitamin B_6 ist die Resorption offensichtlich ausreichend, um insgesamt wirksam zu sein. Aber das gilt sicher nicht für andere Vitamine.«

Das bestätigte indirekt der Vorstand der Freien Universität Berlin, G. Stüttgen: Akne werde zwar mit Vitamin-A-Säure behandelt. Man könne aber nicht vom Ausgleich eines Vitaminmangels sprechen, sondern nur von einer bestimmten pharmakologischen Wirkung.

Bei einem anderen Anlaß (Kosmetiktage in Karlsruhe 1979) verwies Stüttgen auf die bei Fehlernährung anzutreffende Krankheit Kwashiokor, die unter anderem Haarverlust beziehungsweise Rückbildung der Haare verursacht. Die Rückbildung konnte durch lokale Anwendung von Vitamin-B_6 geheilt werden.

C. Prottey, P. Skolnik und andere wiesen in den späten siebziger Jahren nach, daß Hautveränderungen beim Menschen, die durch Mangel an essentiellen Fettsäuren – alte Bezeichnung: Vitamin F – aufgetreten waren, durch lokale Anwendung von Sonnenblumenöl oder Linolsäure, welche der Hauptbestandteil der meisten naturbelassenen pflanzlichen Öle ist, verschwanden.

Dazu Gustav A. Nowak in seinem Aufsatz »Werbung und Wirkung bei kosmetischen Mitteln«: »Der Nachweis einer Hauternährung läßt sich mit Sicherheit nur dann führen, wenn eine Fehl- oder Mangelerscheinung vorliegt. Das Problem liegt darin, daß sich an der gesunden, normalen Haut so gut wie nichts messen oder feststellen läßt. Ist die Haut aber durch mangelnde oder einseitige Ernährung oder infolge einer Avitaminose sichtbar verändert – wie das etwa bei der Altershaut durchaus der Fall sein kann –, ist eine Lokalbehandlung, die den Zustand der Mangelhaut ausgleicht, einer Ernährung der Haut gleichzusetzen.« Aus all dem läßt sich schließen, daß die Anwendung von Vitaminpräparaten in die Hand des Arztes und nicht des Kosmetikers gehört.

Ein Teil der Fachwelt will sich allerdings die Vitamine nicht aus der Kosmetik nehmen lassen. Nowak zitiert W. Tur: »Die Vitamin-F-Fettsäuren beheben trockene, welke und fahle Zustände der Haut. Außerdem vermindern sie die Anfälligkeit für Ekzeme, Follikulitis und Furunkulose. Unter der Pflege mit Vitamin-F-haltigen Kosmetika normalisiert sich das Hautgewebe, das Unterhautzellgewebe wird gestärkt, die Talgdrüsenfunktion erfährt eine Normalisierung, und die Widerstandsfähigkeit der Haut wird gesteigert. Durch Verminderung der Trockenheit und follikulären Hyperkeratose eignen sich Präparate mit Vitamin-F-Wirkstoffen besonders für die Pflege der alternden, trockenen, rissigen, aufgesprungenen und empfindlichen Haut. Die Vitamin-F-haltigen Haarkosmetika werden mit Erfolg besonders bei trockenem, brüchigem, stumpfem Haar verwendet. Ähnlich gute Resultate wurden bei der Pflege brüchiger Nägel erzielt.«

Auch diese Argumentation stützt sich auf Krankheitsbilder, die durch Vitamin-Einsatz von außen behoben oder gemildert werden konnten.

Daher nochmals der Standpunkt der sanften Kosmetik: Vitamine für die kranke Haut gehören in die Hand des Arztes. Die gesunde Haut braucht keine Vitamine von außen. Allerdings ist gegen die Verwendung kaltgepreßter Öle mit einem hohen Anteil an ungesättigten Fettsäuren nichts einzuwenden. Es sollte und dürfte nur nicht von notwendiger »Ernährung« der Haut gesprochen werden. Allenfalls von »Natürlichkeit«, »Hautfreundlichkeit« oder »Unterstützung« der Funktionstüchtigkeit.

Die überwältigende Mehrheit der Wissenschaftler lehnt eine »Ernährung der Haut«, die sich im Ausdruck »Nährcreme« mit einer unabsehbaren psychologischen Wirkung festgesetzt hat, rundweg ab. So beispielsweise der Berliner Naturwissenschaftler H. Schaefer. Er bezeichnet etwa *90 Prozent eines auf die Haut aufgetragenen Kosmetikums als »Überschuß«. Nur rund zehn Prozent hätten überhaupt eine Chance, in die Haut einzudringen. Diese zehn Prozent würden vor allem von der Hornschicht aufgenommen. Die* Konzentration nehme zur Tiefe hin stark ab. Das, was noch an sogenannten »Nährstoffen« meßbar sei, werde innerhalb von Minuten unter Beteiligung von Hautfeuchtigkeit, Luftsauerstoff und Lichteinwirkung zersetzt. Schaefer wörtlich:

»Diese Stoffe in Nährcremes zersetzen sich zudem auf der Oberfläche wie ein Speiserest auf dem Tellerrand. Die Bakterien mögen diese Nährstoffe besonders gern und zersetzen sie... Vorläufig sehe ich also keinen Sinn darin, eine Haut, die von innen über das Blutgefäßsystem mit einem zehnfachen Überschuß ernährt wird, von außen ernähren zu wollen.«

Bei Versuchen sei festgestellt worden – so Schaefer –, daß gerade wasserlösliche Substanzen wie Eiweißstoffe und Zucker ganz schlecht in die Tiefe der Haut eindringen. Schaefer: »Zum Glück haben Kosmetika, die solche Stoffe beinhalten, keine Tiefenwirkung auf die lebenden Zellen der Haut. Es wäre zu befürchten – und das kann man auch an geschädigter Haut nachweisen –, daß sie, wenn sie zum Eindringen gezwungen werden, erhebliche Störungen verursachen.«

Schaefer und Zesch betonen, daß die Hornschichtbarriere der Haut zwar nicht selektiv und auch nicht vollständig funktioniere, aber von den meisten Fremdstoffen nur kleinste Mengen passieren lasse: »Es gelingt, unter Bedingungen, wie sie normalerweise für die Anwendung von Medikamenten an der Haut gelten, nur zirka ein Zehntausendstel bis Hunderttausendstel dessen, was schon an Nährstoffen vorhanden ist, von außen in die Haut zu zwingen.« Im Klartext: Das, was eingeschleust wird, ist im Verhältnis zu dem, was schon an Nährstoffen da ist, verschwindend klein.

Unter normalen Umständen, also auch bei ausgeglichener und gesunder Ernährung, braucht die Haut nur ein Zehntel dessen, was ihr an Nahrungsstoffen angeboten wird.

Das gleiche gilt für den Blutstrom: 90 Prozent der Blutzirkulation in der Haut dienen der Wärmeregulierung, nur zehn Prozent der Versorgung der Haut. Schaefer und Zesch weisen in diesem Zusammenhang auf die positiven Möglichkeiten der *Massage* hin, die das Blutgefäßsystem unterstützen und den Stoff- und Flüssigkeitsaustausch beschleunigen könne.

Auch das ist wieder ein Punkt, der die Bestimmung in Frage stellt, daß die Kosmetik an der Grenze zwischen Ober- und Lederhaut enden müsse. Diese Bestimmung sollte nur für Stoffe gelten, die von außen an die Haut herangebracht werden.

»Ernährung der Haut« und »Nährcreme« sind in der Kosmetik eine klassische Irreführung im Sinne des Gesetzes. Die kosmetische Werbung sollte daher nicht länger mit diesen wissenschaftlich nicht belegbaren Aussagen arbeiten.

Ein deutscher Internist hat die Ernährung der Haut von außen einmal sehr drastisch als »Kannibalismus« eingestuft: »Ich lege mir ja auch das Frühstück nicht auf den Bauch, um es einwirken zu lassen und damit satt zu werden.«

Insofern klingen auch die Argumente von günstigen »Placebo-Effekten« für den Konsumenten zynisch. Auch wenn man sich noch so stark einbilden würde, daß eine »Nährcreme« seine Haut wirklich nährt, es bliebe eben doch »klassische Irreführung«.

Und Werbesprüche lassen auf dem Gebiet »Ernährung« nichts zu wünschen übrig. Einige Beispiele:

NACHTNÄHRCREME

»Führt der Haut wertvolle biologische Nähr- und Wirkstoffe zu, die regulierend den Stoffwechsel der Haut in den tieferen Bindegewebsschichten beeinflussen.«

HOCHWIRKSAMES NÄHRPRÄPARAT

»Dieses bemerkenswert seidige Öl wird von der Haut in nur zehn Minuten total absorbiert.«

STABILISIEREN DER GEWEBEFLÜSSIGKEIT

»Dieser ›goldene‹ Feuchtigkeitsspender, allergiegetestet aufgebaut, dringt in Sekunden in die Haut ein und erfüllt dort seine lebenswichtige Aufgabe.«

REGENERIERENDE CREME

»Erhöht den Sauerstoffverbrauch der Haut!«

EINZIGARTIGER BIOLOGISCHER WIRK-KOMPLEX

»Eine aus Mikroorganismen gewonnene Aktivsubstanz... verstärkt den natürlichen Reparaturmechanismus und kämpft gegen zellulare Schädigungen... hilft, der Alterung der Haut vorzubeugen.«

NEUE KOSMETIKSERIE

»...zu deren Herstellung 21 Mineralien und diverse Spurenelemente aus dem Toten Meer verwendet werden... Die Kosmetikserie umfaßt Handcreme, Nährcreme...« (Mai 1984)

Aber auch in der sogenannten »Bio-Kosmetik« wird fleißig für »Nährcremes« geworben. Beispiel:

NÄHRCREME II

»Die beruhigenden Eigenschaften der Sonnenblume, die sich mit denen des süßen Mandelöls harmonisch ergänzen, zusammen mit dem Öl der Avocadofrucht, deren Öl unvergleichlich pflegend und vitaminreich ist, machen aus dieser Creme eine Kostbarkeit für die alternde, erschlaffende Haut.« (Aus: »Natürlich schön durch Bio-Kosmetik« von Chris Stadtlaender, 1984)

Hauttypen

Der *Hautzustand* hängt von folgenden Faktoren ab: vom ererbten Grundzustand, also der genetischen Disposition, von der Umwelt in Form von Streß, Klima und Sonnenstrahlung, vom Alter und vom Verhalten (speziell Ernährung, Schutz, Reinigung, Pflege, Rauchen, Alkoholkonsum usw.). Umwelt und Verhalten sind in hohem Maße beeinflußbar. Das Alter und der ererbte Grundzustand nicht. Sie bestimmen daher als unveränderliche Faktoren den Hauttyp, der von dem Dermatologen T. B. Fitzpatrick und dem Photobiologen M. A. Pathak definiert wurde (siehe Tabelle auf S. 62).

Diese Hauttypeneinteilung, welche ursprünglich für die Sonnenemp-findlichkeit vorgenommen wurde, entspricht vielfach auch der allge-meinen Hautempfindlichkeit. Das heißt, daß die Hauttypen I und II in der Regel auch allgemein sensibler sein können. Dabei spielen das Al-ter, die Umwelt und das Verhalten eine entsprechende Rolle.

Übertriebene Reinigung und Sonnenbestrahlung sind für Hauttyp I zu vermeiden. Hoher Sonnenschutz ist unbedingt notwendig. Ähnli-ches gilt für Hauttyp II.

Hauttyp III und IV sind weniger empfindlich. Die Fähigkeit zur Pigmentierung ist gut oder sehr gut. Die Anwendung von Sonnen-schutzmitteln richtet sich nach dem Aufenthaltsort und der Expo-sitionszeit.

Bei der Einteilung nach dem äußeren Erscheinungsbild der Haut ist ein starres Schema nicht sinnvoll. Als Ergänzung zum Hauttyp kann noch der augenblickliche Hautzustand mit trocken, fett oder normal unterschieden werden. Eine spezielle Gruppe bil-det die *empfindliche Haut*, die – obwohl vornehmlich trocken – mitunter auch fett und normal sein kann.

Bei einer Befragung von 400 Frauen (F. Greiter) ergab sich fol-gende Typologie: Es dominierten die 21- bis 50jährigen. Ihr Haut-zustand war vorwiegend dem Typ trocken beziehungsweise emp-findlich zuzuordnen. Das überrascht eigentlich nicht, da in dieser Altersgruppe die meisten Frauen unter starkem Streß stehen, der zur Doppelbelastung führen kann.

HAUT-TYP	HAUTREAKTION*	BEISPIELE	UN-GEFÄHRE VERTEILUNG IN MITTEL-EUROPA (%)
I	Bekommt immer schnell einen schweren bis schmerzhaften Sonnenbrand, keine Bräunungsreaktion (wird nur rot und nach 1 bis 2 Tagen wieder weiß). Die Haut schält sich.	Menschen** mit auffallend heller Haut, rötlichen Haaren, blauen Augen und Sommersprossen, die gesamte Haut ist hell („weiß"). Sehr helle Brustwarzen.	2
II	Bekommt schnell einen schweren, schmerzhaften Sonnenbrand, bräunt kaum. Die Haut schält sich.	Wie Typ I, aber eine Nuance dunkler. Helle bis mäßig pigmentierte Brustwarzen.	12
III	Bekommt nur einen gemäßigten Sonnenbrand und bräunt durchschnittlich gut. 1 bis 2 Stunden nach Bestrahlung wird eine leichte direkte Pigmentierung sichtbar, die aber nur wenige Tage anhält.	Menschen mit heller Haut (Kaukasoide), ohne Sommersprossen. Gut pigmentierte Brustwarzen.	78
IV	Bekommt kaum einen Sonnenbrand, bräunt schnell und tief. Zeigt unmittelbar nach Bestrahlung auffallende Pigmentierung, die mehr oder weniger lange hält.	Menschen mit weißer oder hellbrauner Haut, dunkelbraunen Haaren und dunklen Augen (aus dem mediterranen, mongoliden, orientalischen oder iberischen Raum). Die Brustwarzen sind dunkel pigmentiert.	8

* Nach einer Sonnenexposition der ungeschützten Haut von zirka 60 Minuten in der Zeit von 11 bis 13 Uhr auf Meereshöhe.
** Sind vielfach irischer oder keltischer Abstammung. Haben mitunter auch dunkle (haselnußfarbene) Augen.

Bei Untersuchungen zwischen 1979 und 1982 wurde ein deutlicher Zusammenhang zwischen allgemeiner Hautempfindlichkeit und Sonnenempfindlichkeit nachgewiesen:

Menschen mit den Haarfarben blond, kastanienbraun und rötlich sind gegenüber solchen mit der Haarfarbe mittel- bis dunkelbraun und schwarz besonders sonnenempfindlich. Menschen mit blauen, blaugrauen und graugrünen Augen sind sonnenempfindlicher als solche mit grünen und braunen Augen. Die 20jährigen und die über 41jährigen sind am sonnenempfindlichsten.

Eine besonders hohe Allgemeinempfindlichkeit bei geringerer Sonnenempfindlichkeit zeigte sich bei Frauen mit schwarzen und braunen Haaren sowie braunen und grünen Augen. Die Empfindlichkeit ist auch altersabhängig. Menschen zwischen 41 und 50 Jahren haben die empfindlichste Haut.

Die empfindliche Haut

Trockene und empfindliche Haut scheinen zum Hauptproblem unserer Zeit zu werden. Der Zusammenhang zwischen trockener und empfindlicher Haut ist unbestritten.

Die meisten Hautärzte und Kosmetiker sind heute der Auffassung, daß es immer mehr Menschen mit empfindlicher Haut gibt. Und zwar aus vielen Gründen: Klaus Wolff, Chef der I. Universitäts-Hautklinik im Wiener Allgemeinen Krankenhaus:

»Am meisten sind dafür die Umwelt und der häufige Wechsel von Wirkstoffkosmetik verantwortlich, sonst auch die Reinigungsgewohnheiten und generell Wirkstoffkosmetika.«

Hagen Tronnier, Direktor der Hautklinik Dortmund:

»Die Umweltbelastung einschließlich unzureichender Hautpflege, die Heizgewohnheiten und die Belastung der Haut durch überfallartige Sonnenstrahlung dürften für die Zunahme der empfindlichen Haut verantwortlich sein.«

An erster Stelle wird immer die wachsende Umweltbelastung für die empfindlich werdende Haut verantwortlich gemacht. Welche

Faktoren spielen dabei die Hauptrolle?

Trockene Haut ist vor allem im *Winter* zu beobachten, wenn die Haut infolge der Lufttrockenheit mehr Feuchtigkeit abgibt. Sonnenbäder unter natürlicher und künstlicher Sonne können ebenfalls eine austrocknende Wirkung haben. Sie entziehen der Haut Feuchtigkeit und Fett.

Die zunehmende Staub- und Schmutzbelastung führt zu einer entsprechend intensiveren *Reinigung*, welche die Haut vermehrt austrocknet und verdünnt. Eine Reihe von *Umweltschadstoffen* wie Schwefeldioxid, Kohlenmonoxid, Stickoxide, Schwermetalle und andere kommen über die Luft oder den Regen mit der Haut in Kontakt und können nach entsprechend langer Einwirkungszeit eine irritierende Wirkung haben.

Manche *Kunstfasern* in der Kleidung, Wohnung und am Arbeitsplatz stellen ein weiteres Umweltproblem für die Haut dar. Sie lassen UV-Strahlung durch, behindern die Thermoregulation des Körpers und stören aufgrund elektrostatischer Aufladung das »biologische Gleichgewicht«.

Zu den Umweltbelastungen, die zu empfindlicher Haut führen, gehören auch *falsche Ernährung, Bewegungsmangel, Streß, photoaktive Medikamente und aggressive Kosmetika*. Eine übermäßige Reinigung kann ebenso schädlich sein wie eine allzu reichliche Pflege, speziell mit Wirkstoffkosmetika.

Insgesamt klagen 50 bis 60 Prozent aller Frauen über empfindliche Haut! A. Kligman und G. Plewig meinen, daß besonders die übermäßig teuren Wirkstoffkosmetika dafür verantwortlich sind. Sie sollen außerdem die Entstehung von Mitessern (Komedonen) verursachen und als Folge dieser »Komedonenfreundlichkeit« zur Akne führen.

Wie im allgemeinen so sind besonders bei empfindlicher Haut Wasser-in-Öl-Systeme, die zum Beispiel als Fettcremes oder Balsame angeboten werden, den Öl-in-Wasser-Systemen, die gerne mit dem Zauberwort »Feuchtigkeitscremes« ausgelobt werden, vorzuziehen. Denn der Wasserverlust der Haut kann bei Anwendung von »Feuchtigkeitscremes« um mehr als die Hälfte höher sein als bei W/O-Systemen.

Die Empfindlichkeit ist nicht bei allen Hauttypen gleich. Bereiche, die konstant exponiert sind, wie etwa das Gesicht, werden durch Umweltschadstoffe und falsche Pflege besonders sensibel. Die Haut der Frau ist nach H. Tronnier von Natur aus dünner und empfindlicher als die des Mannes.

Die Alterung der Haut

Auch mit zunehmendem Alter wird die Haut trockener und empfindlicher. Das hat mehrere Ursachen: Die Reparaturfähigkeit der Zellen ist geschwächt – nicht zuletzt auch durch die Einwirkung der Sonne. Die Altershaut ist weniger elastisch. Zwischen den kollagenen Bindegewebsfasern treten Quervernetzungen auf. Es werden durch hormonelle Veränderungen und durch exzessives Sonnenverhalten geschädigte Bindegewebsfasern nicht mehr neu gebildet. Die vernetzten Fasern gewinnen das Übergewicht. Die Haut wird schlaff und faltig. Trockener wird die Altershaut deshalb, weil die *Talgproduktion hormonell bedingt vermindert* ist, die *Verhornung* der Hautoberfläche zunimmt und die Versorgung mit Nährstoffen von innen durch eine *schlechtere Durchblutung* abnimmt.

Außerdem ist die Altershaut ungleichmäßig pigmentiert. Die Pigmentflecken entstehen vor allem im Gesicht, an Händen und Armen: die Zahl der Melanozyten, der Langerhanszellen und der Mastzellen nimmt ab.

Alle diese Veränderungen werden durch die Sonnenstrahlung verstärkt. Es ist heute erwiesen, daß eine Sonnenexposition ohne Schutz den Alterungsprozeß der Haut beschleunigt: je intensiver, desto stärker und schneller.

Pflege der trockenen und empfindlichen Haut

Nach Hagen Tronnier braucht eine normale Haut, die es aber nach seinen Beobachtungen nur bei einer Minderheit gibt, außer einer normalen Reinigung »in aller Regel überhaupt keine Pflege«. Am ehesten noch an den Händen – wegen des häufigen Waschens und der Trockenheit im Winter – mit einfachen Fetten. Die empfindliche Haut braucht dagegen intensive Pflege.

Schäumende Reinigungsmittel wie Tenside und Seifen sind zu meiden und durch Wasser und Reinigungslotionen zu ersetzen. Feuchtigkeitscremes sollten nicht verwendet werden. Verträglichkeitsgeprüfte und frische Produkte ohne Konservierungsmittel, eventuell auch ohne künstliche Emulgatoren, sind vorzuziehen. Lange Sonnenbestrahlung ist zu vermeiden. Wenn Sonnenbäder genommen werden, dann nur mit Sonnenschutzmitteln. Im Winter ist Kälteschutz zu empfehlen.

Langes Baden ist ungünstig. Zu lange Wassereinwirkung erhöht die Austrocknung. Poolwasser, das in der Regel Tenside und Chlor enthält, ist besonders gefährlich. Daher – wenn überhaupt – nur kurzer Aufenthalt und besonders gründliches Abduschen und Abtrocknen danach. Anschließend Hautöl oder Fettcreme verwenden. Es wurde festgestellt, daß manche Öle die Haut austrocknen können. Durch eine entsprechende Beratung und Selbstbeobachtung wird man leicht jenes Produkt finden, welches dem Hautzustand entspricht.

Wenn die Empfindlichkeit der Haut auf eine Überfettung, die sich als Seborrhoe (anlagebedingte, gesteigerte Absonderung der Talgdrüsen) manifestieren kann, zurückzuführen ist, sollen fettintensive Präparate vermieden werden.

Die Reinigung mit milden, überfetteten Seifen, eventuell auch mit Gesichtsmilch, ist anzuraten.

Natürlich werden gerade für die empfindliche, trockene oder gealterte Haut besonders überschwenglich »Wundermittel« angeboten.

ANTIFALTENCREME

»Beugt Fältchenbildung am Auge, auf der Stirn, am Hals und Dekolleté vor, mildert vorhandene Hautfältchen und -linien, verfeinert sichtbar das Hautrelief.«

EINZIGARTIGER WIRKSTOFF

»In der Natur vollbringt er wahre Wunder... Er wird kostbaren Blüten entnommen und in wissenschaftlichen Laboratorien für die Hautpflege präpariert... Der Wirkstoff verzögert die Hautalterung... Falten werden vermindert, die Haut wird elastischer und erhält neue Spannkraft.«

ULTRA-EMULSION

»Auf der Basis von Soja-Extrakt... kräftigt das Hautgewebe und wirkt der Faltenbildung entgegen... Hilft der durch Umweltverschmutzung strapazierten Haut, geschmeidig und jugendlich zu bleiben.«

BIOLOGISCH PFLANZLICHE WIRKSTOFFKOMBINATION

»Verbessert die Mikro-Zirkulation der Haut und gibt ihr wieder Straffheit, Spannkraft und Elastizität.«

EIN MEILENSTEIN AUF DEM PFLEGESEKTOR

»...Aktiv-revitalisierende Creme gegen Faltenbildung... Superaktive Spezialcreme zur Bekämpfung bereits bestehender Falten... bewirkt eine sichtbare Verzögerung der Hautalterung... Glättung des Hautreliefs... Erneuerung der Epidermiszellen... Schutz gegen UV-A- und UV-B-Strahlen... die Falten verlieren an Tiefe, die Haut gewinnt ihre Vitalität und Frische zurück, sie sieht jünger aus... zum Vorbeugen und Mildern von Fältchen.«

Das ist natürlich alles Nonsens. Keines dieser und ähnlicher Mittel kann Falten beseitigen noch der Haut die ewige Jugend geben. Konsequenter Sonnenschutz und sanfte Pflege von Kindheit an sind die besten Mittel, um einer vorzeitigen Hautalterung entgegenzuwirken.

Allergien,
Photoreaktionen, Akne

Die Allergie ist eine Krankheitserscheinung. Sie ist die Folge einer Antigen-Antikörper-Reaktion, das heißt, daß ein Antigen auf einen Antikörper trifft und mit ihm eine Reaktion eingeht. *Antigene* sind Stoffe, die den Organismus zur Bildung von Antikörpern stimulieren, zum Beispiel Toxine.

Toxisch heißt giftig. *Toxine* sind pflanzliche oder bakterielle Giftstoffe mit einer spezifischen Wirksamkeit und einem unterschiedlich antigenen Charakter.

Allergene

Bei allergischen Reaktionen sind zwei Phasen zu unterscheiden:

○ die Sensibilisierungsphase und
○ die Auslösungsphase.

Die Sensibilisierungsphase beginnt mit der Bildung eines antigenen Komplexes. Durch ihn werden *Lymphozyten* stimuliert und zu den regionalen Lymphknoten geführt. Dort teilen sie sich in *Effektor- und Memoryzellen*. Als Folge davon sind zwei verschiedene Zelltypen im Organismus entstanden. Das Immunsystem wird dadurch in die Lage versetzt, auf ein spezifisches Antigen zu reagieren.

In der Auslösungsphase wird nach einem nochmaligen Einwirken desselben Antigens eine Entzündung sichtbar.

Während also in der Sensibilisierungsphase der Organismus das »*Alarmsystem*« aufbaut, wird in der Auslösungsphase das Alarmsystem wirksam.

Der Organismus bekommt damit ein Zeichen, daß er eine unverträgliche Substanz zu sich genommen hat. Wird dieses Zeichen mißachtet und dieselbe allergene Substanz weiterhin verwendet, nimmt das Ausmaß der Kontaktüberempfindlichkeit zu.

Um eine organismuszerstörende Wirkung dieser sich wiederholenden Entzündung zu verhüten, wird das immunologische System aktiviert. Dazu werden Lymphozyten mit einem konträren Aktivitätssystem stimuliert. Sie begrenzen die Reaktion.

Beim Eindringen von Antigenen in die Haut ist folgender Ablauf anzunehmen: Die organismusfremden Stoffe werden von den *Langerhanszellen* wahrgenommen. Gleichzeitig wird aber auch der zuständige *Lymphknoten* stimuliert, so daß die »Erkennung« eines Antigens sowohl in den Langerhanszellen als auch am zuständigen Lymphknoten stattfindet.

Für die daraus resultierende Reaktion ist eine gewisse Kontaktzeit notwendig. Wir wissen, daß sich die Lymphozyten in Memory- und Effektorzellen teilen. Die *Memoryzellen* enthalten die Information über das Antigen. Wird das gleiche Antigen neuerlich wirksam, teilen sich diese Zellen in eine neue Generation von sensibilisierenden Lymphozyten. Das ist der Grund, warum das Ausmaß der Kontaktüberempfindlichkeit in Abhängigkeit von der Kontakthäufigkeit zunimmt.

Die *Effektorzellen* stellen Mediatoren her. Diese können eine *entzündliche Hautreaktion* hervorrufen. Die Memoryzellen speichern also die Kenntnis über einen fremden, vom Organismus nicht akzeptierten Stoff und erhöhen durch laufende Teilung diese Sensibilisierungsfähigkeit. Die Effektorzellen haben nur eine Lebenszeit bis zu etwa 14 Tagen. Neben den Memory- und Effektorzellen spielen die *Supressorzellen* eine Rolle. Sie begrenzen die Intensität einer allergischen Reaktion.

Die Reaktionsfähigkeit von Stoffen ist sehr verschieden. Die meisten sind chemisch ziemlich stabil und reagieren nicht mit den Eiweißstoffen des menschlichen Organismus.

Wir wissen, daß auch durch Substanzen, die in Kosmetika verarbeitet werden, allergische Reaktionen zustande kommen können. Das Ausmaß wird verschieden beurteilt: Während europäische Wissenschaftler wie H. Ippen und G. Stüttgen von einer unbedeutenden Quote sprechen, die nicht größer als ein Prozent sei, meinen US-Wissenschaftler, daß die Reklamationsquote weit darüber liege.

Photoreaktionen

Die Unverträglichkeit von Kosmetika kann unter dem Einfluß von Sonnenstrahlen zu phototoxischen beziehungsweise photoallergischen Reaktionen führen.

Die für den kosmetischen Bereich interessanten phototoxischen Reaktionen benötigen viel Strahlungsenergie und sensibilisierbare Substanzen, die von außen oder innen in die Haut gelangen. Phototoxische Substanzen absorbieren nicht nur ultraviolette Strahlung. Sie können durch diese auch chemisch verändert werden.

Es wird angenommen, daß zwischen der Menge an Strahlungsenergie und der von ihr getroffenen Substanz eine entsprechende Beziehung besteht. Wenig Energie und viel Substanz können die gleiche Wirkung haben wie wenig Substanz und viel Strahlungsenergie.

Bei einem maximalen Aufeinandertreffen beider Ursachen wird die phototoxische Reaktion besonders intensiv sein.

Die wesentlichen Reaktionsbereiche liegen zwischen 320 und 430 nm (1 nm = 1 Nanometer = 10^{-9} Meter = 1 milliardstel Meter), also im UVA-Bereich. Mitunter ist auch der Bereich von 290–320 nm, also der UVB-Bereich, für phototoxische Reaktionen verantwortlich (siehe Kapitel »Hautschutz«).

Eine phototoxische Reaktion tritt in der Regel etwa *zwölf Stunden nach der ersten Sonnenexposition* auf. Mitunter kann das auch früher der Fall sein.

Die Symptome sind eine sehr starke Rötung, verbunden mit Blasenbildung und einer später eintretenden Pigmentierung.

Auch ein schwerer *Sonnenbrand* wird als phototoxische Reaktion angesehen.

Die *photoallergischen Reaktionen* benötigen ebenfalls Strahlungsenergie und eine darauf reagierende Fremdsubstanz.

Eine photoallergische Reaktion tritt auch bei geringer Strahlung und wenig aktivierbarer Substanz auf. Sie ist also nicht dosisabhängig. Der Mechanismus ist ähnlich wie bei der normalen Allergie, wobei die durch Strahlung veränderte Fremdsubstanz zum Antigen werden kann, das sich mit einem Eiweißstoff zu einem Allergen ausbildet.

Die Erscheinung einer photoallergischen Reaktion manifestiert sich meist ekzematös. Sie tritt *48 bis 72 Stunden ab Beginn der Son-*

nenexposition auf. Entsprechend dem Entstehungsmechanismus einer Allergie tritt sie *nie nach der ersten Exposition* auf, da ja diese erst zur Bildung von Antikörpern führt.

Photoallergische Reaktionen sind nicht auf die lichtexponierten Hautteile beschränkt. Sie treten im Sinne eines Streuphänomens auch an anderen, nicht bestrahlten Körperteilen auf.

Sowohl phototoxische als auch photoallergische Reaktionen, überhaupt ungewöhnliche Sensibilisierungsformen der Haut, spielen heute im Tourismus eine bedeutende Rolle.

Fremde Umwelteinflüsse, an die der Organismus nicht angepaßt ist (Sonnenstrahlung, Luftfeuchtigkeit, Wärme, Kälte, Wasser, aber auch Chemikalien oder Bestandteile von Pflanzen) können zu ungewöhnlichen und krankhaften Veränderungen führen.

Eine weitere Gefahr sind andere Essens- und Verhaltensgewohnheiten, ein veränderter Lebensrhythmus in einer neuen, ungewohnten Umgebung.

Eine Reihe von Substanzen, die oft auch phototoxisch und photoallergisch wirken, sind durchaus alltäglich. Die folgende vereinfachte Tabelle bietet eine kleine Auswahl:

PHOTOAKTIVE SUBSTANZEN	TOXISCH	ALLER-GISCH
Antidiabetika	+	+
Antimykotika (pilzhemmende Mittel)	+	+
Antiseptika	+	+
Blankophore (Weißmacher)	+	+
Chemotherapeutika	+	+
Cyclamate		+
Diuretika (harntreibende Mittel)		+
Furocumarine	+	
Laxantia (Abführmittel)	+	+

Eine vielfach unterschätzte Gefahr ist die vermehrte Wasserexposition. Wasser enthält ja in zunehmendem Maß eine Reihe aggressiver Chemikalien. Diese können in Verbindung mit Sonnenstrahlung auch phototoxische oder photoallergische Reaktionen auslösen. Deshalb ist das Auftragen von wasserbeständigen Sonnenschutzmitteln mit einem zuverlässigen Sonnenschutzfilter, der sowohl die UVA- als auch die UVB-Strahlung absorbiert, empfehlenswert.

Eine weitere Form der strahlungsbedingten Hautveränderung, deren Zustandekommen noch diskutiert wird, ist die *polymorphe Dermatitis*.

Wie der Name sagt, tritt sie in verschiedenartigster Form auf. Kleine Knötchen und Pusteln, aber auch Bläschen und Ekzeme sind die häufigsten Erscheinungsbilder. Die polymorphe Dermatitis ist nicht alters- oder typabhängig. Auch das Geschlecht spielt keine Rolle, wenngleich man meint, daß die Frauen davon besonders betroffen sind. Die polymorphe Dermatitis kann sowohl über die UVB- als auch UVA-Strahlung ausgelöst werden. Es ist denkbar, daß auch die sichtbare und vor allem Infrarotstrahlung eine Rolle spielen. Stark schützende Sonnenschutzmittel des Faktors 12 vermögen in etwa 60 Prozent der Fälle zu helfen. Mehr Effizienz hängt von der Güte der UVA-Filter ab, die das gesamte Spektrum absorbieren müssen.

Bei Frauen wird die polymorphe Dermatitis hauptsächlich am Dekolleté sichtbar. Das Dekolleté ist neben dem Gesicht ein viel exponierter Hautteil. Durch den steilen Strahlungswinkel und die auftretende Reflexion wird in diesem Bereich besonders viel Energie absorbiert. Der Hals und das Dekolleté sind neben dem Gesicht intensiv gepflegte Hautteile. Eine entsprechende Hautverdünnung mit reduziertem Eigenschutz ist wahrscheinlich.

Die Akne

G. Plewig und A. M. Kligman beschreiben die Akne als eine »polymorphe Erkrankung mit vielfältiger Ausdrucksform«. Akne beginne mit der Pubertät, erreiche ihren Höhepunkt in der Jugendzeit und verschwinde langsam mit dem frühen Erwachsenenalter. Die beiden Autoren halten folgende Voraussetzung für das Entstehen der Akne für wesentlich:

○ Talg ist »Öl für die Akneflamme«. Alles, was die Talgproduktion reduziert, mildert das Akneproblem.
○ Androgene (männliche) Hormone beeinflussen die Größe der Talgdrüsen und somit deren Talgproduktion. Während der Pu-

bertät führen mehr Androgene zu einer vermehrten Talgdrüsenaktivität und zur Bildung von Mitessern.

O Aknebakterien lassen die Akne entstehen. Sie vermehren sich im Follikelkanal. Ihre Stoffwechselprodukte begünstigen die Entstehung und entzündliche Umwandlung von Komedonen.

O Die genetische Disposition hat Einfluß auf Anzahl, Größe und Aktivität der Talgdrüsen.

O Auch die Form der Talgdrüsenfollikel beeinflußt das Ausmaß der Akne. Große Follikel sind aufnahmebereiter als kleine. Umwelteinflüsse werden daher stärker wirksam.

Unter den vielen Formen von Akne gibt es auch eine »Acne cosmetica«. Sie beginnt etwa mit dem zwanzigsten Lebensjahr. Die daraus resultierenden Hautveränderungen sind vor allem Komedonen an Kinn und Wangen. Diese Akne wird nach Ansicht der Autoren durch Gesichtscremes ausgelöst: Vor allem von sogenannten »Nacht- und Tagescremes« und »teuren, sehr exklusiven Kosmetika«. Etwa 25 Prozent aller Frauen haben eine leichte Akne.

Folgende Stoffe können die Aknebildung fördern:

O Natürliche Öle wie Olivenöl und Kakaobutter werden bei einer Verdünnung mit Mineralöl ab einem Mischungsverhältnis 1 : 3 komedogen, das heißt, sie verursachen die Entstehung von Mitessern.

O Mineralöle bewirken im Gegensatz zu Vaseline keine Aknebildung.

Es besteht sicher kein Zweifel, daß die Akne eine Krankheit ist, deren Behandlung in die Hand eines möglichst erfahrenen Arztes gehört.

Produkte gegen die Akne sind demnach Medikamente und keine Kosmetika.

Die Kosmetik kann aber einiges tun, um der Entstehung von Akne vorzubeugen. Vor allem eine sorgfältige, einfache Formulierung führt zu »neutralen« Produkten, die keine Belastung für die Follikel werden. Dazu gehören auch »hypoallergene« Produkte.

Konditionierung und »Placebo«

Daß die Allergien mit der Sensibilisierung der Immunabwehr des Körpers zusammenhängen, wurde schon dargestellt. Aber nicht nur die Zellen der Immunabwehr können »lernen«, auch das vegetative (»automatische«) Nervensystem ist dazu in der Lage. Schon der legendäre Russe Iwan Pawlow hat gezeigt, daß man Hunde so konditionieren kann, daß ihnen allein auf ein Glockenzeichen das Wasser im Maul zusammenläuft. Zuvor hatten sie die Glocke immer nur in Verbindung mit dem Futter gehört. Pawlows Landsmann Samuel Metalnikow bewies, daß auch die Immunantwort durch Konditionierung beeinflußbar ist: Meerschweinchen reagierten nach mehrwöchiger Konditionierung auf kleine Hautkratzer mit vermehrter Ausschüttung von Antikörpern, die an der Front der Körperabwehr für den Angriff auf Eindringlinge verantwortlich sind. Ähnliches demonstrierten auch die Amerikaner Robert Adler und Nick Cohen: Sie gaben einer Gruppe von Ratten ein Gemisch aus Süßstoff und dem Wirkstoff Cyclophosphamid, der die Leistungen des Immunsystems vermindert. In einer zweiten Versuchsphase bekamen die Tiere wieder den Süßstoff, aber ohne Cyclophosphamid. Ergebnis: Die Immunabwehr wurde wieder negativ beeinflußt. Der »Funkverkehr« zwischen Nervensystem und Immunsystem dürfte, wie der Immunologe Nick Hall von der George Washington University unlängst entdeckte, über ein Hormon ablaufen, das für die Bildung von T-Lymphozyten (Immunzellen) verantwortlich ist.

Tierexperimente und Laborversuche am Menschen haben immer wieder gezeigt, daß die Menge von Alpha-Globulinen, Blutzucker, freien Fettsäuren, Triglyceriden, Cholesterin, ß-Lipoproteinen und Phosphaten im Blut durch Konditionierung beeinflußt, ja sogar kontrolliert werden kann.

Der Wiener Psychologe Giselher Guttmann hat das auch für bestimmte Lernprozesse beim Menschen gezeigt. Eine Konditionierung durch kosmetische Produkte im negativen wie im positiven Sinne ist zwar nicht bewiesen, aber aufgrund der Erfahrung anzunehmen. Eine negative Konditionierung dürfte von der Wirkstoffkosmetik ausgehen. Eine positive wäre von der sanften Kosmetik zu erwarten. Beispiele für die negative Konditionierung gibt es in der Literatur genug.

Aron-Brunetière zum Beispiel schreibt in seinem Buch »Das Geschäft mit der Schönheit«: »Noch vor zwei Jahren glaubte ich, alles zu kennen, was Frauen sich einfallen lassen, um ihr Gesicht zu ruinieren. Ich habe zum Beispiel Gesichter gesehen, die nach dem Einreiben mit Bergamottöl schmutziggraue Flecken bekommen hatten. Diese Pigmentierung ist äußerst wirkungsvoll: Die Bergamotte ist, wie der Lavendel, »photoaktiv«, das heißt, sie sensibilisiert die Haut für ultraviolette Strahlen; dadurch kommt es zu einer rascheren Pigmentierung – also zu einer rascheren und intensiveren Bräunung. Unangenehm dabei ist, daß die Pigmentierung nicht gleichmäßig erfolgt. Es entstehen also mehr oder weniger dunkle Flecken. Und diese Flecken verschwinden auch nie mehr wieder! Im Winter, wenn der Teint heller ist, werden auch sie blasser, und man merkt sie kaum noch; aber die einmal überempfindlich gewordenen Pigmentzellen »erinnern« sich immer wieder an diese Sensibilisierung, und jedes Jahr erscheinen bei den ersten Sonnenstrahlen die gleichen Flecken an denselben Stellen in der gleichen Intensität. Ich habe eine gute Freundin, die seit 22 Jahren jeden Sommer dieses zweifelhafte Vergnügen genießt.«

Frauen mit einem gewissen »Pflegezwang« haben oft eine sehr empfindliche Haut. Bei ihnen liegt geradezu eine Konditionierung zur Unverträglichkeit vor. Das gilt vor allem für jene Frauen, die ihre Kosmetika – Wirkstoffkosmetika! – häufig wechseln. Auf der Suche nach einem immer neuen »Wunder«…

Auch ein »*Placebo*« funktioniert nur durch Konditionierung. In der Medizin ist ein »Placebo« ein Scheinmedikament, das nur unwirksame, indifferente Substanzen enthält. Zahlreiche Studien haben bewiesen, daß solche »Placebos« – vorausgesetzt, der Patient kennt die Mogelei nicht und glaubt, daß er einen Wirkstoff erhält – ebenso wirksam sein können wie Medikamente mit entsprechenden Wirksubstanzen.

Besonders trickreiche Manager in der Kosmetikindustrie versuchen nun den »Placebo-Effekt« sozusagen umzudrehen. Ein Beispiel: Wenn die Ernährung über die Haut schon nicht wissenschaftlich nachweisbar sei, dann könne ein Kosmetikum, das Ernährung verspreche, der Haut dennoch gute Dienste leisten, wenn der Konsument nur daran glaube. Diese Argumente sind aber nur ein Versuch, Wirkstoffkosmetika ohne Wirkung zu verkaufen, also letztlich Irreführung – noch dazu sündteure. Besonders gefährlich wird es aber, wenn aggressive Wirkstoffe, deren Nebenwirkungen nicht bekannt sind, das »Wunder« legalisieren sollen!

Die Orangenhaut

Die Orangenhaut, fälschlicherweise auch »Zellulitis« genannt, entsteht durch ein Mißverhältnis zwischen Bindegewebe und Fett in der Unterhaut. *Es handelt sich nicht um eine »Entzündung des Zellgewebes«, wie zum Beispiel im Fremdwörter-Duden nachzulesen ist.* Die lateinische Endsilbe -itis, die auf eine Entzündung hinweist, ist in diesem Falle irreführend. Manche helfen sich daher mit der Bezeichnung Cellulite. Treffender ist die Bezeichnung Orangenhaut. Denn beim Zusammenschieben der Haut entstehen Grübchen wie in der Schale einer Orange.

So oder anders – die Orangenhaut hat sich jedenfalls zum »Schrecken der Frauen« entwickelt. Angeblich leiden unter ihr schon 60 von 100 Frauen unter 25 Jahren. Denn obwohl auch Männer befallen werden können, sind fast ausschließlich Frauen betroffen. Ein »Erbe« aus der Urzeit ist daran schuld: Frauen können in ihrem Unterhautzellgewebe doppelt soviel Fett speichern wie Männer, und das Bindegewebe der Frau ist nachgiebiger als das des Mannes. Trotzdem tritt die Bindegewebsschwäche, die an der Bildung der Orangenhaut beteiligt ist, nicht bei allen Frauen auf. So ist es erklärlich, daß auch Frauen an Orangenhaut leiden, die nicht dick sind.

Außerdem sorgt noch das weibliche Geschlechtshormon Östrogen dafür, daß die Frau im Gewebe viel mehr Wasser speichern kann als der Mann.

Alle diese Faktoren, verbunden mit falscher Ernährung, ungenügender Durchblutung und mangelnder Sauerstoffversorgung des Gewebes führen letztlich zur Orangenhaut.

Die Orangenhaut ist keine Krankheit. Es bedarf daher auch keiner Spezialcremes und Pflanzenextrakte, keiner »Straffungsgels«...

Wirksame Gegenmaßnahmen sind:

Abnehmen, Massage oder Selbstmassage der betroffenen Partien, Bewegung machen: Laufen, Schwimmen, Wandern, Spezialgymnastik.

Die Kosmetikwerbung hat sich der »Cellulite« besonders angenommen. Zwei Beispiele aus den Jahren 1983 und 1984:

STRAFFUNGSGEL

»Wird in die betroffenen Hautpartien einmassiert und aktiviert dort durch eine Art ›innere Gymnastik‹ die unerwünschten Körperpolster. Der in diesem Produkt enthaltene Wirkstoffkomplex (Meersalze, Meerespflanzenauszüge) hat eine weit höhere Ionenkonzentration als das Körpergewebe. Dadurch beziehungsweise durch das Prinzip der Osmose kommt es zu einem Abbau von Wasser und in der Folge auch von Fett.«

BIKINIFIGUR? KAMPF DER ORANGENHAUT

»Die Pölsterchen an Oberschenkeln, Hüften und Bauch bereiten den meisten Frauen großen Kummer... Oft sind es nur typische Ablagerungen, welche die Figur entstellen. Dagegen hilft jetzt eine Behandlung mit der biologischen Schlankheits- und Massagecreme aus Efeu, Heublumen, Steinklee und Elastin. Täglich fünf bis zehn Minuten in die gefährdeten Stellen einmassieren, und der Erfolg stellt sich in kurzer Zeit ein... In Apotheken, Fachdrogerien und Reformhäusern.«

Die jahrelange Begeisterung der Werbung für die Behandlung der sogenannten »Zellulitis«, die die Verbraucher wegen völligen Versagens desillusioniert hat und die schon 1976 Gegenstand eines Tischgesprächs beim Therapiekongreß in Karlsruhe war, ist also noch immer nicht am Ende.

Die Behandlung der Orangenhaut mit Laserstrahlen wird im Kapitel »Verjüngung« erörtert.

Das Märchen von den Wunderwirkstoffen

Aggressive Kosmetik

Was Kritiker auf die Kosmetik-Industrie in der BRD – der zweitgrößten nach den USA – münzen, das gilt auch für alle anderen Industrienationen: Die Kosmetikindustrie greife »gerne mal« in den »Giftschrank«. Gefährliche Schwermetalle wie Cadmium, Quecksilber, Barium, Blei und Arsen seien dann in Lidschatten, Wimperntuschen und Lippenstiften nachzuweisen, andere giftige Substanzen in Deos, Deo-Seifen, Akne-Mitteln, Zahnpasten, Shampoos, Haarfärbemitteln und Hautcremes.

Die Körperpflegeindustrie schrecke weder vor »Tierquälerei im Dienst der Schönheit« noch vor Wunder verheißender Werbung, die mit einem Jahresetat von zirka 650 Millionen Mark betrieben werde, zurück.

Diese Kritik an der aggressiven Kosmetik sollte auch jene nachdenklich stimmen, die in bezug auf solche Vorwürfe allzu leicht das Wort Übertreibung oder Verunsicherung der Konsumenten auf den Lippen führen.

Ein solcher Standpunkt schadet der Kosmetik und damit den Menschen, die sie als Erholung und Schutz dringend brauchen. Daß es auch anders geht, zeigt die sanfte Kosmetik (siehe Kapitel »Schönheit muß nicht leiden«, Seite 260).

Stichwort »Night Repair«

Vom »Placebo« ist es nicht weit zu den »Wunderwirkstoffen« in Kosmetika. Ein wunderbares Mittel, um dem Konsumenten das Geld aus der Tasche zu ziehen – ohne Gegenleistung. Die Leistung vollbringt höchstens der Konsument selbst: indem er daran glaubt.

Die Formel der aggressiven Werbemanager lautet: Kosmetika produzieren – Wunder verkaufen. Je dreister die Wunder versprochen werden, desto saftiger die Preise. Denn einem billigen Produkt glaubt sowieso niemand das Wunder. Zu dieser Formel gehört ein Schönheits-Fetisch, an dem wir unsere eigene abgrundtiefe Unvollkommenheit ermessen können, ein unerreichbares Idol. So werden Ängste geweckt, um Produkte besser verkaufen zu können. Ein typisches Beispiel für die alten Tricks der »geheimen Verführer« waren die Deosprays. Als die Fernsehwerbung 1968 in den USA zu trommeln begann, daß der Körpergeruch eigentlich etwas sehr Unangenehmes sei, stieg der Verkauf innerhalb eines Jahres auf fast das Dreifache.

Vor nicht allzulanger Zeit war die Kosmetik noch eine Nebenbeschäftigung von »Badern« – Barbieren und Coiffeuren –, ja sogar von Hufschmieden. Die mythischen und mystischen Ursprünge der Kosmetik reichen viele Jahrtausende zurück. Die Kunst des Schminkens und der Hautbemalung beginnt mit den ersten Anzeichen der Zivilisation. Die Hethiter in Kleinasien benutzten schon vor 4000 Jahren Zinnober als Schminke. Die alten Ägypter schminkten die Augen mit Malachit. In der Antike spielten Geruchsstoffe sowohl beim Schminken als auch in der Religion eine große Rolle. Salben, Puder und Cremes wurden verwendet.

Durch die Kreuzzüge wurden an den europäischen Höfen Kosmetika in großer Zahl bekannt, in deren Herstellung die Araber Meister waren. Auch über Spanien kam vieles ins übrige Europa. Ein Teil des mystischen Ursprungs der Kosmetik blieb in der Alchemie erhalten. Neben der Herstellung von Gold aus unedlen Metallen wie Quecksilber war ja die »Destillation« eines Lebens- und Verjüngungselixiers das zentrale Ziel der Alchemie. Das Gold sollte unbegrenzten Reichtum und schrankenlose Macht, das Elixier ewige Jugend und Schönheit bringen. Diese Tradition scheint noch heute wirksam zu sein, nachdem die Kosmetik durch die Medizin und Chemie zu einer wissenschaftlichen Grundlage kam.

»Wunderwirkstoffe«, die ewige Jugend und Schönheit verheißen, sind ja auch das Um und Auf der »klassisch« agierenden Kosmetikindustrie. Daran sind wohl mehr die Kaufleute als die Techniker der Unternehmen beteiligt. Ein später Trick des Mercurius, des Gottes der Kaufleute und der Alchimisten, der als der große Täuscher und Verwandlungskünstler bekannt ist?

Andererseits ist an diesem »Wunderglauben« auch der Konsument kräftig beteiligt. Ein Kenner der Materie wie Klaus Wolff, Vorstand der I. Universitäts-Hautklinik in Wien, sieht in diesem Punkt sogar schwarz für alle aufklärerischen Bemühungen:

»Der Konsument will nicht das hören oder erfahren, was wahr und richtig ist, sondern eher das, was er hören will, was ihm in den Kram paßt und was seinen mystischen Vorstellungen entgegenkommt. Man darf nicht vergessen, daß es seit Jahrtausenden den unerfüllten Wunsch der Menschen nach dem Jungbrunnen gibt... Ich habe gesehen, wie selbst weibliche Fachleute, die von Biologie wirklich etwas verstehen, zu ›Night Repair‹ greifen, wenn sie ihre ›Schönheit‹ erhalten wollen, genauso wie ein Atheist in Zeiten der Not plötzlich zu beten anfängt. Je unsinniger die Behauptungen der Industrie, die derartiges vermarktet, sind, desto größer ist die Aussicht auf Erfolg. Dazu kommt, daß sich die Industrie jederzeit und überall immer wieder sogenannte Wissenschaftler kauft, die bei diesem Vorgehen entweder aus Skrupellosigkeit oder reiner Dummheit mitmachen... Jeder will nun einmal schöner, jünger oder anziehender erscheinen. Der Preis dafür ist irrelevant. Ein Großteil der Frauen ist heute eher bereit, einen großen Betrag für Kosmetika, die ihnen Verschönerung versprechen, auszugeben, als den gleichen Betrag für objektiv gesehen wesentlich wichtigere Dinge, wie Gesundheit oder andere notwendige Sachen des Lebens. Es gilt dies nicht nur für die weibliche, sondern auch die männliche Bevölkerung. Gäbe es heute ein wirklich wirksames Mittel zur Verhinderung der männlichen Glatzenbildung, würde die davon betroffene Bevölkerungsgruppe sich in die größten finanziellen Abenteuer einlassen, um diese Substanzen zu erhalten...«

Stichwort »Night Repair«. »Nachtpflege« ist nicht immer ein Vorteil für die Haut. Während der Nacht ist die Aktivität des Organismus weitgehend reduziert. Das sehr verlockende Angebot »Du schlaf in Ruhe, wir kümmern uns um Deine Haut...« stammt wohl aus dem Märchen von den Heinzelmännchen, das uns schon als Kinder konditioniert hat. Man tut aber besser daran, auch während der Nacht keine Wunder zu erwarten und die Haut in Ruhe zu lassen. Beruhigen heißt auch: Ruhe geben. Irreparable Verhaltensfehler können sowieso nicht durch »Zauberwirkstoffe« behoben werden.

Ganz anders sieht es die Werbung. Ein Beispiel aus einer Zeitungsanzeige, das noch dazu zu jener immer häufiger anzutreffenden, als Reportage verschleierten Sorte gehört:

FALTEN BEKOMMT JEDER, MANCHE ERST SPÄTER
»...Um den natürlichen Hauterneuerungsprozeß der Haut zu unterstützen – der hauptsächlich während der Nacht stattfindet – benützt man eine tiefenwirksame Nachtcreme.«

Um der Wirkstoffproblematik auf den Grund zu gehen und um den vielen verschiedenen Faktoren gerecht zu werden, die auf die Haut einwirken, hat sich schon vor vielen Jahren der sogenannte *Wiener Kreis* gebildet: eine lose Gruppierung von Wissenschaftlern aus einschlägigen Disziplinen wie Physiologie, Biochemie, Technologie, Sport, Wissenschaftstheorie, Psychologie, Dermatologie und Photobiologie. Die Wissenschaftler sind in ständigem Gedankenaustausch mit Kollegen in Europa und Übersee. Ergebnis der Studien:

Eine massive Wirkung an der Haut ist nicht erwünscht, weil sie als nichtkosmetischer Eingriff aufzufassen ist und nicht absehbare Nebenwirkungen die Folge sein können. Nur jene Wirkungen sind zulässig, die eine sanfte, keinesfalls irritierende Wirkung zur Folge haben.

Sanfte Wirkung setzt sich aus einer Reihe von Einzelkomponenten zusammen, wobei durchaus von einer Ähnlichkeit mit homöopathischen Aktivitäten gesprochen werden kann. Die Wirkung geht nicht nur vom Inhalt aus, sondern auch von der Verpackung, der Werbung, vom ganzen »Drum und Dran«.

Die Summe der Eindrücke muß auf sanfte Wirkung abgestimmt werden. Es darf nie vergessen werden, daß die Haut vor allem ein bedeutendes Sinnesorgan ist. Gemeinsame Untersuchungen des

Institutes für Angewandte Physiologie und des Institutes für Philosophie der Universität Wien, Abteilung für Wissenschaftstheorie und Wissenschaftsgeschichte, haben gezeigt, daß eine sanfte Wirkung gerade auch aus physiologischer Sicht notwendig ist:

»Unsere Untersuchungen haben ergeben, daß gerade Frauen, die wirkstoffreiche Kosmetika zuviel oder häufig wechselnd anwenden, eine besonders sensibilisierte Haut haben. Dies ist verständlich, wenn man bedenkt, daß ›schwere‹ Wirkstoffe aus tierischen Proteinen bestehen und aufwendig konserviert sind. Beides ist artfremd und wird spätestens mittelfristig zu Unverträglichkeit führen. Für die Praxis bedeutet das, daß Wirkstoffe, die unter den Schlagworten Collagen, Elastin usw. angeboten werden, nicht sinnvoll sind…

Wir haben festgestellt, daß natürliche Pflanzen- und Blütenauszüge in niedriger Konzentration auch von gestreßter menschlicher Haut gut vertragen werden…

In einem großangelegten Versuch über zwei Jahre wurde die Effektivität von Hautpflegemitteln überprüft und festgestellt, daß Applikationsmittel mit einer sanften Wirkung überraschend gut vertragen werden, obwohl es sich in allen Fällen um eine empfindliche bis extrem empfindliche Haut handelte. Die Unverträglichkeitsquote lag bei 0,015 Prozent. Auch diese konnte beseitigt werden, wenn das gleiche Produkt ohne Konservierungsmittel, teilweise ohne Parfum oder Propylenglycol, verwendet wurde.«

Es entbehrt nicht einer gewissen Ironie, daß heute auch Vertreter der »Bio«- oder »Natur«-Kosmetik auf Wirkstoffe wie Kollagen hereinfallen, offenbar in der Annahme, daß solche »tierischen Elixiere« auf jeden Fall naturnah und daher auch hautfreundlich sein müssen.

So schreibt zum Beispiel eine junge Autorin in einem Buch über Bio-Schönheitspflege recht unkritisch: »Ein Novum auf dem Gebiet der Schönheitspflege ist das Kollagen. Es wird aus dem Bindegewebe von jungen Schafen und Rindern gewonnen und als Zellregenerator für Verjüngungskuren eingesetzt. Ähnlich wirken Placentaextrakte auf die Haut.« Ob sie da so genau wußte, was sie sagt?

Kollagen und Elastin

Kollagen, ein in der Lederhaut in hohem Anteil vertretener Faser-Eiweißstoff, ist durch seine mit dem Lebensalter zunehmende Quervernetzung die Ursache für die schlaffe und faltige Altershaut. Vernetztes Kollagen wird immer weniger löslich und kann nicht mehr soviel Wasser binden wie junges Kollagen.

Findige Köpfe kamen daher auf den Gedanken, das alte Kollagen in der Haut durch junges Kollagen anzuregen...

Das Gesicht braucht es, meinen die Werbemanager, und das Kollagen kann es. Es gehört zum ständigen Repertoire der »geheimen Verführer«, zu suggerieren, Kollagen verjünge die Haut. Ein besonderes »Schmankerl« mußte natürlich eine Kombination der »potenten« Wunderdroge Ginseng mit Kollagen sein:

GINSENG UND COLLAGEN
»Die Verbindung dieser natürlichen Kräfte verhilft Ihrer Haut zu frischer, jugendlicher Glätte und neuer Elastizität.«

REGENERIERENDE NACHTPFLEGE
»Sorgt für die Verbesserung der Feuchtigkeitsspeicherung, der Straffheit und Elastizität des Hautgewebes.«

CREME COLLAGENE ET MAUVE
»Malven-Extrakte... in Verbindung mit löslichem, natürlichem Kollagen geben der Haut ihre Elastizität zurück. Sie glätten leichte Fältchen und zeigen eine straffende, regenerierende Wirkung.«

CREME EFFICACE
»Diese einzigartige Verbindung von Kamillenauszügen und Zell-Extrakten gibt der Haut sichtbar ihre natürliche Elastizität und Geschmeidigkeit zurück.«

COLLAGEN
»Länger jung und schön.«
»Schiebt den Alterungsprozeß der Haut hinaus.«
»Macht länger jung und schön.«
»Dringt bis zur Mitte der Haut ein. Die herkömmlichen Cremes beeinflussen im allgemeinen nur die Oberhaut.«

Aber auch Zeitungen und Zeitschriften predigen fleißig die »Schönheit aus Ampullen«. So konnte man zum Beispiel im Mai 1984 in »dr« lesen:

»WUNDER« IN DREI WOCHEN
»Heute gibt es Ampullenkuren aus den verschiedensten Extrakten (natürliche Fruchtextrakte, Elastin, Kollagen, Wirkstoffkombinationen pflanzlicher und chemischer Herkunft). Sie alle haben eine Tiefenwirkung mit Langzeiteffekt... Für regenerierende Ampullenkuren läßt man sich Zeit. Normalerweise um die 21 Tage... Intensive Wirkstoffgaben beschleunigen dabei die Zellerneuerung, verbessern die Sauerstoffaufnahme, machen die Haut geschmeidiger und mildern die Fältchen...«

Sancta Simplicitas!
Was hält die Wissenschaft vom Kollagen-»Wunder«? Zunächst muß dazu erklärt werden, daß es zwei verschiedene Arten von Kollagen gibt: *Kollagen-Hydrolysat*, das vorwiegend aus tierischen Knochen und Hufen hergestellt wird (ähnlich wie Gelatine) und nur unzureichend Wasser aufnehmen kann, und sogenanntes *natives lösliches Kollagen*, das durch unmittelbare Extraktion aus dem Bindegewebe junger Tiere gewonnen wird und ein gutes Wasseraufnahmevermögen hat.
Eine österreichische Firma, die nach ihren eigenen Worten »eine Reihe namhafter österreichischer Erzeugerfirmen« mit vom deutschen Patentinhaber erzeugtem löslichen Kollagen beliefert, gab folgenden interessanten Hinweis: »Zu Ihrer Information möchten wir Sie in Kenntnis setzen, daß von einigen anderen Firmen minderwertige Qualitäten unter der Bezeichnung ›Kollagen‹ angepriesen und verkauft werden.«

Einige wissenschaftliche Forschungsarbeiten haben sich ausschließlich mit nativem löslichem Kollagen in Cremes beschäftigt. Schon M. Nagelschmidt und H. Struck von der II. Chirurgie (Biochemische Abteilung) der Universität Köln kamen Anfang der siebziger Jahre zu Erkenntnissen, die bis heute gültig blieben. Kern ihrer Aussage: Von markiertem Kollagen herrührende Aktivität sei in der Oberhaut höchstens spurenhaft, in tieferen Hautschichten »gar nicht« zu entdecken gewesen. Die Hornschicht stelle »ein praktisch nicht zu überwindendes Hindernis« dar. Tierversuche hätten zwar gezeigt, daß die lokale Applikation von nativem Kollagen die Wundheilung beschleunigt. Auch bei menschlichen Hautwunden habe man günstige Effekte beobachtet. Auf unverletzter Haut aber erziele Kollagen »keine biologische Wirkung«. Die beiden Autoren warnten im übrigen vor denaturiertem Kollagen. Schon bei 20 Grad Celsius beginne der Zersetzungsprozeß. Auf den fünf untersuchten Salben sei nur in einem Fall die Empfehlung angegeben gewesen, das Produkt kühl zu lagern. Der Kollagengehalt habe zwischen 0,01 und 0,02 Prozent geschwankt.

Der Dortmunder Dermatologe Hagen Tronnier behandelte Mitte der siebziger Jahre 117 Patienten mit nativem löslichem Kollagen (0,06 Prozent auf Salbengrundlage). Auch Tronnier kam zu dem Ergebnis, daß die Anwendung der Kollagensalbe bei Narben und Keloiden – das sind Wulstnarben, die nach Verbrennungen, Verätzungen oder chirurgischen Eingriffen auftreten können – zu guten therapeutischen Erfolgen führte. Die kosmetische Wirkung war allerdings nicht Gegenstand seiner Untersuchungen.

Untersuchungen an der Medizinischen Akademie Sofia ergaben etwa zur gleichen Zeit, daß Kollagencremes auf unverletzter menschlicher Haut die Elastizität von trockener Haut erhöhen. Die Elastizität von fetter Haut neigte allerdings zur Verschlechterung.

Das Forschungsteam in Sofia stellte außerdem aufgrund von Untersuchungen an Meerschweinchenhaut fest, daß das Kollagen die Haut durchdringt und wahrscheinlich die Fibroblastenfunktion unterdrückt. Nach vierwöchiger Anwendung einer Kollagensalbe habe sich bei 6 von 42 Frauen eine Unverträglichkeit der Haut mit dem Bild einer »Dermatitis eczematosa«, eine ekzematöse Hautveränderung, gezeigt.

Wir haben es schon erwähnt: Fremde Eiweißstoffe – und diese Kollagene sind fremde Eiweißstoffe –, die in die Haut gezwungen werden, rufen das Immunsystem auf den Plan. Obwohl die wissenschaftlichen Untersuchungen mit Ausnahme der Anwendung an verletzter oder narbiger Haut nicht ermutigend waren, beriefen und berufen sich die Hersteller von Kosmetika mit Kollagengehalt auf die Wissenschaft. Sie picken sich, wie der Hamburger Dermatologe B. Hopf einmal gesagt hat, »aus der Wissenschaft manches Körnchen, um es zu einer orchideenhaften Blüte wachsen zu lassen, die in diesem Körnchen gar nicht begründet ist.«

Hopf kam bei einer Forum-Diskussion namhafter Wissenschaftler in Karlsruhe 1975 zu dem Ergebnis:

»Es fehlt die vom Gesetz geforderte zulängliche Beweisführung, daß Kollagensalben, von außen aufgetragen, in das Bindegewebe der Haut eindringen und dort auf die Kollagenfasern in einer verjüngenden oder alterungsverhindernden Weise einwirken. Es besteht Übereinstimmung, daß das nicht bewiesen ist. Es scheint aber auch Übereinstimmung darüber zu bestehen, daß die Kollagencremes eine ähnliche Wirkung wie die Feuchtigkeitscremes haben.«

Zuvor hatte Kurt Salfeld, Chef der Hautklinik Minden, über Versuche mit neun auf dem Markt befindlichen sogenannten Regenerations- oder Verjüngungssalben mit und ohne Kollagen berichtet. Sein Resümee: »Wir fanden bei keiner dieser Salben auch nur annähernd eine Veränderung der Faltentiefe.«

Bei Kollagen ist es so ähnlich wie bei den Vitaminen: Auf kranker Haut zeigen sie Wirkung. Auf gesunder können sie die Barriere der Hornschicht nicht überwinden. Hinzu kommt noch das Risiko einer Vergiftung durch fremdes Protein.

Kollagen ist natürlich nicht das einzige »Wundermittel«, das gegen Falten und Hautalterung angeboten wird. In einer großen österreichischen Tageszeitung erschien kürzlich folgender, nicht als Werbung gekennzeichneter Hinweis: »›Serum‹ gegen Falten... Diese Superkur... regeneriert das Gewebe durch Zufuhr von C_4HP (begünstigt unter anderem die Erneuerung der Kollagen-Fasern, welche für die Weichheit und Elastizität des Gewebes verantwortlich sind)... Sie ernährt das Gewebe durch Fruchtwasserflüssigkeit... Sie regt die Zellaktivität mit Hilfe von Gewebeextrakten an...«

Auch mit einem »Zauberstoff« namens *Elastin* wird emsig Werbung betrieben, etwa im Fernsehen. Elastin ist ebenso wie Kollagen ein Eiweißstoff des elastischen Bindegewebes in der Haut. *Untersuchungen an der Dermatologischen Klinik in Szczecin* (Polen) ergaben – ähnlich wie bei Kollagen – bei der Behandlung von Wunden und Keloiden positive Wirkungen. Bei der langandauernden Anwendung von Elastin-Creme auf gesunder Haut beobachtete man eine »Neubildung elastischer Faserelemente in der

Haut«, eine »Förderung der Wasserbindung in der Hornschicht« und »schützende Wirkung auf die Körperzellen«. Es könne, so die Polen, ein »positiver kosmetischer Effekt im Gesichtsbereich« beobachtet werden.

An der Arbeit gibt es allerdings einen Schönheitsfehler: Ihre »weiche Diktion« entspreche der Vielzahl der Irrtümer und Halbheiten, erklärte A. Luger, Vorstand der dermatologischen Abteilung des Krankenhauses Wien-Lainz.

Und der schon öfter zitierte Klaus Wolff notierte zur Polen-Studie: »Ein unglaublicher Unsinn. Die Art und Weise, wie die Arbeit durchgeführt wurde, ist indiskutabel. Im Prinzip kann ich nur das sagen, was ich bereits bezüglich Kollagen einmal geäußert habe: Wenn ich will, daß eine Kuh mehr Milch gibt, schmiere ich ihr auch nicht das Euter mit Butter ein.«

Auch beim Elastin bleibt also nur der gleiche Schluß wie bei Kollagen: In der Kosmetik haben solche »Wunderwirkstoffe« nichts zu suchen.

Implantiertes Kollagen: Das neue Wunderelixier?

Der neueste Schrei auf dem Wunderwirkstoffmarkt heißt »xenogenes, steriles, hochgereinigtes Rinderhautkollagen« und wird als »Implantat« unter die Haut gespritzt. Genauer: in die Dermis, also intrakutan.

Das Präparat wurde nach einer umfangreichen klinischen Testserie von der FDA in den Vereinigten Staaten freigegeben. Die Schweiz folgte 1982, dann die BRD. In Österreich wurde es schon vor Abschluß des Registrierungsverfahrens verwendet. Die Frauen rennen den Ärzten die Türen ein. Versprochen wird ja nicht allzu wenig: die Beseitigung von Altersfalten aller Art, besonders im Bereich der Glabella, also der unbehaarten Stelle zwischen den Augenbrauen, und der Nasenlippenfurche (Nasolabialfalte).

Studiert man allerdings die Literatur über Kollagenimplantate genauer, muß man die hochgesteckten Erwartungen doch etwas dämpfen. Die sind allerdings auch durch die Medien erst richtig hochgejubelt worden. Typischer Text aus einer großen österreichischen Tageszeitung: »In USA sollen Schönheitschirurgen bei mehr als 10 000 Amerikanerinnen die Falten geglättet haben. Eine dünne, aufquellende Eiweißschicht (15 Prozent Kollagen, 85 Prozent Wasser) wird unter die Gesichtsfalten gespritzt. Das Wasser wird abgebaut und das Kollagen innerhalb von zehn Tagen durch eigene Zellen ersetzt. Zwei bis sechs Spritzen sollen genügen, um Krähenfüße, Lach- und Stirnfalten wegzuzaubern.« Da ist er wieder, der Zauberglaube. Und wie sieht es mit den Tatsachen aus?

Nach den Angaben des Herstellers besteht das Implantatmaterial aus hochgereinigtem Rinderhautkollagen in einer Dispersion von phosphatgepufferter physiologischer Kochsalzlösung, die 0,3 Prozent Lidocain enthält.

Lidocain ist ein Lokalanästhetikum.

Das Gemisch wird mittels einer feinkalibrigen Kanüle implantiert. Durch lokale Resorption der Trägerlösung verbleiben schließlich 25 bis 30 Prozent des implantierten Volumens. Das Kollagenimplantat wird gegen Aknenarben, Altersfalten und »andere Weichteildefekte« (vor allem nach chirurgischen Eingriffen) eingesetzt.

Dringend wird eine Testimplantation am Unterarm empfohlen, weil das Material Allergien hervorrufen kann. Samuel J. Stegmann und Theodore A. Tromovitch, Medizinische Fakultät der Universität von Kalifornien, berichten über zwei Fälle mit schweren Nebenwirkungen bei Patienten, die nach der Testinjektion allergische Reaktionen aufwiesen, diese jedoch den behandelnden Ärzten nicht meldeten. Patienten mit positiver Testreaktion dürfen natürlich nicht behandelt werden. Der Beobachtungszeitraum nach der Testimplantation soll vier Wochen umfassen. Beim Studium von Testreaktionen bei 9427 Patienten in den Vereinigten Staaten wurden folgende Reaktionen beschrieben: Erythem, Verhärtung, Schwellung, Juckreiz, Empfindlichkeit, Gelenks- und Muskelschmerzen, Hautausschläge, Fieber, Unwohlsein – bei insgesamt drei Prozent der Getesteten. Der Prozentsatz der Therapiereaktionen bei 5109 Patienten lag bei 1,5 mit ähnlichen Symptomen. In 22 Fällen kam es zu einer »vorübergehenden bläulichen Verfärbung« der Implantationsstellen. An »unerwünschten Nebenwirkungen« wurden zusätzlich Urtikaria und Herpesausbrüche an den Implantationsstellen beobachtet. Insgesamt bei 1,3 Prozent der Patienten.

Es wird angegeben, daß das Mittel unter anderem bei Menschen mit Lidocain-Überempfindlichkeit und chronischer Polyarthritis nicht angezeigt ist. Außerdem ist die Sicherheit während der Schwangerschaft nicht erwiesen. Es muß daher vor der Behandlung ein Schwangerschaftstest durchgeführt werden. Noch gravierender: Da sich die klinische Erfahrung mit dem Wirkstoff auf fünf Jahre beschränkt, ist die Sicherheit des Präparats über diesen Zeitraum hinaus nicht erwiesen. Dazu kommen aber noch ein paar andere Einschränkungen:

○ Klinische Daten während dieser fünf Jahre zeigen, daß nur bei 30 Prozent der Patienten die vollständige Korrektur erhalten blieb. Bei den anderen mußte »nachkorrigiert« werden.

○ Gerade dort, wo das Präparat angeblich gut anspricht, bei mimischen Falten, »muß bei weiterer Belastung nach einiger Zeit mit einem Wiederauftreten gerechnet werden«.

○ Auch »bei einem andauernden Vorgang wie altersbedingten Hautveränderungen ist mit einem allmählichen Auftreten neuer Falten zu rechnen«.

○ Bei »stark erschlaffter und überschüssiger Haut« sind die Behandlungsmöglichkeiten »beschränkt«.

○ »Feine epidermale Fältchen und Runzeln in der schlaffen Haut sind schwieriger zu korrigieren. Dies gilt auch für horizontale Stirnfalten und für Runzeln am Hals.«

A. A. Blank und F. Eichmann von der Dermatologischen Klinik der Universität Zürich berichten in einer 1983 vorgelegten Studie über Kollagenimplantate zur Korrektur von Gesichtsfalten bei drei Frauen nur über den momentanen Erfolg, der allerdings auch recht unterschiedlich war:

Bei einer 36jährigen betrug die »erreichte Besserung« 100 Prozent, bei einer 37jährigen 90 Prozent und bei einer 38jährigen 30 Prozent.

Mehr Fragen als Antworten. Warum diese starken Schwankungen? Warum nur Frauen in dieser Altersgruppe? Warum keine längere Beobachtungszeit? Warum bei diesen mageren Erfahrungen die Schlußfolgerung, daß die »neue Alternative« bei sachgemäßer Anwendung »zu kosmetisch guten Resultaten« führt?

Der ganze Spaß ist schließlich für den Patienten auch nicht ganz billig. In der BRD soll eine Behandlung zwischen 440 und 1100 Mark kosten. Beim plastischen Chirurgen kostet in Österreich eine Spritze plus Behandlung 4000 bis 5000 Schilling (1984). Das Geschäft mit der Schönheit verspricht wieder einmal kräftig zu blühen. Dementsprechend wird geworben. Zum Beispiel von einer »Gesellschaft für kosmetische Chirurgie« in München, Frankfurt und Köln:

»Neu aus den USA: Collagen-Unterspritzung! Die Antwort der medizinischen Forschung auf Gesichtsfalten, Akne, Unfallnarben. Endlich das Präparat für biologischen Gewebeaufbau der Haut... Die meisten Kollagen-Behandlungen in Europa...«

Neuerdings will man mit doppelter Konzentration noch mehr Wirkung erzielen. Aber mehr Wirkung erzeugt auch mehr Nebenwirkung.

»Wunderwirkstoffe« in Sonnenschutzmitteln

Sonnenbestrahlung vermittelt dem Menschen Lustgefühle. Pessimisten unter Hautärzten meinen, daß man ihm mit einem Produkt nur versprechen müsse, »gesund braun« oder »schneller braun« zu werden oder »länger in der Sonne bleiben« zu können als mit einem anderen Produkt, dann werfe er alle wissenschaftlichen Erkenntnisse, die das widerlegen, über Bord und glaube jeden Werbegag. Die folgenden Geschichten klingen wie eine Bestätigung dieser Ansicht. In Wahrheit sind sie Beispiele für aggressive Produkte mit einer ebensolchen Werbung, die den meist nicht wie Hautärzte informierten Normalbürger in die »Wirkstoff«-Falle locken. Ist wieder einmal das Opfer schuld?

Biomelanogen und Sunflavin

Vor einigen Jahren kamen die Manager des Kosmetikunternehmens Juvena mit einem neuen Produkt auf den Markt: mit einem neuen »Bräunungssystem«, um rascher, intensiver und anhaltender braun zu werden. Und die Werbetrommel zu diesem »intensiven Sonnenschutzmittel« (Intensive Sun Care) klang so:

»Das Besondere an diesen hochmodernen Präparaten ist, daß sie nicht nur vor schädlichen Strahlen schützen, sondern auch Wirkstoffe enthalten, die in ähnlicher Form auch in der Haut vorkommen: Biomelanogen, das an der Sonne eine zusätzliche Bräune bildet, und Sunflavin, das diesen Vorgang aktiviert und beschleunigt« (1983).

Ein Gutachten von Klaus Wolff aus dem Jahre 1981 – er war damals Vorstand der Universitäts-Hautklinik in Innsbruck – über diese Substanzen ist ein denkwürdiges Dokument für den Irrweg der Wirkstoffkosmetik. Das Gutachten wurde, man möchte beinahe sagen natürlich, von den Anwälten des Herstellers gegenüber der Öffentlichkeit abgeschirmt und geheimgehalten. Im Interesse des Konsumentenschutzes soll der Schleier ein wenig gelüftet werden.

Springender Punkt des Gutachtens: Nach Angaben der Hersteller entspricht »Biomelanogen« dem Wirkstoff Tyrosin und »Sunflavin« dem Wirkstoff Proflavin. Die Aminosäure Tyrosin ist der Ausgangspunkt bei der Erzeugung des schwarzbraunen Farbstoffes Melanin, der die Haut vor schädlichem ultraviolettem Licht schützen soll. Zur Melaninbildung ist das Starter-Enzym Tyrosinase notwendig, das durch einen noch nicht genau geklärten Mechanismus in den Pigmentzellen (Melanozyten) durch UV-Licht aktiviert wird. Proflavin ist ein Abkömmling des Farbstoffes Acridin, ein orangerotes, wasserlösliches Pulver, eine Substanz, die auch Bakterien tötet. Acridin und Proflavin sind Photosensibilisatoren. Im lebenden Organismus haben sie unter Einwirkung von UV-Licht eine phototoxische (giftige) Wirkung, das heißt, sie führen zu Zellschäden und Zellzerstörung. Acridine sind im Zusammenwirken mit ultraviolettem Licht mutagen – die Erbsubstanz verändernd – und wahrscheinlich cancerogen – also krebserregend.

Nach Angaben des Herstellers kommt es durch »Biomelanogen« und »Sunflavin« *ohne* Beteiligung der Melanozyten zur beschleunigten und intensiveren Melaninbildung. Dabei stützt sich das Unternehmen auf die eidesstattliche Aussage eines »Experten«: Die UV-Bestrahlung von Tyrosin in wäßrigem, alkalischem Milieu unter Sauerstoffatmosphäre führe im Reagenzglas zu braunen Farbverbindungen. Nach dem Auftragen von Tyrosin (»Biomelanogen«) auf die Haut entstehe unter UV-Bestrahlung ebenfalls Braunfärbung. Aus dem Tyrosin entwickle sich durch »direkte Pigmentierung« Melanin. Dazu Klaus Wolff:

»Im Hautgewebe bestehen ganz andere Bedingungen als im Reagenzglas… Aus Tyrosin entsteht in der Haut ohne Tyrosinase kein Melanin, es kann auch gar nicht entstehen. Tyrosin in der Haut führt auch zu keiner Bräunung, die auf Melanin beruht…«

Auch bei der Wirkung von »Sunflavin« verließen sich die Hersteller ganz auf ihren Kronzeugen, der wiederum mit der Retorte argumentierte: »Wird Proflavin einer Tyrosinlösung zugegeben und nachträglicher Bestrahlung ausgesetzt, absorbiert sie Lichtstrahlen und beschleunigt die Photooxidation, das heißt, die sonst langsam verlaufende Tyrosinoxidation, in anderen Worten die Bräunung, wird beschleunigt und damit intensiviert.«

Klaus Wolff hält diese Wirkung schon logischerweise nicht für möglich: Wenn die behauptete Melaninbildung aus Tyrosin nicht stattfinde, dann könne sie auch nicht beschleunigt und intensiviert werden. Proflavin sei vielmehr, egal ob Tyrosin vorhanden ist oder nicht, phototoxisch, also gewebsschädigend. Eine phototoxische Reaktion habe aber mit natürlicher Pigmentierung nichts zu tun. Die »spektakuläre Übertragung« von Laborexperimenten auf ein System, das so komplex ist wie lebendes Gewebe, öffne »wissenschaftlich bemäntelter Scharlatanerie Tür und Tor«. So Klaus Wolff. Das sei pseudowissenschaftlicher Unsinn, dessen Fragwürdigkeit um so schwerer wiege, als damit bei einem heute immer kritischeren und naturbewußten Publikum die falsche Vorstellung eines natürlichen biologischen Vorganges erreicht werden soll.

Aus der Darstellung von Klaus Wolff läßt sich erkennen, daß der vom Hersteller versprochene Schutz und die zusätzliche und schnellere Bräunung fraglich sind. Der Dermatologe abschließend über »Sunflavin«:

»Als Arzt und Wissenschaftler finde ich es äußerst bedenklich und verantwortungslos, einen Photosensibilisator, der unter Lichteinwirkung phototoxische Gewebsschäden hervorrufen und mit dem Genmaterial von Hautzellen reagieren kann, von dem Mutagenität bekannt ist, und der daher zumindest als potentielles Photocarcinogen gelten kann, in ein Lichtschutzmittel zu inkorporieren, das dem Publikum unter häufiger Verwendung des Werbewortes ›natürlich‹ als besonders unschädlich angeboten wird.«

Dabei werden die Biomelanogen- und Sunflavinpräparate für »empfindliche Haut« angeboten…

Die Bergasol-Story

Die Juvena-Leute waren nicht die ersten Hersteller, denen das Bräunen mit einem normalen Sonnenschutzmittel zu langsam ging. Schon Anfang der siebziger Jahre hatten die Manager der französischen Firma Goupil in Frankreich, Holland und Belgien ein Präparat namens »Bergasol« eingeführt, das wahre Wunder versprach: schnellere Bräunung als mit jedem anderen Produkt auf dem Markt und natürliche Bräunung obendrein. Das Geheimnis war natürlich wieder ein »Wunderwirkstoff«: kaltgepreßtes ätherisches Öl der Bergamott-Frucht.

Im Herbst 1973 stiegen – nach einigen gescheiterten Versuchen, auf dem Sonnenschutzmittelsektor Fuß zu fassen – die Chefs der Münchner Firma Buer, eines Tochterunternehmens des amerikanischen Pfizer-Konzerns, auf »Bergasol« ein. Im Frühjahr 1975 in der BRD eingeführt, eroberte das Produkt auf Anhieb den dritten Platz im Fachhandel. Die Bergasol-Erfolgsstory hatte aber einen Schönheitsfehler: Bergamottöl enthält *Psoralene*. Und Psoralene sind phototoxisch. Das heißt, im Zusammenwirken mit UV-Licht sind sie für den menschlichen Organismus giftig, zellschädigend und zellzerstörend.

Psoralene gehen durch die Hornschicht der Haut und sind daher Wirkstoffe, die in der Kosmetik nach geltendem Gesetz nichts zu suchen haben. Sie gehören ausschließlich in die Hand des Arztes. Tatsächlich werden sie ja auch in der Medizin angewendet: zum Beispiel zur Behandlung der Schuppenflechte. Allerdings auch hier mit einem problematischen Nutzen-Risiko-Verhältnis. In einer Reihe von wissenschaftlichen Arbeiten aus dem Jahr 1981 wird unter anderem von Natarajan sowie I. A. Magnus und A. Young berichtet, daß Psoralene Chromosomenveränderungen verursachen und an Tieren Tumore erzeugen. Auch Zelltod wurde beobachtet.

Forscher an der University of Pennsylvania (J. W. Petrozzi u. a.) kamen schon 1979 zur Ansicht, daß Psoralene in Verbindung mit Sonnenlicht Krebs verursachen.

Andere Wissenschaftler – wie Sigafoes und Gschnait – konnten keine Wirkung im Hinblick auf eine forcierte Bräunung finden und teilweise eine entsprechende Verstärkung erst neun Tage nach der Sonnenexposition feststellen. Von einer Reihe von Wissenschaftlern wurde in diesem Zusammenhang der Verdacht ausgesprochen, daß die vermeintlich psoralenbedingte verstärkte Pigmentierung eher eine Folge geringeren Schutzes ist.

Wie brisant die Wirkung von Psoralenen ist, zeigte auch die Diskussion um die Grenzwerte: Ursprünglich hatte die Kosmetik-Industrie der Phototoxizität von Psoralenen seit langem dadurch Rechnung getragen, daß aus dem in der Herstellung vielfach verwendeten Bergamottöl das Bergapten durch physikalische Destillationsverfahren weitgehend ausgeschaltet wurde. In internationalen Richtlinien der Industrie tauchte dann ein Grenzwert von 35 Milligramm pro Kilogramm auf.

Am 13. Juli 1976 legte die *Kosmetika-Kommission* beim Bundesgesundheitsamt einen Grenzwert fest, der fast einem Totalverbot gleichkam:

»Phototoxische Furocumarine sind in Kosmetika verboten. Ausgenommen ist der phototoxische Furocumarin-Gehalt natürlicher ätherischer Öle, der jedoch in Lichtschutz- und/oder Hautbräunungsmitteln sowie in verwandten Kosmetika, die zur Anwendung in der Sonne bestimmt sind, eine Konzentration von 5 ppm nicht überschreiten darf.«

Seit 1976 enthielt »Bergasol« tatsächlich nur noch Psoralen in einer Konzentration von weniger als 5 ppm. In der BRD!

Ein Gutachten der Technischen Universität Wien (Josef Washüttl) vom 25. August 1977 ergab nämlich, daß in einem Sortiment von verschiedenen Bergasol-Produkten einer Bräunungsserie aus Frankreich Werte von 43,6 beziehungsweise 46,6 ppm gemessen wurden. Warum die Bergasol-Hersteller auch in Kenntnis der Gefahr für die Konsumenten weiterhin an so hohen Psoralenwerten hingen? Als Grenzwert für die Wirksamkeit in Richtung schnellere Bräunung werden 30 ppm angesehen. Eine Menge, die allerdings schon wieder gesundheitsschädlich ist.

Und in Österreich? Eine Produktanalyse aus dem Jahr 1977 ergab einen Bergapten-Gehalt von zirka 20 ppm. Und dementsprechend aggressiv war auch die Werbung.

Eine Public-Relations-Einschaltung in einer österreichischen Tageszeitung vom 17. August 1976 enthielt folgende Passage:

»Hübsche Mädchen – natürlich bergasolbraun – werden die Vorzüge dieser Präparate demonstrieren. Bergasol ist das schnelle

Braun, der sichere Schutz, die ideale Pflege, denn Bergasol ist das Ergebnis intensiver Forschung und gründlicher Testreihen.«

Eine große Inseratenkampagne im Juni 1977 wurde noch massiver:

»Mit der voranschreitenden Zivilisation haben die Menschen ihre Pigmentierung verloren und manchmal sogar die Fähigkeit, braun zu werden... Die Bergasol-Produkte enthalten die feinduftenden Essenzen der Bergamotte, einer Zitrusfrucht, verwandt mit der Orange und der Zitrone, die im sonnigen Süden Italiens wächst. Die Blonden, Dunkel- und Rothaarigen werden alle herrlich braun, obwohl ihre Haut in der Sonne verschieden reagiert... Für jede Haut, für jede Sonne: Bergasol.«

Und eine Werbeeinschaltung aus dem Jahre 1979 posaunte noch immer »Bergasol – das schnelle Naturbraun«.

In Österreich hat man eben aus den Richtlinien in der BRD keine Konsequenzen gezogen. Wieder einmal war dieses Land Absatz-Provinz für jene Produkte, die anderswo schon längst verboten sind oder harten Einschränkungen unterliegen. Die Folgen für den Konsumenten sind bestürzend. Zwei Texte aus Briefen von »Bergasol«-Geschädigten, die anläßlich einer Sendung im Österreichischen Rundfunk geschrieben wurden:

Text 1 stammt von einem Oberösterreicher: »Ich war im Mai in Jugoslawien und habe mich zum ersten Mal mit diesem Sonnenschutzmittel gegen die Sonne schützen wollen. Die Folge davon war nach einigen Tagen, daß ich beim Sonnen, sobald die Haut warm wurde, einen unerträglichen Juckreiz verspürte, der jedoch beim Aufenthalt im Schatten wieder nachließ. Sobald ich wieder an die Sonne ging, begann der Juckreiz von neuem, sobald die Haut warm wurde. Bei anderen Sonnenschutzmitteln, die ich ebenfalls verwendete... traten diese Erscheinungen nicht auf.«

Text 2 stammt von einer Oberösterreicherin: »In unserer Drogerie wurde Bergasol als Wundercreme angeboten. Ich habe mir nun das erste Mal diesen Luxus geleistet, für meine Haut einmal etwas ›Besonderes‹ mit sehr hohem Sonnenschutzfaktor zu kaufen. Was mir allerdings aufgefallen ist, daß ich nach dem Sonnenbad mit Bergasol-Creme erstmalig braune Sonnenflecken an beiden Wangen bekam, dabei genieße ich die Sonne immer sehr vorsichtig und nie ohne Schutz. Meine Haut sah an diesen Stellen richtig verbrannt und welk aus. Ich war natürlich sehr bestürzt, da ich mir den Grund für diese Hautschäden nicht erklären konnte und diese Flecken eigentlich recht störend wirken, da sie fast wie Brandflekken aussehen. Sie sind zwar schwächer geworden, aber man sieht sie immer noch...«

Verjüngung – oder Das Geschäft mit dem Traum von der ewigen Jugend

»Es ist besser, gar keine Schönheitspflege zu betreiben, als dabei entscheidende Fehler zu begehen...«

ARON-BRUNETIÈRE

Chemische Chirurgie oder Chemo-Peeling

»Ein Gesicht wird jünger«. Unter diesem Titel brachte der »Stern« im Juli 1982 die »Story« der 72jährigen Ilona Schönbach aus München. Sie habe es satt gehabt, so Stern-Redakteurin Dagmar Granzow, die Spuren ihres langen Lebens im Spiegel zu sehen. Und auf ging's zu Alexander le Bon in den USA, einem gebürtigen Düsseldorfer, der vor 17 Jahren in die Vereinigten Staaten ausgezogen war, um als »Make-up-Artist« berühmt zu werden.

Der »Meister« – so der Stern – ging folgendermaßen ans Werk: »Erst nahm er ein paar Zahnstocher und umwickelte sie mit einem Wattebausch, tupfte ein bißchen Phenolessenz aufs Wattestäbchen und grub sich damit – Tupferchen um Tupferchen – vorwärts durch die Falten... Nach nahezu drei Stunden war er an der Stirn angelangt. Die Haut hatte die Säure aufgesaugt, Frau Schönbachs Gesicht trug einen bläulichen Schimmer. Noch war die Haut nicht gerötet und geschwollen. ›Der Kampf zwischen Natur und Che-

97

mikalien‹, so le Bon, ›geht erst los, wenn das Gesicht unter der Pflastermaske luftdicht verpackt ist‹. Ilona Schönbach konnte kaum sprechen, denn die Pflasteröffnung um den Mund war viel zu schmal und die Lippen viel zu geschwollen. Nahrung konnte sie nur durch einen Strohhalm zu sich nehmen. Aus den beiden Sehschlitzen quollen aufgeblähte Lider heraus... Nach drei Tagen wurde die Pflastermaske entfernt. Ihr Gesicht sah rosig aus wie nach einem Sonnenbrand. ›Es ist abgemoppt‹, sagte Schälmeister le Bon, ›der ganze Unrat herausgespült.‹ Dann wurde es fein eingestäubt mit einem antibiotischen Puder, um eine Infektion zu verhindern. Richtig menschlich allerdings wirkte die alte Dame erst wieder nach sechs Tagen, nachdem eine Cortisonsalbe die Kruste abgelöst hatte.«

Ein klassischer Fall aggressiver Kosmetik, beschrieben in einem Stil, der dem Sadomasochismus des Vorgangs durchaus gerecht wird – in seiner unkritischen und das Ganze noch unterstützenden Haltung. Diesem Stil entspricht auch das Bildmaterial. »Vorher« wurde das Gesicht der Ilona Schönbach, das alte, das 72jährige, bestechend scharf abgebildet, scharf bis in die kleinsten Fältchen. »Nachher«, nach der »chemischen Verjüngungskur« – so der Stern – auffallend unscharf (Seite 100 und 101).

Weichzeichner? Retusche? Ganz sicher war laut Stern nur der Metzger, bei dem Frau Schönbach seit Jahren einkauft: »Pfeilgrad 20 Jahre jünger schaun S' aus!« Zwischendurch wird natürlich auch Risiko »verkauft«: Beim »Geheimnis« des »Meisters« handle es sich um eine »alkoholische Lösung« mit einem Phenolanteil von 88 Prozent. Diese Karbolsäure sei ein Bestandteil des Steinkohlenteers und werde in der Medizin zur Desinfektion, Konservierung von Gewebe und Verödung von kleinen Blutgefäßen verwendet – und gelte als »sehr giftig«. Stern: »Schon 15 Gramm können durch zentrale Atemlähmung zum Tod führen.«

An anderer Stelle wird ein Münchner Hautarzt zitiert:

»Zum einen kann der giftige Stoff durch Hautaufnahme in den Körper gelangen und dort schwere Schäden verursachen. Zum anderen kann er auch schwere lokale Reaktionen hervorrufen, bis hin zur Zerstörung des Gewebes. Es entstehen Narben, die niemals vergehen.«

Deshalb wohl beginnt der Stern-Bericht mit folgenden Zeilen:

»Für Ilona Schönbach aus München hat sich die 7000-Mark-›Ver-

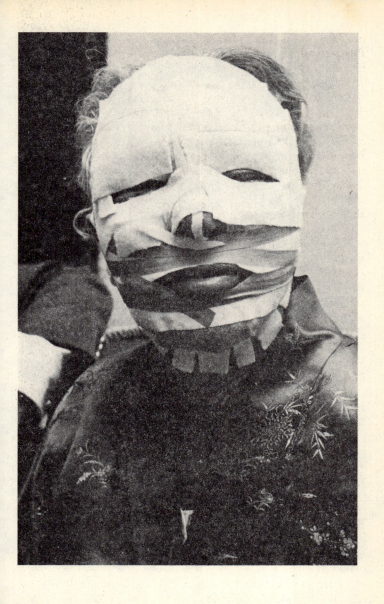

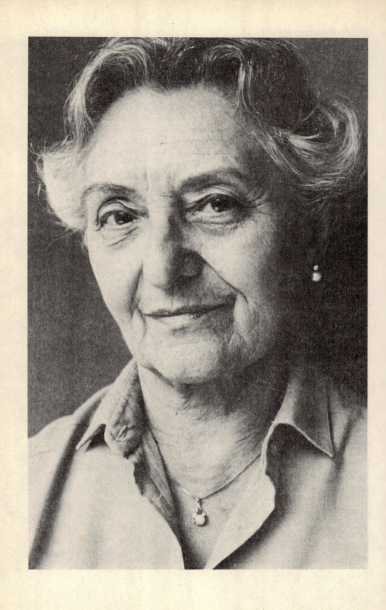

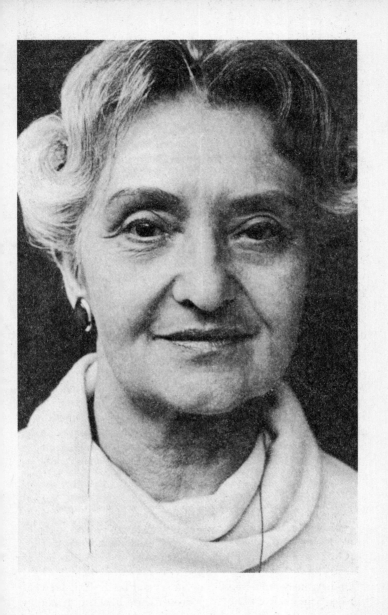

jüngungskur‹ gelohnt: Ihr Gesicht sieht viel jünger aus. Die Falten sind nicht mehr so tief. Die Altersflecken sind verschwunden, und die Lider hängen kaum noch.«

Nebenbei wird erwähnt, daß Frau Schönbach in München-Schwabing einen Kosmetiksalon betreibt. Ob dort am Ende auch so gesund »verjüngt« wird?

Man kann annehmen, daß die Phenolätzer überall dort am Werk sind, wo das Alter nicht mehr geachtet und akzeptiert wird, wo der alte Mensch abgeschoben wird, wo Falten nicht als Zeichen des Charakters gelten, sondern als Male des Verfalls.

Sicher ist, daß die Chemopeel-Methode auch in Österreich praktiziert wird.

Ist Chemo-Peeling eine seriöse Methode? Oder ist es beim »Geschäft mit der Schönheit« ebenso wie bei »gesunden Geschäften« in der Pharmaindustrie: Je mehr es ums Geld geht, desto aggressiver werden die Methoden? *Phenol und Krotonöl* gehören ebenso wie die Milch von Wolfsmilchgewächsen und die Öle aus Fruchtschalen von Zitrusfrüchten zu den *Ko-Karzinogenen*, also zu jenen Substanzen, die die Wirkung von krebserzeugenden Stoffen verstärken, auch dann, wenn diese Stoffe in geringsten Dosen mit den Zellen eines Gewebes Kontakt hatten.

»Peeling« mit Phenol ist vom Standpunkt der sanften Kosmetik entschieden abzulehnen. Phenol ist giftig und greift die Haut an. Die Oberhaut wird vollkommen zerstört. Es handelt sich eigentlich nicht um eine »Schälkur«, sondern um ein chemisches Abschleifen der Haut. In den Vereinigten Staaten spricht man daher auch von »chemischer Chirurgie«. Phenol gelangt durch die Haut in den gesamten Organismus. Daher sind solche »Kuren« besonders für Nierenkranke eine enorme Gefahr, weil Phenol-Vergiftungen unter anderem zu Nierenentzündungen führen.

Man verwendet auch *Trichloressigsäure, Salizylsäure* oder *Thioglycolsäure* in der chemischen Chirurgie.

H. Schaefer, Berlin, hat darauf hingewiesen, daß Thioglycolsäure, Phenol und andere Stoffe, die zur Schälung benutzt werden, die Durchlässigkeit der Haut für Schadstoffe bis zum 12fachen erhöhen.

Und Aron-Brunetière schreibt in seinem Buch »Das Geschäft mit der Schönheit«: »Die Trichloressigsäure bewirkt, genau wie das Phenol, ein chemisches Abschleifen, aber kein Schälen. Die Anwendung ist wirklich schmerzhaft und bringt die gleichen postoperativen Risiken mit sich: Weiße, für immer pigmentlose Haut, manchmal auch bräunliche Flecken, vor allem am Rand der behandelten Flächen. Ich habe gehört, daß Dermatologen und Schönheitschirurgen in den Vereinigten Staaten keine Hemmungen haben, die Lider auf diese Weise zu behandeln, und daß ihre Patienten damit einverstanden sind. Ich hoffe nur, daß diese Doktoren gut versichert sind, wenn ich bedenke, wie leicht die Amerikaner beim geringsten Anlaß Klagen gegen ihre Ärzte einbringen.

So sehr ich für Schönheitschirurgie bin, wenn sie von geschickten und erfahrenen Leuten ausgeführt wird, so sehr wehre ich mich gegen diese brutalen Eingriffe, weil sie einen zu hohen Unsicherheitsfaktor mit nicht abschätzbaren Risiken enthalten. Ich sehe ein, daß jemand bereit ist zu leiden, um schön zu sein, wie es im Sprichwort heißt; aber man sollte es sich vorher genau überlegen, ob man das Risiko auf sich nehmen will, für immer entstellt zu werden.«

Ähnliches berichtet Aron-Brunetière über »Peeling« mit *flüssigem Stickstoff und Kohlensäureschnee*. Durch sie entwickle sich intensive Kälte, die zu Verbrennungen führe. Gewebsflüssigkeit sickere aus, es komme zu Entzündungen und Zellzerstörungen in der Oberhaut. Von den Chemopeeling-Verfahren läßt der französische Hautarzt allein die »Resorzin-Schälkur« nach Unna gelten, der diese Methode 1882 entwickelt hat.

Resorzin, so Aron-Brunetière, zerstöre keine Zellen. Nur die Hornschicht der Oberhaut werde abgelöst, was unter Umständen bei Akne-Patienten vorteilhaft sein könne. Allerdings sei Resorzin eine allergieerregende Substanz, die auch eine photosensibilisierende Wirkung entfalte. Resorzin sei zwar ein schwaches Allergen, wenn es aber eine Allergie hervorrufe, dann handle es sich um ein ausgeprägtes Ekzem mit allen charakteristischen »Unannehmlichkeiten«: »Ungefähr acht Tage lang ist das Gesicht des Patienten verschwollen und rot. Die Haut näßt und juckt... Ich halte es für einen Kunstfehler, wenn man vor dem Peeling keinen Test macht.«

Eine Nutzen-Risiko-Abwägung durch den Arzt mag beim Einsatz solcher Mittel bei Hautkrankheiten noch angehen, auch wenn zumindest

in Mitteleuropa »Kunstfehler« kaum jemals wirklich verantwortet wer-
den müssen. In der Kosmetik haben solche Praktiken, haben Gift und
Allergene aber nichts zu suchen.
Allerdings gehört dazu auch eine Änderung des Bewußtseins. Die mei-
sten Frauen in den Industrieländern haben einen Schönheitsbegriff
verinnerlicht, der dem der Werbeagenturen entspricht. Ausgerichtet an
der Glätte, am Dutzendgesicht, an schablonen- und maskenhaften
Formen.

Auf Anfrage teilte der Peeling-Spezialist Otakar Fertek aus Prag
Anfang 1984 folgendes mit: »Wir behandeln jährlich mehrere tausend Patienten mit Phenolpeeling... Beim kosmetischen Peeling
stehen derzeit Benzoylperoxid und Tretionin im Vordergrund.
Mit Kohlensäureschnee arbeite ich bei Schälkuren selbst bereits
seit Jahren, ebenso mit dem Schleifen und Fräsen der Haut... Die
Arbeiten mit Phenol, Tretionin und Benzoylperoxid führen
manchmal auch Kosmetikerinnen durch, die übrigen Methoden
werden meist von Dermatologen oder Chirurgen benutzt... Salicylsäure, Resorzin und Trichloressigsäure sind obsolet.«
   Eine klare Trennung zwischen Kosmetik und Medizin wäre gerade auf diesem Gebiet dringend geboten, denn es handelt sich um
schwere Eingriffe, für die nur Ärzte verantwortlich sein sollten.
Aber auch dann muß die Frage gestellt werden, ob diese brutalen
Methoden überhaupt gerechtfertigt sind.

»Jungbrunnen« Hormon

Daß das Auftragen von männlichen und weiblichen Hormonen zu
einer Stimulierung der elastischen Fasern und des Bindegewebes in
der Lederhaut führt, weiß man seit längerer Zeit. Hormone gehören zu jenen Stoffen, die die Hornschicht der Haut durchdringen
und in den Organismus aufgenommen werden, wenn es sich um
isolierte Hormone handelt. Hormone aus sogenannten Embryo-
oder Plazenta-Extrakten durchdringen die Hornschicht kaum. Es
sei denn, sie werden durch Tricks (Massage, Trägerstoffe) eingeschleust oder injiziert.
   Aron-Brunetière beschreibt die Wirkung einer täglich aufgetra-

genen Hormoncreme so: »Frauen, die sich regelmäßig pflegen, ›fühlen sich in ihrer Haut wohl‹, denn diese wird wieder geschmeidig und fest, was deutlich zu sehen ist; dieses Bewußtsein wiederum schafft seelisches Wohlbefinden, und die guten Freundinnen fragen – mit gebührendem Neid –, was sie denn täten, um so gut auszusehen.«

Man kann sich also unschwer vorstellen, daß Hormoncremes reißenden Absatz hatten. Denn zu dieser Zeit – zu Beginn der siebziger Jahre – waren sie leicht erhältlich. Heute sind sie in vielen Ländern verboten. Auch in der BRD und in Österreich. Schon 1974 hatte das Krebsforschungsinstitut der Weltgesundheitsorganisation in Lyon aufgrund tierexperimenteller Befunde auf eine mögliche krebserzeugende Wirkung der *Östrogene* auch beim Menschen hingewiesen. Nach längerem Hin und Her kam das Verbot von Hormoncremes in der BRD erst am 31. Dezember 1980. Trotz dreijähriger Übergangsfrist war es den Herstellern nicht gelungen, die Unbedenklichkeit von Hormonpräparaten eindeutig nachzuweisen. Doch es geht nicht allein um die Krebsgefahr. Wie sich auch bei den zahlreichen schweren Nebenwirkungen der »Antibabypille« zeigte, greifen Hormone in den normalen Haushalt des Körpers massiv ein.

In der Kosmetik kann ein solches Risiko unter keinen Umständen in Kauf genommen werden.

»Entbindungsabfälle« für Frischzellenpräparate und Kosmetika: Der Embryo-Skandal

Nachdem die isolierten Hormone vom Tisch waren, begann die Zeit der Embryo- und Plazentaextrakte. Sie enthalten, wenn auch in weit geringeren Mengen, ebenfalls Hormone. Ihre Anwendung ist in vielen Ländern nicht untersagt. Das ist schon ein Skandal. Der eigentliche Skandal besteht aber in der haarsträubenden Beschaffungsform dieser Extrakte. Denn es werden nicht nur Tierembryos verwendet.

Nach verschiedenen Zeugenberichten gibt es Lkw-Transporte mit tiefgefrorenen Föten in ganz Europa. Bis zum Ende des dritten Schwangerschaftsmonats nennt man die menschliche Leibesfrucht

Embryo, danach Fötus.

Hier ein Bericht aus dem Jahr 1981: Französische Zollwachebeamte hielten an der Grenze zur Schweiz einen aus Mitteleuropa kommenden Kühl-Lkw an. Der Lastwagen war mit tiefgefrorenen menschlichen Föten beladen, die in Frankreich zur Herstellung von »Schönheitsmitteln« – Kräftigungsmitteln zur Verjüngung der Haut – bestimmt waren. Der Frachtbrief, der den Zollbeamten vorgelegt wurde, bezeichnete die Föten als »Entbindungsabfälle«.

Von einem ähnlichen Vorfall wird zwei Jahre später berichtet. Als Ursprungsland der Föten wurde die DDR angegeben. In Europa soll es mehrere Banken für Fötalgewebe geben, zum Beispiel in England.

Der pensionierte evangelisch-lutherische Pfarrer Max Lackmann aus Gersfeld berichtet Anfang 1984: »Mir persönlich ist durch eine zuverlässige medizinische Gewährsperson ein Krankenhaus in einer süddeutschen Großstadt bekannt, bei dem in regelmäßigen Abständen Lastwagen einer kosmetischen Firma vorfahren, um tiefgekühlte, abgetriebene Embryo-Leichen abzuholen und industriell zu verwerten.«

Die Gestalter der deutschen TV-Sendung »Report« deckten in einer Sendung am 17. April 1984 folgenden Sachverhalt auf: Von der gynäkologischen Abteilung des Städtischen Krankenhauses München-Schwabing wurden zwischen 1976 und 1982 Embryos und Föten an die Münchner Firma »Laborservice« verkauft. Zuletzt wahrscheinlich um 500 Mark »pro Stück«, wie ein Augenzeuge erklärt. 1983 fliegt der »dubiose Handel« auf. 1984 ist die Firma »Laborservice« im Handelsregister gelöscht. Der für die »Jahre des Schwabinger Fötenhandels« verantwortliche Geschäftsführer ist zu keiner Stellungnahme bereit. Ebensowenig der heute noch in Bayern praktizierende Arzt, dem das Krankenhaus nahelegte, zu kündigen. Staatsanwalt und Ärztekammer wurden damals nicht informiert.

Die »Report«-Reporter mußten also vorsichtig bleiben: »Möglicherweise werden Embryos und Föten auch in der Frischzelltherapie und der Kosmetikindustrie verwendet.« Daß sie in der pharmazeutischen Industrie verwendet werden, gilt als erwiesen. Zum Beispiel zur Herstellung von Tollwut- und Rötelimpfstoff.

In der Grauzone zwischen Medizin und Kosmetik operierte auch die »Biologische Arbeitsgemeinschaft Lich« in Hessen. Sie stelle Bogmoletz-Seren her, die nach einer russischen Hypothese allgemein verjüngend und anregend wirken sollen. Zugegeben wurde die »Verwendung« von zehn bis elf Föten.

Der Grund für den Abgrund: Es ist zwar Vorschrift, daß tote Embryos und Föten bis zum siebenten Schwangerschaftsmonat verbrannt werden müssen. Aber niemand kontrolliert das. So darf man sich auch nicht wundern, wenn in der BRD folgendes Werbe-Inserat auftaucht:

»Es ist bekannt, daß junge Gewebe altes regenerieren können. Sie sind um so wirksamer, da sie ausschließlich aus Föten gewonnen werden.«

Die zitierte »Report«-Sendung brachte ein anderes Beispiel: »Noch heute kann jeder, der es braucht, Wissenschaftler und andere, aus einem Vielfarbenkatalog Zellkulturen menschlichen Ursprungs aussuchen und bestellen.«

(Im Bild wird ein Katalogauszug gezeigt. Zu lesen ist unter anderem: Hypophyse human embryonal...)

Reporter: »Die Herstellerfirma in Meckenheim baten wir mehrfach vergeblich um eine Stellungnahme zur Herkunft dieser menschlichen, embryonalen Zellen.«

Die Spezialisierung in dieser »ehrenwerten Gesellschaft« geht so weit, daß die verschiedensten »Zellkulturen« angeboten werden: Haut, Muskel, Niere, Gehirn, Herz, Leber, Pankreas und Thymusdrüse.

Da beginnt man plötzlich mit anderen Augen zu lesen. Zum Beispiel Inserate von »Spezialkliniken« für »kosmetische Chirurgie« und »Schönheitsfarmen« in der BRD. Da werden etwa in einer Frauenzeitschrift dreimal »Thymus-, Aslan-, Sauerstoff- und Frischzellentherapie« angeboten. Und ein großes Inserat verspricht:

HAUTCREME MIT REIN BIOLOGISCHEM THYMUS-DRÜSENEXTRAKT
»...der Haut die Jugendlichkeit erhalten. Nur in Apotheken. Auch in Österreich und der Schweiz erhältlich... Die Thymusdrüse schrumpft, der Mensch wird älter...«

Plazenta-Extrakte

Adam Graetz, Arzt am Internationalen Forschungszentrum in Davos, forderte schon vor vielen Jahren die Errichtung von Nachgeburtbanken. Der einmalige Vorrat an Proteinen, Kohlenhydraten, Enzymen, Spurenelementen und Hormonen in der Plazenta gehöre nämlich der Frau und ihrem Kind. Dieses körpereigene Gewebe, das man für Gesundheitsvorsorge und Heilung verwenden könne, werde der Frau im Spital weggenommen und an die kosmetische und pharmazeutische Industrie verkauft. In der kommerziellen Aufarbeitung der Plazenta werde dieser einzigartige Vorrat an biologischem Ersatzgewebe nicht angemessen verwendet, so Adam Graetz. Einzelne Faktoren würden isoliert, extrahiert, und damit sei die biologische Ganzheit zerstört.

Bernhard Lefevre schreibt in einem Artikel über Kosmetologie in der Zeitschrift »Science« über die Verwendung der Plazenta in Frankreich: »In der Pharmazie findet ein Pulver aus Plazenta Verwendung, das auf verschiedene Arten verabreicht wird und für verschiedene Leiden wie Krankheiten der Knochen, der Gelenke, der Hornhaut, der Haut usw. geeignet ist. Die Technik der Gewinnung, die für die Kosmetik angewandt wird, ist etwas anderes. Hier steht anstelle der Trocknung die wäßrige Glykollösung, in welcher ein ›Haschee‹ aus Plazenta ›badet‹. Natürlich geht die Gewinnung und die Manipulation mit der Plazenta nicht völlig keimfrei vor sich, und die Plazenta wird leicht zur Brutstätte für Krankheitskeime.«

Daher fügen viele Hersteller ihrer Antifaltencreme Antiseptika hinzu, welche die Bakterien zwar vernichten, aber leider gegen Viren wirkungslos sind. Während die Haut gegen solche Angriffe von außen guten Schutz biete, so Lefevre, seien die Schleimhäute sehr verwundbar. In manchen Fällen könne es sogar zur Erblindung kommen, wenn ein von Viren verseuchtes Produkt unter das Augenlid gerate.

Und Lefevre weiter: »Die tatsächliche Wirkung von Plazenta-Extrakten gegen Falten konnte bisher noch nicht nachgewiesen werden, selbst bei Injektion konnte nur festgestellt werden, daß sich vorübergehend ein Ödem bildet, das die Falten zum Verschwinden bringt, daß aber die Falten wieder auftauchen, sobald die Flüssigkeit vom Organismus aufgenommen ist.«

Die Situation ist ähnlich verwaschen wie bei den isolierten Hormonen. Sie sind zwar – außer im medizinischen Bereich – in den meisten Ländern verboten, kommen aber auf dem Umweg über die illegale Verwendung in der Massentierhaltung dennoch in den menschlichen Organismus. Das ist durch eine Reihe von »Hormon-Skandalen« bis in die jüngste Zeit belegbar.

Hormonhaltige Embryo- und Plazenta-Extrakte werden wegen der Gefahr von Nebenwirkungen in seriösen kosmetischen Produkten nicht verwendet. Auch ist die Verwendung von Organextrakten in manchen Ländern nicht gestattet. In jenen Ländern, in denen es spezielle Verbote nicht gibt, versuchen die Hersteller in dieser gesetzlichen Grauzone Hormone doch noch an die Frau zu bringen.

Der pseudowissenschaftliche Kult um die »Verjüngung« mit Embryo- und Plazenta-Extrakten floriert nach wie vor.

Da kombiniert zum Beispiel eine französische Kosmetikserie, die auch exportiert wird, »Produkte des Meeres« wie Austern, Kaviar oder Meerschlamm mit »lyophilisierten«, gefriergetrockneten Zellen, die »sich der essentiellen regenerierenden Kraft der Embryos« bedienen, sowie ihrer »Fähigkeit, die Funktion der Haut zu stimulieren und die Zellen der Epidermis zu erneuern«. Im Zusammenhang mit dem »Kaviar« werden Ampullen mit »reinem Extrakt« angeboten. Schon die erste Kur, so wird versprochen, »gibt Ihrer Haut wieder Jugend und Leben« mit jahrelanger Wirkung. Bei einem »Brustpflegemittel« wird von »Aufnahme lebender Zellen durch die Haut« gesprochen, in Verbindung mit den lyophilisierten lebenden Zellen von »Verjüngungskuren«.

In Österreich wurden kürzlich »Naturheilkuren« angeboten: »Frischzellenbehandlungen, sechs ärztlich verabfolgte Injektionen und Überwachung... Frischzellenkur gegen diverse Abnützungserscheinungen des Körpers, zur Regeneration nach Operationen, Krankheiten, Streßberufen, zur Steigerung Ihrer Schönheit und Vitalität – zusätzlich 5000 Schilling.«

Was bei solchen Verjüngungskuren passieren kann, zeigte sich bei einem recht gut dokumentierten Vorfall, der sich am 2. Dezember 1980 ereignete. Eine Konsumentin ließ sich in einem Kosmetiksalon der Wiener Innenstadt eine sogenannte Embryo-Maske auftragen.

Ihr schriftlicher Bericht über die Folgen:

»Ich verspürte einen derart brennenden Schmerz, daß ich die Kosmetikerin fragte, ob diese Reaktion normal sei. Sie verneinte es und unternahm von sich aus nichts! Da mir aber Bedenken kamen, bestand ich auf einer sofortigen Entfernung der Embryo-Maske. Die Kosmetikerin setzte anschließend die übliche Behandlung fort. Nach deren Beendigung waren die Schmerzen noch immer nicht vergangen, und ich stellte im Spiegel entsetzt fest, daß mein Gesicht große, rote Flecken aufwies. Daraufhin trug sie mir eine Refobacin-Creme auf. (Anmerkung des Autors: Dabei handelt es sich um ein Antibiotikum gegen Infektionen, unter anderem auch auf der Haut. Als Nebenwirkung werden in der Literatur allergische Erscheinungen angegeben!) Linderung brachte dieses Produkt aber nicht. Etwas später kam noch die Geschäftsführerin hinzu und erklärte mir, daß ihre Kosmetikerin nicht das richtige ›Gegenmittel‹ angewendet hätte. Sie verteilte einen Delmeson-Schaum im Gesicht. (Anmerkung des Autors: Delmeson ist ein Mittel gegen entzündliche und/oder allergische Hauterkrankungen. Wichtigste Nebenwirkungen sind Hautschäden, Pustelbildung, verzögerte Wundheilung, verminderte Infektionsabwehr. Es handelt sich um eine wenig sinnvolle Kombination von Glukokortikoid [Fluormetholon] und Antibiotikum [Neomycin], dessen Anwendung auf der Haut heute nicht mehr vertretbar ist.) Nach weiteren 120 Minuten wollte sie mir weismachen beziehungsweise bei gedämpftem Licht einreden, daß die Flecken in meinem Gesicht kaum mehr sichtbar seien und sicher nur mehr von meiner Aufregung herrührten. Ich teilte ihr jedoch mit, einen Arzt aufzusuchen, und verlangte schriftlich die Zusammensetzung dieser Maske sowie der Cremes, die mir nach der Behandlung aufgetragen wurden. Daraufhin rief sie bei einem Chemiker, den sie leider nicht mehr erreichte, und einer Fachärztin, die einmal wöchentlich kurz das Institut besucht, an. Mir wurde gesagt, daß ich möglicherweise eine empfindliche Reaktion gezeigt hätte. Bevor ich ging, erklärte mir die Geschäftsführerin, daß es sich bei der Maske um ein völlig neuartiges Produkt aus den USA handle, das erst kurze Zeit verwendet werde und noch keine Unverträglichkeit gezeigt hätte. Mein Arzt diagnostizierte, daß die Maske eine toxische Wirkung verursacht hätte.«

Laut Auskunft der Geschäftsführerin des Kosmetiksalons handelte es sich um tierische und pflanzliche Extrakte nach einem teuren Geheimrezept aus den USA. Dementsprechend war auch die Werbung:

»Die sensationelle Antifaltenbehandlung aus USA: Hollywood-Biolifting«... »Diese schmerzlose Schönheitskur bewirkt eine erstaunliche Glättung und Straffung faltiger, schlaffer Haut. Spröder, trockener Teint wird wieder samtweich und geschmeidig... Zur ständigen Pflege empfehlen wir gegen müde, schlaffe Haut hochwirksame Spezialbehandlungen mit ›Elastin‹, ›Epidermin‹ und ›Collagen‹, sowie das bewährte ›Mini-Lift‹ bei fahlem, großporigem oder fettem Teint.«

Der Chef der Kosmetikabteilung der zuständigen Bundesanstalt für Lebensmitteluntersuchung in Wien erklärte dazu, es handle sich unter Umständen um ein Extrakt mit Hormongehalt. Das Marktamt wurde um Probenziehung ersucht. Mehr war bis heute nicht herauszubekommen. Amtsverschwiegenheit...

Ein Pessimist schrieb damals zum Fall »Hollywood-Biolifting«: »Die Seriösen, welche natürliche Lebensgesetze in Erinnerung zu rufen versuchen, sind nicht glaubhaft, denn... sie haben kein Wunder anzubieten, sondern nur Leistung, nämlich die eigene und nicht jene der anderen. Also bleibt's beim Wunder!«

»Verjüngung« mit dem Messer

Nichts gegen Wiederherstellungschirurgie, die nach Unfällen oder angeborenen Mißbildungen einem Menschen außerordentlich helfen kann.

Alles gegen »Schönheitschirurgie«, die nach einem tyrannischen und fragwürdigen Klischee einen Menschen zum Abklatsch einer Schablone macht. Um viel Geld.

In der BRD wurden in der Presse unter anderen folgende Preislisten veröffentlicht:

Knitterfalten wegbügeln: 4000 Mark
Bauch straffen: 6000 Mark
Busen vergrößern: 4000 bis 6000 Mark
Stirn entrunzeln: 5000 Mark
Fliehendes Kinn unterspritzen: 2500 Mark

Waden auspolstern: 8000 Mark
Schlaffe Oberschenkel raffen: 3000 Mark
Fettpolster absaugen: 3000 bis 5000 Mark.

In Österreich wird die Zahl der kosmetischen Operationen im Jahr auf 10 000 geschätzt. Die »Patienten« stammen vorwiegend aus der Mittelschicht. Alter um die 50 Jahre. Etwa zehn Prozent sind Männer. Angeblich hat das »gespannte Gesicht« im Augenblick Hochkonjunktur.

Das Ziel sei, so ein Wiener Schönheitschirurg – ein »Michelangelo des Fleisches« –, ein Aussehen, auf das Banken und Dienstleistungsbetriebe immer mehr Wert legen. 35 und kein bißchen mehr.

An erster Stelle stehen Nasenkorrekturen, gefolgt von Gesichtsraffungen und Eingriffen an der Brust. Die Kosten für eine »neue« Nase liegen bei zirka 20 000 Schilling. Eine Brustkorrektur ist kaum unter 40 000 Schilling zu bekommen. Für ein Face-Lifting muß man rund 25 000 Schilling auf den Chirurgentisch legen. Exklusive Klinikaufenthalt (Stand: Juni 1984).

Einschließlich Privatklinik-Aufenthalt, Medikamente und Befunde muß man schon mit rund 40 000 bis 50 000 Schilling rechnen. Jenseits des »Eisernen Vorhangs« kostet's rund die Hälfte, wie sich langsam herumspricht. Eingeweihte pilgern daher nach Preßburg. In Prag wurde kürzlich eine eigene Klinik für Plastische Chirurgie mit 193 Betten eröffnet, die auch ausländischen Patienten zur Verfügung steht.

Für die Zahnprothesen nach Ungarn, zur »neuen Nase« nach Preßburg oder Prag. Ein Hauch von alter Donaumonarchie...

In einer »Freundin-Extra« hieß es kürzlich unter dem Titel »Schönheit: Experten beantworten Ihre Fragen«: »Ein Doppelkinn mit der Kürette absaugen lassen: Geht das?« Dazu Dr. Neiss, Facharzt für plastische Chirurgie in Hamburg: »Sehr gut sogar. Allerdings darf die Haut nicht zu schlaff sein. Ist das doch der Fall, kann man das Doppelkinn nur im Verlauf eines Face-Liftings mitentfernen. Der isolierte Eingriff am Kinn kann mit örtlicher Betäubung ambulant gemacht werden. Die Kosten liegen bei 1000 Mark.«

Aus einer Diskussion im »Club 2« im Österreichischen Fernsehen am 14. Februar 1984 unter dem Titel »Schönheit muß leiden – kosmetische

Chirurgie« ging hervor, daß in Österreich 80 Prozent der Kunden von Schönheitschirurgen Frauen sind, die sich aus »ästhetischen Gründen« operieren lassen. Der Druck, erklärte eine Teilnehmerin, komme vor allem von den Männern.

Hanno Millesi, Chef der I. chirurgischen Universitätsklinik in Wien, berichtete, daß die Mehrzahl der Patientinnen sich »zu große Brüste« verkleinern lasse… »Kosmetisch« operiert wird so gut wie alles: Nase, Doppelkinn, Glatze, Tränensäcke, Augenlider, Wangen- und Halshaut (Hebung), Lippen (Verkleinerung und Vergrößerung), Brust (Verkleinerung, Vergrößerung, Straffung), Bauch (vor allem Fettschürze), Gesäß, Innenschenkel (Raffung), Außenschenkel (Reithosenspeck), Waden.

Die Komplikationen sind zahlreich: So kann es zum Beispiel bei Glatzenoperationen zum Absterben des Hautlappens kommen, bei Brustoperation zu Kapselverhärtungen um das implantierte Kunststoffkissen.

Die deutsche Journalistin Sabine Rosenbladt in einem Artikel mit dem Titel »Schöne Geschäfte«:

»Paraffinöl-Injektionen, vor 20 Jahren in den USA große Mode, zeigten nach Jahren tumorartige Veränderungen. An den unterspritzten Stellen bildeten sich girlandenartige Knödel, die wie dunkelblaue Weintrauben aussahen. Und direkt in die Haut eingespritztes Silikonöl, eine heute noch praktizierte Methode, hat in den USA schon einige Todesopfer gefordert. In harmlosen Fällen wurden Augenbrauen plötzlich pelzigdick, entrunzelte Oberlippen blähten sich Orang-Utan-artig auf und hingen fortan über die Unterlippen – ein irreparabler Schaden.«

Es existieren zahlreiche Berichte, daß Frauen schon von Jugend an mit ihrem äußeren Erscheinungsbild nicht zufrieden sind, wechselnd mit dem in der Gesellschaft vorherrschenden »Schönheitsbild«, schwankend zwischen oft extremen Gegensätzen: »Großer Busen« in der Viktorianischen Zeit und in der Zeit nach dem Zweiten Weltkrieg – mit den »Symbolen« Marilyn Monroe und Anita Ekberg, »knabenhafte« Dimensionen in den zwanziger Jahren und bei den Kindfrauen und Baby-Vamps unserer Zeit wie Twiggy, Brooke Shields und Tamara Jones. War gestern noch blasse Hautfarbe »in«, ist es heute sonnengebräunte Haut, die allerdings im neuesten Trend schon wieder heller wird. Die sinnlichfleischigen Rembrandt- und Rubens-Frauen müssen heute in Schlankheitsinstituten abspecken – oder beim Chirurgen. Und auch Frauen mit großen Nasen begeben sich lammfromm unters Skalpell. Schon seit 1544. Denn zu jener Zeit fand die erste kosmetische Nasenoperation in Bologna statt.

Entscheidend ist die Frage, wo die Grenze zwischen plastischer Wiederherstellungschirurgie und »Schönheitschirurgie« liegt. Man wird den Eindruck nicht los, daß diese Grenze verwischt wird. Und jene Chirurgen, die am Raffen, Liften und Entspecken mit dem Messer Berge verdienen, sollen sie etwa an einer klaren Trennung besonders interessiert sein? Wohin eine »Schönheitsoperation« führen kann, schilderte eine Frau, die ihre Brust verkleinern ließ, in der Frauenzeitschrift »Courage«:
»Mikrokalkfelder, Zysten in der Brust, als Knoten zu spüren, Narbenreaktionen. Jede Frau, die sich solch eine Operation überlegt, sollte sich überlegen, ob sie den ›großen Preis‹ zahlen will. Es ist ein Wahnsinnseingriff, die Situation demütigend, das Resultat nach herrschenden Schönheitsnormen selten befriedigend, die körperliche Belastbarkeit dauernd eingeschränkt.«

Männer unterziehen sich vor allem Glatzenoperationen. Werbung eines Skalpellfigaros: »Ein ›Kojak‹ Telly Savalas oder ein Yul Brunner sind eben nicht jedermanns Vorbild in Sachen Haarmode... Haartransplantationen sind groß im Kommen. Weltweit wurden bisher über eine Million derartiger kosmetischer Eingriffe vorgenommen, darunter auch bei Frank Sinatra, Charles Aznavour, Jack Nicholson, Elton John und einer ganzen Reihe bekannter Politiker.«

Für die Haarverpflanzungen sind nach Angaben eines Wiener Institutes ab 50 000 Schilling hinzublättern.

Ein etwas weniger rosiges Bild als die oben zitierte Werbung bietet eine Passage in dem DM-Report »Reibach mit Null-Wachstum«: »Ein haariges Ende nimmt möglicherweise die Karriere eines persischen Arztes und seiner deutschen Mitarbeiterin, die kahlköpfigen Männern auf ungewöhnliche Art und Weise wieder zu vollem Schopf verhelfen wollten. Ihre Transplantationen von gut bewachsener Hinterkopfhaut ins Zentrum der Nacktheit, mitten auf die Platte, liefen schief. Mit erheblichen Verunstaltungen, teilweise sogar mit dem Verlust des Augenlichtes, mußten Patienten die fruchtlosen Bemühungen in einer Godesberger kosmetischen Klinik bezahlen. In Zivilprozessen setzten die Opfer schon Schadenersatzansprüche durch. Das Bonner Landgericht sprach die Verpflanzer vom Vorwurf gefährlicher Körperverletzung frei. Sie hätten allerdings, so die Richter, auf das hohe Risiko der Eingriffe hinweisen müssen.«

Skin-Planing

Skin-Planing heißt »*Glatthobeln der Haut*«. Die Haut wird mit Metallbürsten oder schnellrotierenden Schleifsteinen abgeschliffen. So, daß die ganze Oberhaut – und offensichtlich auch Teile der Lederhaut, wie beim Chemo-Peeling – zerstört werden. Um die Haut nicht vollends zu zerreißen, besprüht man sie zuerst mit flüssigem Freon oder anderen Substanzen, die beim Verdunsten starke Kälte erzeugen. Jene, die diese brutale Methode praktizieren, schätzen daran auch, daß die Haut durch das Einfrieren nicht zu stark blutet. Sogar Aron-Brunetière hat sie angewendet. – Er ist aber, wie er in »Das Geschäft mit der Schönheit« schreibt, von dieser Methode des Abschleifens »ein wenig abgekommen«. Begründung: »Die postoperative Pflege ist mühsam, und die Operationsfolgen halten lange an. Die Haut braucht gut 14 Tage, um zu vernarben, und so lange sind Verbände und ein Schutz durch Antibiotika notwendig... Das Ergebnis ist eine sehr glatte Narbenhaut, die einige Wochen lang stark gerötet bleibt. Durchschnittlich dauert es drei bis vier Monate, bis die behandelte Fläche wieder weiß wird. Und dieses Weiß entspricht nicht dem der normalen Haut.«

Das Resümee des französischen Hautarztes spricht nicht für diese Methode:

»*Wenn man die Zellen der Epidermis bis zur Basalschicht zerstört, zerstört man gleichzeitig die Pigmentzellen. Dies ist unvermeidbar... Eine abgeschliffene Fläche pigmentiert nie wieder und bleibt endgültig weiß... Man muß die Patienten ausdrücklich darauf aufmerksam machen, daß sie nur um diesen Preis Falten der Oberlippe loswerden. Und ich glaube, daß man sehr triftige Gründe haben muß, um diese verschiedenen Nachteile auf sich zu nehmen. Das trifft auch auf das Peeling mit reinem Phenol zu.*«

Mit Laserstrahlen gegen Falten und Orangenhaut

Laserstrahlen sind gebündelte, konzentrierte Strahlen verschiedener Wellenlänge. In scharfer Bündelung arbeiten Laserstrahlen feiner und präziser als Skalpelle. Beim *Softlaser* werden die Strahlen nicht gebündelt.

»Die neue Welle für jede Zelle... Kosmetikbehandlung mit ›Softlaser‹ jetzt auch bei uns...«

Das verkündete kürzlich eine Wiener Tageszeitung. Was in Deutschland bereits zu einem Boom in den Kosmetiksalons geführt habe, das sei nun endlich auch in Österreich »letzter Schrei«.

Versprochen wird viel: Reduzierung von Gesichts- und Halsfalten, die Heilung von Akne und Pickeln, die Behebung von Hautschäden nach Vernarbungen und Pickeln, eine Verbesserung von Schwangerschafts- und Wachstumsstreifen, eine Behandlung gegen Orangenhaut usw.

Und was wird gehalten?

Der österreichische Softlaser- und Akupunktur-Experte Josef Bahn, Gemeindearzt in Mehrnbach (Oberösterreich), weiß sich im Einklang mit der alten chinesischen Praxis:

»Wir wissen, daß die Akupunktur in China vor allem prophylaktisch angewandt wurde und der Arzt vom Patienten nur so lange bezahlt wurde, wie dieser gesund war, denn wie es in China heißt, ›ein Gesunder wird nicht krank‹.«

Ein Grundsatz, der auch in unseren Breiten zur Nachahmung empfohlen wird. Die Nadelung, so Josef Bahn, führe zu besserer Durchblutung. So bewirke zum Beispiel eine in der Nähe des Handgelenks eingeführte Nadel eine bessere Durchblutung der Haut im Bereich der Lungen. Dies lasse sich durch Infrarotfotografie eindrucksvoll nachweisen. Die *Akupunktur* bewirke auch eine Tonus- und Turgoränderung. Studien innerhalb und außerhalb Chinas hätten gezeigt, daß nach der Applikation einer Akupunkturnadel die Übertragung des Stichreizes im peripheren Nervensystem erfolge. Die Wirkungskette führe über verschiedene Hautrezeptoren (zum Beispiel Vater-Pacini-Körperchen und freie Nervenendigungen) über das Gefäßnervengeflecht bis in das Gehirn. Eine wesentliche Wirkung der Akupunktur bestehe auch in der Ausschüttung opiumähnlicher Substanzen im Körper (Endorphine, Enkephaline, Serotonine und Acetylcholin). Große Feldstudien an über 18 000 Patienten hätten auch ergeben, daß Akupunktur die Immunitätslage des Körpers verbessere und allergische Reaktionen abschwäche.

Schmerzlose, sterile Laserstrahlen können nun – so Josef Bahn – die Akupunkturnadel »weitgehend ersetzen«. Benutzt werde ein *Neon-Helium-Softlaser* mit einer Leistung zwischen zwei und 25 mW (Milliwatt). Dieser Softlaser sei klinisch hinreichend erprobt worden – zunächst in der UdSSR.

Beim weichen Laser wurden laut J. Bahn folgende Erfolge verzeichnet:

○ Aktivierung der Blutbildung im Knochenmark
○ Beschleunigung der Regeneration beschädigter Nerven
○ Behandlung von Hauterkrankungen (Ekzeme)
○ Regenerierung der Haut bei Wunden
○ Heilung von Brandwunden und Dermatosen
○ Beschleunigung der Heilung nach der Entfernung der Mandeln
○ Verbesserung bei rheumatischen Erkrankungen
○ Verkürzung entzündlicher Prozesse
○ Verbesserungen in der Zahnheilkunde
○ Verbesserung der Erfolgsaussichten bei der Trigeminus-Neuralgie und bei Migräne

Selbst Softlaser von zwei bis fünf Milliwatt sind biologisch wirksam und zeigen auf der Haut belebende Wirkung, erklärt Josef Bahn. Es komme zu einer Aktivierung von *Kollagen* in der Haut. Bei der Behandlung von Falten und Pigmentflecken der Gesichtshaut, von Orangenhaut und Akne seien Erfolge zu verzeichnen. Der oberösterreichische Arzt beruft sich dabei auch auf S. Chleborov von der Dermatologischen Klinik der TU München, der zu ähnlichen Ergebnissen gekommen sei.

Negative Nebenwirkungen seien bisher, so Josef Bahn, nicht beobachtet worden. Ab einer Dosierung von zwei Milliwatt sei aber sicherheitshalber eine Schutzbrille zu tragen, um die Augen nicht zu gefährden.

J. Bahn ist ein anerkannter Arzt. Er hat bisher 70 000 Behandlungen durchgeführt. Da aber auch Kosmetiker mit Softlaser arbeiten, wird wieder einmal Medizin in Kosmetik übertragen. Schon sollen Softlaser-Geräte auf den Markt kommen, die elektronisch gesteuert werden, um die »Cellulite-Felder« automatisch abstrahlen zu können. Eine »Haut wie Samt« wird versprochen. Für 60 D-Mark pro Behandlung.

Hier müßten eigentlich die Gesundheitsbehörden eingreifen. Denn alle Wirkungen, die nicht an der Basalschicht der Oberhaut enden, sind auch nach der heutigen Gesetzeslage im kosmetischen Bereich verboten.

Außerdem: Laserstrahlen sind keine »Wundermittel«. Namhafte Wissenschaftler haben in den Vereinigten Staaten gegen den Einsatz von Softlaser in der Kosmetik wegen falscher Versprechungen protestiert: Die Strahlen seien viel zu schwach, um nachweisbare und sichtbare Erfolge zu bringen. Andererseits gibt es aber auch praktizierende Ärzte, die Softlaser für wirkungsvoll erklären.

Da stellt sich die Frage, ob die Wirkung über- oder unterschätzt wird. Ähnlich wie das zunächst bei der UVA-Strahlung der Fall war, bis sich herausstellte, daß auch das langwelligere ultraviolette Licht auf die Dauer Schäden hervorrufen kann. Vorsicht ist geboten – zumindest.

Eine deutsche Zeitschrift berichtet, daß Kosmetikerinnen, die mit Softlaser arbeiten, in zweitägigen Blitzkursen »ausgebildet« werden. Ein Wahnsinn, wenn man bedenkt, daß aus unsachgemäßer Akupunktur schwere gesundheitliche Schäden entstehen können. Solange das Gegenteil wissenschaftlich nicht eindeutig bewiesen ist, sollten Softlaser keineswegs von vornherein als »sanft« betrachtet werden. Akupunktur ist eine Disziplin, die jahrelanges Studium im Rahmen der Medizin erfordert. Sie gehört nicht in die Hand von Laien, die im Schnellsiedeverfahren angelernt wurden.

Helmut Samlert, Leiter der Deutschen Akademie für Akupunktur, erklärt: »Für die Laser-Akupunktur liegen hier keine wissenschaftlichen Grundlagen vor. Kosmetische Effekte durch Akupunktur mit Nadeln sind auch nur in sehr begrenztem Ausmaß möglich. Bei älteren Patienten hat die Akupunktur keinen Effekt mehr. Nur vorbeugend und im Beginn von Hautveränderungen sind mit Akupunktur Erfolge möglich.«

Nochmals: Die Kosmetik hat sich nicht auf medizinisches Gebiet zu begeben. Umgekehrt darf aber auch die Medizin nicht in die Kosmetik eingreifen.

Als der japanische Arzt Toshio Oshiro bei den österreichischen Kosmetiktagen 1982 seine Laserbehandlung zur Beseitigung von Pigmentflecken, Muttermalen und Tätowierungen vorstellte, hatte das nichts mehr mit Kosmetik zu tun. Das ist Medizin. Mit allen Risiken. Denn dabei kann, wie ärztliche Kritiker einwendeten, leicht Bösartiges entstehen, nämlich Krebs.

Allerlei Zauberei

Schon aus der Rezeptur so mancher »Nährcremes«, Embryo- und Plazenta-Extrakte wurde klar, daß auch das fortgeschrittene 20. Jahrhundert seine Art von Zauberei hat. Und jedes Jahr kommen wieder neue Zauberworte, Zauber-Elixiere, Wundermittel dazu. Kaum ist das Zauberwort Softlaser in aller Munde, rückt das Meer, als die Quelle des Lebens, immer mehr in den Vordergrund. »Algologie« ist das neue Schlagwort. Wenn man der Berichterstattung über den Kosmetikkongreß in Hamburg 1983 Glauben schenken will. Einer Tageszeitung entnimmt man die frohe Botschaft:

»Was für Österreichs Damenwelt noch ferne Zukunft ist, wird von Deutschland nun eingeführt: Lebende Algenmasken zur umfassenden Revitalisierung und Regenerierung der Haut, eßbare Algenpräparate zur inneren Entschlackung und zum Abnehmen...«

Hinzu kommt, daß alles wieder »in« ist, was einmal in der »Volksmedizin« verwendet wurde. Beispiel: Aloe. Die *Aloe* ist ein dickfleischiges Liliengewächs der Tropen und Subtropen.

Zeitungsnotiz vom 25. März 1984: »Die Wiederentdeckung von gerade in der Aloe vera schlummernden Wirkstoffen brachte für die Kosmetik ungeahnte Möglichkeiten in der Schönheitspflege und Gesundheitsvorsorge... Der hohe Ligningehalt in Aloe ermögliche es, die Poren weit zu öffnen, wodurch die kosmetischen

Wirkstoffe tief in die Haut eindringen können. Andere Wirkstoffe in Aloe helfen, tote Zellen auf der Haut zu entfernen, bedingen so die Glättung narbiger und faltiger Haut und stimulieren das Wachstum neuer Haut.«

Ein typisches Beispiel ist auch folgender Werbetext:

BIOLOGISCH LIFTEN
»Dank den Kräften der Pflanze Aloe vera ist es nun möglich, Falten und Fältchen ganz verschwinden zu lassen. Überzeugen Sie sich selbst...«

Viel Unsinn auf einem Fleck. Aus einem Aufsatz von Jochen Mitschka aus dem Jahre 1981 geht hervor, daß Aloe-Präparate wegen ihrer antibiotischen Wirkung und als UV-Filter – dann aber nur aus der Art Aloe ferox – in Frage kommen. Über die Wundheilung von Aloe-Salben gebe es schon Berichte bei den alten Ägyptern. Was aber bitte soll Aloe als »Verjüngungsmittel«?

Die Wunder-Süchtigkeit kann nicht nur auf den Konsumenten abgeschoben werden. Bei einer kürzlich durchgeführten Befragung von 400 Drogisten, Apothekern, Dermatologen, Wissenschaftlern, Kosmetologen und Handelsleuten kam heraus, daß nur 5 Prozent »Wunderwirkstoffe« für gefährlich halten. Rund 25 Prozent hielten sie sogar für tatsächlich wirkungsvoll. Führend dabei waren der Handel mit zwei Dritteln und die Drogisten mit etwa einem Drittel. Die Krönung aber war: »Wunderwirkstoffe« wurden von niemandem als Schwindel angesehen.

Ein fast unglaubliches Ergebnis!

Und das angesichts der Tatsache, daß etwa Kurt Salfeld als Chef der Hautklinik im Stadtkrankenhaus Minden schon 1973 anhand von Tests an 50 Versuchspersonen festgestellt hatte, daß die Verjüngungsmittelchen der Kosmetikindustrie keineswegs halten, was sie versprechen. Salfeld bei den Kosmetiktagen in Karlsruhe: »Ein Effekt auf die Beseitigung von Altersrunen durch Verjüngungscremes ist nicht gegeben.«

Professor Salfeld hatte im Verlauf von 30 Tagen die Faltentiefe gemessen. In dieser Zeit behandelten die Testpersonen zweimal täglich ihre Augenpartien mit »Wundermitteln« von acht renommierten Kosmetikfirmen, mit Präparaten, die aufgrund natürlicher oder synthetischer Wirkstoffe die »Stoffwechselvorgänge beschleunigen« sollten, und mit solchen, die unter Verwendung von »Hautgesamtextrakten oder Organextrakten wirksam« werden sollten.

Wie plump und unverfroren die Wundergläubigkeit vieler Konsumenten ausgenützt wird, demonstriert das folgende Inserat in einer großen Wiener Tageszeitung (2. Juni 1984):

...DIE PFLEGE FÜR DEN BUSEN, JETZT AUCH IN ÖSTERREICH
»Vom 30. Lebensjahr an verliert das Bindegewebe seine Elastizität. Jetzt haben Frauenärzte ein Mittel zur Lösung dieses Problems entwickelt... Es enthält in einer speziellen Emulsion verjüngende Phyto-Substanzen.«

Nun, »Phyto-Substanzen« heißt einfach »Pflanzen-Substanzen«. Welche, das darf natürlich nicht verraten werden. Das ist ebenso Firmengeheimnis wie der Nachweis, daß sie »verjüngen«.

Hautschutz

Sonnenstrahlung:
Wohltat und Risiko

Aufgrund des Standes der modernen Lichtforschung müssen wir annehmen, daß der heute übliche Sonnenkonsum für den Menschen äußerst schädlich ist.

Der österreichische Dermatologe Fritz Gschnait erklärt schlicht und bündig: »Als Manifestationsschwellenwert für die Entstehung von Hautcarcinomen bei Europäern wurden 60 000 bis 120 000 Sonnenstunden angegeben. Die Elastose und die damit verbundene Faltenbildung treten noch früher auf.«

Das heißt, daß Hautkrebs eine Folge langdauernder Einwirkung von Sonnenstrahlung ist. Menschen mit empfindlicher Haut – Hauttyp I und II (siehe Kapitel »Hauttypen«) – sind natürlich früher in der Risikozone, vor allem dann, wenn sie sich der Sonne ohne ausreichenden Schutz aussetzen und häufig Sonnenbrand bekommen.

Hautkrebs ist heute der beim Menschen am häufigsten vorkommende Krebs. Es gilt als wissenschaftlich gesichert, daß die UV-Strahlung dabei der entscheidende Faktor ist.

Die Sonnenstrahlung setzt sich aus Ultraviolettstrahlung (UV), sichtbarer Strahlung und *Infrarotstrahlung* zusammen. Diese Strahlung besteht aus kleinsten, nicht mehr teilbaren Energieeinheiten (Quanten). Die Fortbewegungsform wird in Wellenlängen ausgedrückt. Die kurzwelligste Strahlung hat der UV-Bereich, gefolgt vom sichtbaren- und Infrarotbereich. Innerhalb des UV wird zwischen UVC, UVB und UVA unterschieden.

Die *UVC-Strahlen* erreichen die Erdoberfläche nicht, da sie vom Ozongürtel, der in einer Höhe von etwa 45 Kilometer die Erde umgibt, absorbiert werden. UVC-Licht kann aber künstlich hergestellt werden. Es wird wegen seiner bakterientötenden Wirkung zur Desinfektion von Luft, Wasser und Lebensmitteln verwendet. Für die Haut ist UVC gefährlicher als UVB. Es wurde daher im Lauf der Zeit aus Heimsonnen und Solarien weitgehend eliminiert.

UVB-Strahlen werden von der Ozonschicht nicht absorbiert, sondern nur reduziert. Ihr Anteil liegt bei zirka zehn Prozent der gesamten ultravioletten Strahlung, welche die Erde erreicht. Die zur Hautbräunung führende Melaninbildung kommt vor allem durch UVB zustande. Die zur Melaninbildung führende Strahlungsdosis ist bei den verschiedenen Hauttypen unterschiedlich. Für Hauttyp I liegt die *»minimale Erythemdosis«* – die unterschwellige, gerade wahrnehmbare Rötung der Haut – bei zirka zehn Minuten Sonnenbestrahlung. Für Hauttyp II bei zirka 20 Minuten und für Hauttyp III bei zirka 30 Minuten. Die Überschreitung der minimalen Erythemdosis ist hauptsächlich für Hauttyp I und II ein Problem und führt zu mehr oder weniger starkem Sonnenbrand.

Die Entstehung des Sonnenbrandes ist noch nicht vollständig erforscht. Die Hautrötung wird durch eine Erweiterung der Blutgefäße bewirkt, die vermutlich durch Prostaglandine (hormonähnliche Substanzen) zustande kommt. Schon die minimale Erythemdosis bewirkt Zellschäden in der Haut. Bei drei- bis fünffacher Dosis kommt es zur Vernichtung von Zellen und zur Bildung von Blasen, wie bei Verbrennungen. Kommt es häufig zu solchen akuten Schäden, dann werden daraus chronische Schäden. Durch das Auftreten abnormer Fasern im Bindegewebe der Haut kommt es zu einer verfrühten Faltenbildung, zur Ausbildung heller und dunkler Flecken durch Schädigung oder Zerstörung der Melanozyten und zu Hautkrebs. *Die Haut vergißt nichts. Die Uhr tickt von der ersten Sonnenstunde an.* Jede weitere Stunde erhöht das Risiko. Fred Urbach von der Temple University in Philadelphia beschreibt die Entwicklung so: »Zuerst sieht man alt aus, dann bekommt man Lichtschwielen, dann Hautkrebs. Wenn wir lang genug lebten, würden wir alle Hautkrebs kriegen.«

Die Ursache ist die UV-bedingte Zunahme von Suppressor-T-Zellen, die die natürliche Immunabwehr des Organismus gegen Tumorzellen in der Haut unterdrückt. Die Gefahr ist nicht zu unterschätzen.

In der BRD erkranken nach Hellmut Ippen jedes Jahr 100 000 Menschen an Hautkrebs, »nur weil sie sich zu lange sonnten«.

Daran ist nicht nur das Sonnenbaden beteiligt, sondern auch die allgemein zunehmende Bestrahlung, solange es Tag ist.

Weltweit kommt Hautkrebs heute fünfmal so häufig vor wie noch vor dem Zweiten Weltkrieg. Australien, die amerikanischen Südstaaten und Skandinavien sind die Länder mit der höchsten Hautkrebsrate.

Am meisten gefährdet sind Gesicht, Nacken und Hände, also jene Körperpartien, die am häufigsten unbedeckt sind. Weißhäutige Menschen des Hauttyps I und II erkranken am häufigsten an Hautkrebs, speziell dann, wenn sie in sonnenintensiven Ländern leben.

Allein die überwiegend von keltischen und angelsächsischen Einwanderern abstammenden *Australier* haben 50 Prozent der Welt-Hautkrebs-Rate zu verzeichnen. Es folgt Texas mit 30 Prozent. Ganz Afrika hat hingegen nur einen Anteil von 1 Prozent.

Glücklicherweise ist bei den am häufigsten vorkommenden sonnenbedingten Hautkrebsarten, dem *Basaliom* und dem *Spinaliom*, bei rechtzeitiger Erkennung in 95 bis 97 Prozent der Fälle Heilung möglich. Beim bösartigen *Melanom* überlebt nur etwa die Hälfte der Patienten.

In der BRD werden schätzungsweise 5 von 100 000 Einwohnern von einem malignen Melanom befallen. Weltweit hat sich die Häufigkeit dieser Krebsart in den vergangenen 20 Jahren verzehnfacht. Die Tendenz ist weiterhin steigend. Die Frage, ob das maligne Melanom ebenso wie das Spinaliom und das Basaliom vorwiegend auf Sonnenbestrahlung zurückzuführen ist, kann man wissenschaftlich noch nicht eindeutig beantworten.

Vieles deutet darauf hin, daß langjährige intensive Sonnenbestrahlung und schwere Sonnenbrände in Verbindung mit einer Reihe von Umwelt- und Verhaltensformen diesen Krebs bei entsprechend disponierten Menschen auslösen können. Frauen bekommen doppelt so häufig ein bösartiges Melanom wie Männer. Das Risiko wird durch eine reduzierte Durchblutung der Haut, durch fehlende Bewegung, Degeneration der Gefäße, durch falsche Ernährung, Toxine wie Kohlenmonoxid und Stickoxid und die Verdünnung der Haut durch aggressive Pflege-

gewohnheiten erhöht. Bedenklich ist, daß in zunehmendem Maß junge Menschen an Melanomen erkranken.

Die dritte Gruppe der ultravioletten Strahlen, das *UVA-Licht*, stimuliert ebenfalls die Melaninbildung. Obwohl der Anteil UVA zu UVB 9:1 ist, dauert die Bräunung mit UVA wesentlich länger. Zur Auslösung eines Erythems sind hohe Energiemengen notwendig. 1000mal soviel UVA entspricht dem UVB. Die UVA-Strahlen dringen in die Haut tiefer ein als die UVB-Strahlen. UVA wird heute in vermehrtem Ausmaß in Solarien und Heimsonnen eingesetzt. Die Begründung der Hersteller lautet, daß UVA wesentlich »gesünder« und ungefährlicher sei als UVB. Diese Argumentation muß nach dem neuesten Stand der Wissenschaft bezweifelt werden.

Schon 1974 warnten Chemiker der University of California, Sherwood Rowland und Mario Molina, vor einer Bedrohung des Lebens auf der Erde durch *Treibgase aus Spraydosen:* Durch diese *Fluorchlorkohlenwasserstoffe* werde der Ozonschild gegenüber UVB-Strahlen durchlässiger. Rowland und Molina hatten ihre Berechnungen aufgrund von Laboruntersuchungen angestellt.

Seither wurde durch jahrelange direkte Messungen in der Stratosphäre festgestellt, daß tatsächlich Ozon abgebaut wird. Strittig sind nur die Menge und der Verursacher. Fest steht, daß auch die Auspuffgase von Überschallflugzeugen und verschiedene Naturerscheinungen wie zum Beispiel Vulkanausbrüche oder große Waldbrände Ozon abbauen. Schwankungen in der durchschnittlichen Ozonkonzentration könnten auch mit dem 11-Jahres-Zyklus der Sonnenflecken zusammenhängen.

Nachdem einige Staaten ein weitgehendes Verbot für Treibgase in Spraydosen erlassen haben, kam es im Januar 1984 in Wien zum Entwurf eines weltweiten Rahmenabkommens für den Schutz der Ozonschicht. Juristen und Sachverständige der im Rahmen des UN-Umweltprogramms organisierten Tagung definierten als Ziel des Abkommens den Schutz der menschlichen Gesundheit und der Umwelt gegen mögliche schädliche Auswirkungen einer Beeinträchtigung der Ozonschicht durch Emissionen chemischer Substanzen. Eine der ernstesten Folgeerscheinungen, die in diesem Zusammenhang bisher festgestellt werden konnte, sei eine Zunahme des UVB-Strahleneinfalls und eine dadurch bedingte

Zunahme der Fälle von Erkrankungen des Hautgewebes.

Es gibt heute schon eine ganze Menge von umweltneutralen Treibmitteln. Man müßte also nicht auf die praktischen Sprays verzichten, sondern nur die Produktion umstellen.

Eine ganz andere Position vertritt die chemische und kosmetische Industrie: Die Verteufelung der Aerosol-Sprays sei voreilig gewesen. Ein Bericht der National Academy of Sciences habe im Februar 1984 bestätigt, daß trotz des Verbots der Fluorchlorkohlenwasserstoffe durch die amerikanische Umweltbehörde keine Änderung in der Ozonschicht beobachtet werden konnte. Nach der Studie sei der »früher befürchtete Ozonabbau nach neueren Erkenntnissen sehr unwahrscheinlich geworden«. Die »Ozon-Überreaktion« sei auf »radikale Umweltschützer« zurückzuführen, die der Aerosol-Industrie durch die Verteufelung ihrer Produkte schweren Schaden zugefügt habe.

Diese Argumentation steht auf schwachen Beinen. Denn S. Rowland und M. Molina warnten ja vor einem Abbau der Ozonschicht bei *fortgesetzter Steigerung* der Aerosol-Emissionen. Eine Warnung, die man mit der weichen Formulierung »unwahrscheinlich geworden« auch heute nicht einfach vom Tisch wischen kann. Außerdem gibt es eine ganze Reihe von Wissenschaftlern, die erklären, daß der Abbau der Ozonschicht in der Stratosphäre nach wie vor ein ernstes Problem sei.

Die Gefahren der Sonnenstrahlung für den Menschen sind trotz einer Fülle von Informationen in letzter Zeit noch nicht ins allgemeine Bewußtsein vorgedrungen. *Mehrere Studien haben gezeigt, daß gerade die hellhäutigen Sonnenempfindlichen die sonnenhungrigsten sind.* Ein Ausgleichsversuch von Mutter Natur?

1980 wurde in der BRD durch Grundlagenstudien festgestellt, daß Sonnenbaden und Sonnenbräune für Prestige und Image eine sehr große Rolle spielen. 59 Prozent der Befragten meinten, daß »braungebrannte Menschen irgendwie erfolgreich wirken«. 96 Prozent verspürten »ein herrliches Gefühl, wenn man so richtig intensiv braun ist«, und 61 Prozent hielten »jemanden, der kräftig braun ist, für gesund«.

Allerdings war allen Befragten gleichzeitig klar, daß zuviel Sonne der Haut schaden kann. Und immerhin 96 Prozent wußten, daß die Haut durch zuviel Sonne schneller altert und faltig wird.

Die Einstellung der meist hellhäutigen und sonnenempfindlichen Mitteleuropäer zur Sonnenbestrahlung ist also wider besseres Wissen falsch. Es handelt sich um ein psychologisches Problem: Niemand will gern das »weiße Schaf« unter den beneideten Braungebrannten sein. Deshalb nehmen auch hellhäutige Blonde gern reichlich Sonnenbäder. Denn die braune Haut wird mit Kraft und Erfolg, Aktivität und Gesundheit verbunden. Indirekt signalisiert sie ja auch finanzielle Stärke: Schau her, ich kann mir Muße und Sonne – im Winter beim Schifahren, im Sommer im sonnigen Süden – leisten.

Menschen mit dunklem Hauttyp sind dagegen weniger sonnenhungrig.

Von den 200 Millionen Menschen, die alljährlich sonnenintensive Gebiete aufsuchen, bleiben sie der Sonne eher abgewandt. Das konnte durch eine Befragung von 20 000 Menschen in Österreich, Australien, Frankreich, der BRD, Spanien, Schweden und der Schweiz (F. Greiter, G. Guttmann) eindeutig geklärt werden. So sind zum Beispiel die mehrheitlich dunkelhäutigen, weniger sonnenempfindlichen Franzosen besonders vorsichtig. Nahezu ein Drittel hält das Sonnenbaden für unerfreulich und ungesund und meidet deshalb die übermäßige Sonnenbestrahlung. Die eher hellhäutigen Österreicher, Deutschen und Australier sind der Sonne hingegen besonders zugewandt.

Interviews in Australien haben ergeben, daß gerade die Sonnenempfindlichen das Risiko nicht richtig einschätzten. Auf die Gefahren intensiver Sonnenbestrahlung angesprochen, reagierten die Angesprochenen mit Erstaunen. Bedenken hielten sie für übertrieben und meinten, jährlich zwei bis drei Sonnenbrände könnten ruhig in Kauf genommen werden.

Eine Untersuchung in den Vereinigten Staaten zeigte, daß Männer gegenüber der Sonne leichtsinniger sind als Frauen. Von 100 Frauen waren 35 der Überzeugung, daß Sonne ungesund und unerfreulich sei; von 100 Männern nur 20. Wieviel Aufklärungsarbeit noch zu leisten ist, wurde beim New Yorker Hautkrebskongreß im Mai 1983 deutlich. »Zurück unter den Sonnenschirm« war die Devise.

Mediziner der amerikanischen Universität Pennsylvania haben herausgefunden, daß 60 Prozent der Sonnenanbeter Schutzmittel (vgl. das folgende Kapitel) links liegen lassen, weil sie glauben, ohne Filter schneller braun zu werden. Diejenigen, die Sonnenschutzmittel verwenden, wollen damit nur intensivere Bräunung erreichen.

Das Sonnenbad hat nicht nur Nachteile. Bei richtiger Dosierung, welche für alle Menschen bei einer minimalen Erythemdosis (1 MED) – das ist eine gerade wahrnehmbare, leichte Rötung – liegt, gibt es eine Reihe von Vorteilen, die lebensnotwendig sind. Das Sonnenlicht ist an der *Vitamin-D-Bildung* im menschlichen Organismus beteiligt. Es fördert die für die Knochen wichtige *Kalziumbildung* und unterstützt die *Abwehr von Krankheiten*, die *Leistungs-, Motivations- und Konzentrationsfähigkeit*. Die *Vitalität* des Menschen wird weitgehend von der Sonne beeinflußt. Außerdem kommt es zu einem natürlichen Schutz des Organismus durch vermehrte Melaninbildung und Verdickung der Hornschicht der Haut.

Die minimale Erythemdosis ist für die Hellhäutigen – Hauttyp I und II – sehr rasch erreicht. In Europa gehören zirka 20 Prozent aller Menschen zu diesen beiden Hauttypen. Die Bestrahlungszeit läßt sich von Tag zu Tag für Hauttyp I überhaupt nicht, für Hauttyp II nur ein wenig erhöhen. Dabei ist auch zu berücksichtigen, daß jeder Strahl, der die Haut erreicht, wirksam ist. Auch hinter Autoscheiben, Gebäudefenstern, unter Textilien und im Wasser, am Wasser, in Eis und Schnee, durch reflektiertes Licht.

Polyamid-Kunststoffasern wie Nylon und Perlon lassen einen Großteil der Sonnenstrahlung passieren. Es wird vermutet, daß gerade *synthetische Stoffe* besonderer Webart an der Zunahme des strahlungsbedingten Hautkrebses beteiligt sind, weil die Haut wesentlich weniger textilen Sonnenschutz erhält. Sogar Baumwolle läßt in trockenem Zustand zirka 6 Prozent UV-Strahlung durch, in nassem Zustand bis zu 20 Prozent. In sauberem Wasser dringen die Sonnenstrahlen bis zu etwa 80 Zentimeter ein, in verschmutztem noch bis zu 40 Zentimeter (Greiter).

Sonnenschutzmittel

Die einzige Möglichkeit, die Bestrahlungsdauer ohne das Risiko eines Sonnenbrandes über die Eigenschutzzeit hinaus zu erhöhen, besteht in der Verwendung von Sonnenschutzmitteln.

Moderne Sonnenschutzmittel enthalten *Filter für UVB- und UVA*-Licht. Der *Sonnenschutzfaktor* – von 2 aufwärts – gibt an, wie stark die Schutzwirkung des Filters ist. Die Technik und der Begriff des Lichtschutzfaktors wurde von Rudolf Schulze definiert und von Franz Greiter als Sonnenschutzfaktor für die praktische Verwendbarkeit umgesetzt und in den sechziger Jahren dem Publikum präsentiert. In den siebziger Jahren wurde er zusammen mit den Harvard-Forschern T. B. Fitzpatrick und M. A. Pathak der US-Bundesbehörde FDA vorgestellt und schließlich weltweit übernommen. Wieder einmal waren die Vereinigten Staaten das erste Land, welches eine Idee aufgriff und in eine staatliche Empfehlung umsetzte, in diesem Fall für die Definition von Sonnenschutzmitteln. In Europa streitet man sich noch heute um eine einheitliche Methode, und es trat das ein, was T. B. Fitzpatrick in einem aktuellen Dermatologiebuch über den »Sun Protection Factor« (SPF) beschrieb:

»…Unfortunately the original concept of the SPF by GREITER et al. has been maligned by an SPF ›race‹ in the industry. Entrepreneurial pharmaceutical companies have marketed preparations claiming an SPF of 26 or more… a useful index can be exploited by short-sighted, publicity-minded manufacturers…«

Womit T. B. Fitzpatrick sein Bedauern ausdrückt, daß das ursprüngliche Sonnenschutzfaktor-Konzept von Greiter in einen Wettbewerb der Industrie ausartet, die Faktoren bis 26 und mehr angeben. Hiermit sei wieder einmal ein Beispiel gesetzt, wie ein nützlicher Index von kurzsichtigen, auf Publizität bedachten Herstellern ausgebeutet werde…

Der Sonnenschutzfaktor multipliziert die natürliche Eigenschutzzeit. Bei einer Eigenschutzzeit von zehn Minuten (Hauttyp I) und einem Sonnenschutzfaktor von zwölf kann man also 120 Minuten in der Sonne bleiben. Die maximale Aufenthaltsdauer in der Sonne liegt für Hauttyp III bei etwa 3,5 Stunden. Dann muß auch ein Mensch mit diesem an

*sich weniger empfindlichen Hauttyp aus der Sonne, wenn er keinen
Sonnenbrand bekommen möchte.*

Um den Schutz im Wasser aufrechtzuerhalten und nicht nach jedem Bad wieder neu auftragen zu müssen, wurden *wasserfeste Sonnenschutzmittel* entwickelt. Sie setzen sich international zunehmend durch. Diese Sonnenschutzmittel sind im übrigen auch schweißbeständig.

Nicht alle Produkte, die das gleiche versprechen, halten auch das gleiche. Bei einer *Prüfung des Konsumentenmagazins »Test«*, veröffentlicht im Jahr 1979, wurde auf die Problematik der Prüfverfahren hingewiesen. Die Messungen seien zum Teil »subjektiv und nicht hundertprozentig zuverlässig«. Die auf den Produkten deklarierten »Lichtschutzfaktoren« lieferten »nur einen ungefähren Anhaltspunkt«.

Wie ungefähr dieser Anhaltspunkt ist, gab »Test« mit einer Streuung von ±1,5 an. Das heißt, ein Sonnenschutzfaktor von 6 kann auch einer von 4 sein. Der Versuch wurde nach einer Empfehlung der Deutschen Gesellschaft für Lichtforschung mit Ultravitalux-Lampen durchgeführt, welche dem Sonnenspektrum nicht entsprechen.

1984 ein ähnliches Bild: Bei einem »Test«-Test von Sonnenschutzmitteln mit den Faktoren 3 und 4 entsprachen zwei Produkte nicht den Angaben auf der Packung: »Ambre Solair Sonnenmilch« entsprach nur Faktor 2 (statt 3) und »Ponds Sonnenmilch mit Kakaobutter« nur Faktor 3 (statt 4). Angeblich wurde die Rezeptur später von den Anbietern geändert.
Dabei ist das wieder einmal nur die Spitze des berühmten Eisberges...

Bei einem Test, der 1983 in *Frankreich und den Benelux-Ländern* nach der gleichen Methode durchgeführt wurde, gab es eine mittlere Streuung von 125 Prozent. Das heißt, daß ein und dasselbe Produkt an verschiedenen Menschen Faktoren von vier bis neun ergab...

Am »Test«-Test wird die Grundproblematik sehr deutlich sichtbar: Es gibt kein international verbindliches und genormtes Prüfverfahren für den Sonnenschutzfaktor eines Produktes. Ein vom Konsumentenstandpunkt aus äußerst unbefriedigender Zustand. Noch dazu bei ei-

*nem Markt, auf dem 1982 allein in der BRD Sonnenschutz- und Bräu-
nungskosmetika für 150 Millionen Mark umgesetzt wurden.*

Ideal wäre natürlich ein *Testverfahren unter natürlicher Sonne*. Da
diese Methode sehr aufwendig und wetterabhängig ist, wird seit
langem nach einem Verfahren gesucht, das im Labor vorgenommen werden kann.

Franz Greiter hat 1982 ein Testverfahren publiziert, in dem mit
einer Xenon-Lampe gearbeitet wird, deren Strahlung dem Sonnenlicht sehr ähnlich ist. Auch die anderen Testbedingungen sind
so ausgelegt, daß sie der Praxis eines Sonnenbades möglichst nahe-
kommen. Bei Vergleichen mit den Ergebnissen von Harvard, wo
unter natürlicher Sonne getestet wird, hat sich herausgestellt, daß
diese Werte natürlichen Sonnenbedingungen weitgehend entsprechen.

Die ersten Versuche, weltweit eine Standardisierung der »Methode Harvard-Greiter« herbeizuführen, reichen bis ins Jahr 1976
zurück, mit den ersten Ansätzen Mitte der fünfziger Jahre. Zunächst wurden die Sonnenschutzfaktor-Bestimmungen mit der
Labormethode nach Schulze-Ippen vorgenommen. Von Anfang
an spielte aber auch schon der Selbstversuch an der eigenen Haut
eine besondere Rolle. In den letzten 20 Jahren wurden an die 500
Selbstversuche mit etwa 2800 Präparaten durchgeführt, weitere
über 30 Laborversuche an über 400 Versuchspersonen und 13 Versuche unter natürlicher Strahlung an 220 Versuchspersonen. Besondere Bedeutung wurde der praktischen Anwendung unter natürlicher Sonnenstrahlung zugemessen. Rund 1700 Sportstuden-
ten bewerteten die Schutzeigenschaften von rund 7000 Produkten.
Bei 175 Expeditionen mit rund 1500 Teilnehmern wurden über
1000 Präparate getestet, zum Teil unter extremen Bedingungen in
Höhen von 7000 bis mehr als 8000 Meter.

*Das Ergebnis dieser umfangreichen Feldstudien war, daß die üblichen
Labormethoden andere Ergebnisse bringen als die Tests unter natürlicher Sonnenstrahlung. Auch die in den USA neben den Versuchen mit
Testpersonen üblichen Labormethoden an haarlosen Mäusen können
der Praxis des Sonnenbades nicht gerecht werden.*

Von Madhu Pathak, Harvard Medical School in Boston, werden
immer wieder Vergleiche angestellt, ob die auf der Packung ange-

gebenen Werte den praktischen Anwendungsbedingungen entsprechen. Im folgenden wird eine Zusammenfassung dieser Untersuchungen dargestellt:

VERGLEICH SONNENSCHUTZFAKTOREN (SF)

Parameter	Packung	Laborwert	Feldwert passives Sonnenbad	aktives Sonnenbad (Schwimmen-Schwitzen)
x	9,00	10,84	5,93	3,51
s	5,04	5,56	3,73	1,44

x = Mittelwert aller auf der Packung angegebenen SF
    gefunden unter Laborbedingungen
    gefunden unter natürlicher Sonne (nur liegen)
    gefunden unter natürlicher Sonne einschließlich Sport, der
    mit Schwitzen und Schwimmen verbunden war.
s = Standardabweichung = Abweichung vom Mittelwert nach
    oben und unten.

Die Tabelle zeigt, daß ein Großteil der Produkte den auf der Packung angegebenen Werten des Sonnenschutzfaktors nicht entsprechen. Das heißt, daß alle geprüften Produkte zusammen viel schlechter waren, als angegeben oder im Labor gefunden wurde. Bei einem 1983 durchgeführten klinischen Sonnenschutzmittel-Test, der die bekanntesten europäischen und amerikanischen Produkte einschloß, entsprachen ebenfalls nur wenige den praktischen Erfordernissen eines Sonnenbades:

Ein Produkt, das Faktor 20 versprach, konnte zum Beispiel nur Faktor 10 halten (»Delial Sonnenmilch«). Nach dem Schwimmen sank die Wirkung einiger Sonnenschutzfaktoren auf Werte weit unter 50 Prozent der Angabe auf der Packung.

Zuletzt wurde der Österreichische Normenausschuß mit der Einführung einer einheitlichen Testmethode für Sonnenschutzfaktoren befaßt. Reaktion: Man könne damit international nicht ankommen. Das zeigte sich tatsächlich bei einigen wichtigen Kongressen, zuletzt beim Weltkongreß für Dermatologie in Tokio.

Liegt die Zurückhaltung daran, daß die Industrie bei natürlichen Tests mehr darauf achten müßte, daß das, was sie auf der Packung deklariert, auch in der Realität zutrifft, also unter den natürlichen Bedingungen des Sonnenbades?

Der Texas-Test von Madhu Pathak im Juni 1983 hat klargemacht, daß Sonnenschutzfaktoren von über zwölf unter Bedingungen, wie sie in der Praxis herrschen, nicht halten. Das ist auch deshalb wichtig, weil sich gezeigt hat, daß das Wiederauftragen eines Sonnenschutzmittels nicht viel bringt. Für im Sport oder am Strand durchaus übliche Expositionszeiten von mehreren Stunden sollten daher auch Menschen mit weniger empfindlicher Haut sofort Mittel mit hohem Sonnenschutzfaktor verwenden.

Das Wiederauftragen von Sonnenschutzmitteln ist nur sinnvoll, wenn es rechtzeitig vorgenommen wird. Ein Beispiel: Bei einer Eigenschutzzeit von zehn Minuten und einem Sonnenschutzfaktor von 6 ergibt sich eine Expositionszeit von 60 Minuten. Wenn man das Mittel 30 Minuten vor Ablauf der 60 Minuten erneut aufträgt, kann man noch weitere 25 Minuten in der Sonne bleiben, also insgesamt 85 Minuten. Dann aber besteht die Gefahr eines Sonnenbrandes.

Aufgrund der Harvard-Ergebnisse wurde kürzlich von F. Greiter der Begriff »Ökofaktor« geprägt. Er gibt an, wie ökonomisch (preiswert) und ökologisch (umweltfreundlich) Sonnenschutzmittel sind. Ein Produkt mit Ökofaktor 0,3 entspricht also nur einem Drittel seines Wertes, dafür belastet es zu zwei Drittel die Umwelt.

»Geheimrezepte«

SO WERDEN SIE BRAUN WIE NOCH NIE

Unter diesem Titel brachte eine große österreichische Tageszeitung zwei »Geheimrezepte für perfekte Sonnenbräune«, die tatsächlich in Staunen versetzten.

Geheimrezept Nr. 1: »Bitten Sie einen Bauern um ein Achtel von jenem Öl, mit dem er die feine Haut am Euter seiner Kühe vor dem Melken einreibt. Vor dem Sonnenbrand leicht einmassieren, danach mit warmem Wasser abwaschen.«

Der Sonnenbrand ist dem Anwender mit dieser Methode sicher – und alle damit verbundenen Hautschäden.

Geheimrezept Nr. 2: »Mischen Sie Olivenöl mit einem Schuß Zitrone und Karottensaft ab. Der einzige Nachteil: Das Zeug riecht wie ranzige Butter.« (Karotten = Möhren)

Es gibt noch einen Nachteil: Das Zeug schützt nicht nur nicht vor Sonnenbrand, der Schuß Zitrone kann unter Umständen zu bösen photoallergischen und phototoxischen Reaktionen führen. Zitrone enthält nämlich Bergapten, eine aktive, phototoxische Substanz.

Eine deutsche Zeitschrift schreibt über »Sonnenlotionen, die gar keinen Lichtfilter enthalten«: »Sie gerben die Haut etwas und sorgen so dafür, daß sie sich verdickt und schneller die sogenannte Lichtschwiele aufbaut. In dieser Schwiele bleibt dann zumindest ein Teil der Strahlung stecken...«

Irreführung mit Gefahr für die Gesundheit, oder »fahrlässige Körperverletzung«...?

Was tun bei Sonnenbrand?

Die Kosmetikindustrie bietet eine Reihe von »After-Sun«-Produkten an. Sie kamen bei einer Prüfung der Konsumentenzeitschrift »Test«, die allerdings schon acht Jahre zurückliegt, schlecht weg. Von 25 geprüften Produkten milderten nur fünf den Sonnenbrand. Weitere elf spendeten zwar Feuchtigkeit, verstärkten jedoch den Sonnenbrand oder hatten keinen positiven Einfluß auf ihn. Der Rest brachte weder Feuchtigkeit noch Linderung.

Titel des »Test«-Berichtes: »Kein Verlaß auf Werbesprüche.« Zwei typische Beispiele:

APRES KÖRPERMILCH
Werbung: »...Diese kosmetisch hochwertige Feuchtigkeitsmilch mit Collagen schenkt der Haut Elastizität und faltenlos zarte Schönheit, und Ihre Haut erhält wieder jugendliche Spannkraft.«

Testergebnis: Das Mittel führt den obersten Hautschichten zuwenig Feuchtigkeit zu.

APRES MILCH

Werbung: »Speichert Feuchtigkeit und schenkt der Haut neue Elastizität... Sie lindert Sonnenbrand.«

Testergebnis: Das Mittel verstärkt den Sonnenbrand. Es führt den obersten Hautschichten zuwenig Feuchtigkeit zu

Die »Test«-Kritik ist nicht weiter verwunderlich. Wie berichtet, haben wissenschaftliche Studien gezeigt, daß der Haut durch Feuchtigkeits-Emulsionen des Typs O/W mehr Feuchtigkeit entzogen als gegeben wird.

Am besten ist es natürlich, man läßt es gar nicht zum Sonnenbrand kommen. Aber wenn es einmal soweit ist, helfen bei leichten Formen Umschläge mit Kamillentee, weitgehend alkoholfreie Lotionen mit reizmildernden Kräuterauszügen, aber auch möglichst fettfreies Joghurt. Kühlung ist dann alles! Bei starkem Sonnenbrand muß ein Arzt aufgesucht werden.

Lichtzeitbomben: Heimsonnen und Solarien

Die Wirkung des natürlichen Sonnenlichts auf den Menschen hat, wie schon beschrieben, positive und negative Seiten. Interessant ist in diesem Zusammenhang, daß einer eher negativen Einstellung westlicher Wissenschaftler eine positive Ansicht im Osten, speziell in der *russischen Forschung* gegenübersteht. Während der Westen die Zunahme von Hautkrebs allzu vereinfachend der vermehrten Sonnenexposition zuordnet, ohne die Umweltbelastungen zu berücksichtigen, bestrahlen die Russen ihre Schulkinder während der Pausen mit UV-Licht, um den Folgen eines Lichtmankos zu begegnen.

Das ist eben der entscheidende Punkt: UV-Bestrahlung mit natürlichem oder künstlichem Licht ist für den menschlichen Organismus vorteilhaft. Unter der Voraussetzung, daß die *minimale Erythemdosis* nicht überschritten wird, die ohne Sonnenschutzmittel je nach Hauttyp in 10 bis 40 Minuten, mit Sonnenschutzmitteln entsprechend dem Sonnenschutzfaktor in maximal zwei bis vier Stunden erreicht ist. Allerdings ist natürliches Sonnenlicht der künstlichen Bestrahlung vorzuziehen. In den Heimsonnen und Solarien wurde, nachdem angeblich das schädliche UVC eliminiert wurde, in letzter Zeit auch UVB weitgehend ausgeschaltet. Eine Untersuchung des »Test«-Magazins aus dem Jahr 1977 zeigte, daß mehr als die Hälfte der getesteten Solarien UVC abgab. Der Solarien-Boom begann schon 1972. Später gab man vor, mit UVA-Strahlung allein nur die Benefizien, vornehmlich die Bräunung, zu gewährleisten. Ein falscher Weg, wie sich jetzt herausstellt.

Beim ersten Weltkongreß für Hautkrebs, 1983 in New York, erklärte der amerikanische Photobiologe Madhu Pathak, daß sowohl UVB- als auch UVA-Strahlen krebsfördernd seien. Pathak machte beide Strahlentypen dafür verantwortlich, das körpereigene Immunsystem zu schwächen und die Widerstandsfähigkeit bei verschiedenen Infektionskrankheiten zu mindern. Zu ähnlichen Annahmen war 1982 eine australische Untersuchung gekommen. Mehr noch: Möglicherweise, so hieß es, sei das UV-Licht von Kunstsonnen wesentlich gefährlicher als natürliches Sonnenlicht, da die Solarien meist weit stärkere Strahlung abgeben als das Spektrum der Sonne, wodurch die natürlichen, der Sonnenstrahlung entsprechenden Abwehrmechanismen der Haut nicht mehr funktionieren.

Schmal und kurzsichtig, wie nur »Pseudowissenschaft« sein kann, hat man Kunstlicht auf den menschlichen Organismus losgelassen, mit dem er nichts anzufangen wußte. Erst kürzlich hat d'Ambrosio nachgewiesen, daß die Reparaturschnelligkeit des genetischen Materials, DNS, unter natürlicher Strahlung besser funktioniert als unter UVB-Strahlung allein. Das gleiche dürfte für die UVA-Strahlung gelten, wenn sie entsprechend stark ist.

Kunstsonnen sind also nur dann zu akzeptieren, wenn sie natürlicher Sonnenstrahlung weitgehend entsprechen. Das Maximum ist auch in diesem Fall die minimale Erythemdosis. Eine Verlängerung durch Sonnenschutzmittel unter künstlicher Strahlung ist aber Unsinn, weil man dann nur länger unter der Lampe liegen muß.

Für jene, die sowieso reichlich Sonne konsumieren, sind Solarien und Heimsonnen eine zusätzliche Belastung ihrer Gesundheit.

Man kann sich ja lebhaft ausmalen, wohin das führt, wenn schon heute in der BRD gut 2000 Sonnenstudios ihre Röstdienste anbieten und in über 250 000 Haushalten Heimsonnen strahlen.

Daß UVA-Licht aus »Bräunungsstudios« die Hautalterung beschleunigt, ist der Wissenschaft schon seit vielen Jahren bekannt. Die Konsumentenzeitschrift »Test« veröffentlichte dazu schon 1979 Stellungnahmen bekannter Hautärzte.

Hellmut Ippen von der Hautklinik Göttingen erklärte:

»Die Gefahr liegt darin, daß die Strahlen, die die Hautbräunung einleiten, auch für die Hautalterung verantwortlich sind – auch die UVA-Strahlen. Wer braun sein will, soll sich lieber die Haut künstlich färben!«

Stüttgen von der Hautklinik Berlin sprach von Untersuchungsergebnissen, nach denen UVA-Strahlen in tieferen Hautschichten Bindegewebsveränderungen hervorrufen.

Und Arthur Wiskemann von der Hautklinik Hamburg kritisierte, daß die UVA-Dosen der Bräunungsstudios die Elastizität des Bindegewebes in einer nicht mehr rückgängig zu machenden Form schädigen.

Es ist also durchaus legitim, im Zusammenhang mit Solarien und Heimsonnen von »Lichtzeitbomben« zu sprechen. Ganz im Gegensatz dazu brachte eine Wiener Tageszeitung im Januar 1980 folgende Schlagzeile: »Hautärzte halten Strahlen für harmlos – SONNE AUS DER STECKDOSE: SOLARIEN-BOOM IN WIEN«. Bei einem Leben ohne Sonne werde der Mensch krank, hieß es in dem Artikel. Das hätten auch amerikanische Verteidigungsstrategen erkennen müssen, als U-Boot-Besatzungen monatelang unter Wasser blieben. In Versuchslabors sei deshalb ein aufwendiges Gerät entwickelt worden, »das nur noch die unschädlichen – und bräunenden – UVA-Strahlen erzeugt.« Und davon profitiere jetzt ein ganzer Unternehmenszweig…

Ein lehrreiches Beispiel für die unzulässige Übertragung von Bedingungen unter Extremsituationen auf den ganz normalen Alltag: in diesem Fall von Menschen mit Strahlungsdefizit (U-Boot-Besatzung) auf Menschen mit Strahlungsüberschuß – hellhäutige Mittel- und Nordeuropäer in der modernen Freizeitgesellschaft.

Die bei PR- und Werbeaktionen empfohlene Bestrahlungsdauer läßt dem Kundigen sowieso die Haare zu Berge stehen. Da heißt es zum Beispiel: »Eine Stunde UVA-Bestrahlung kann einen Urlaubstag im Süden ersetzen.« UVA – so betonen die Hersteller von Solarien und Heimsonnen immer wieder – sei »hautschonend« und führe »auch nicht zu chronischen Hautschäden«.

Ebenfalls in einem Wiener Blatt erschien am 23. September 1982 ein Artikel über Sonnenstudios, der in seiner total unkritischen Art schon als gesundheitsgefährdend bezeichnet werden muß:

»Die gezielte Bräunungskur beginnt mit 30 Minuten, drei- bis fünfmal in der Woche... Für wenig Hitzeempfindliche gibt es in manchen Studios Spezialgeräte, die fünfmal so schnell bräunen... In einem Innenstadtstudio steht ein ›Jumbo‹, der sogar siebenmal intensiver wirkt – der Bräunungsdeckel ist fix etwa 75 Zentimeter über dem Körper. Um die Farbe zu halten, müßten Konsequente jede Woche zweimal auf die Sonnencouch... Manchen Bleichgesichtern ist die Kunstsonne in einer Hinsicht trotz allem lieber als die echte am Palmenstrand: weil sie nur UVA-Strahlen produziert – und auf die gefährlichen UVB-Strahlen verzichtet wird –, gibt es keinen Sonnenbrand... Sonnenschutzmittel sind überflüssig. Allerdings sollte der überhitzten Haut ein Feuchtigkeitspräparat gegönnt werden...«

Ein Höllenrost. Kein Wunder, daß der Autor des Artikels die Solarien liebevoll als »Farbschinder« und »sargartige Sandwichstrahler« bezeichnet.

An dem zitierten Artikel ist schlechthin jede Empfehlung gefährlich. Sogar die, daß man der »überhitzten Haut ein Feuchtigkeitspräparat gönnen« soll. Es ist zwar richtig, daß die Haut bei Bestrahlung austrocknet und daher mehr Feuchtigkeit braucht. Aber nicht nur Feuchtigkeit, sondern auch Fett geht verloren. Beim Auftragen einer Feuchtigkeitsemulsion entsteht nun genau der gegenteilige Effekt, das muß hier nochmals betont werden: Eine Öl-in-Wasser-Emulsion provoziert die vermehrte Abgabe hauteigener Feuchtigkeit.

Es sollten nur Wasser-in-Öl-Systeme verwendet werden, die einen feinen Fettfilm über die Haut legen, ihre Feuchtigkeit an die Haut abgeben und den Verlust hauteigener Feuchtigkeit verhindern. Es gibt solche Systeme heute auch schon in flüssiger Form.

Die Problematik der *UVA-Strahlung in Solarien* besteht vor allem darin, daß erst bei extrem hoher Dosierung und langer Bestrahlungsdauer ein Erythem auftritt. Der Mensch hat kein natürliches Warnsignal gegenüber einem solchen Strahlenbombardement, denn er ist ja im Laufe seiner Entwicklungsgeschichte nur an das natürliche Strahlenspektrum der Sonne gewöhnt. Die isolierte künstliche Strahlung ist dem Organismus fremd, und die notwendigen Gegenreaktionen bleiben aus. Wie viel stärker die UVA-Strahlung von modernen Solarien gegenüber der Sonne sein kann, zeigt die Angabe von Herstellern:

UV-LICHT	SONNE		SOLARIUM
		in %	
UVA	4,9		19,1

Ein Hersteller warf seine Geräte mit folgenden Werbesprüchen auf den Markt: Seine Solarien bräunen »mehrfach schneller als die Sonne«, »garantiert ohne Sonnenbrand«, »hautfreundlich ohne Hitze«, »schöner als die Sonne«, »lang anhaltend«, »ohne Wundermittel«. Sie pflegten die Haut und erhielten sie »jung und straff«. »Das Geheimnis« heiße UVA-Licht. Zum Beweis wird das Urteil eines bekannten deutschen Hautarztes angeführt: Bei diesen Geräten trete die »beste Pigmentierung« ein, »bei völligem Fehlen der Erythemreaktion.«

Dem ist entgegenzuhalten, daß eine vermehrte Pigmentbildung nur über die Stimulierung der Melanozyten erfolgen kann. Und die kommt wieder nur durch ein Erythem zustande. Um mit UVA-Licht eine Pigmentierung zu erreichen, braucht man extrem hohe Konzentrationen. Und die sind nach dem neuesten Stand des Wissens schädlich.

Von Runzeln aus der Steckdose und eventuell auch von Hautkrebs sind vor allem Menschen mit empfindlicher Haut – Hauttyp I und II – bedroht. Warnsignale sind in den Firmenprospekten freilich kaum zu finden.

Wozu das führen kann, zeigt der Brief einer Konsumentin aus der Steiermark, die sich 1978 eine Heimsonne anschaffte, um als »Sonnenanbeterin« auch die sonnenarme Zeit zu überbrücken: »Ich befolgte genau die Angaben der Beschreibung. Aber nach ein paar Stunden rötete sich das Gesicht sehr stark, und bald danach schälte sich die Haut. Das war im späten Frühjahr. Mein Gesicht bekam rosa Flecken. Ich dachte mir nicht viel dabei und glaubte, das werde sich wieder geben. Ich verwendete noch einmal die Heimsonne. Es passierte wieder dasselbe... Als ich das erste Mal die richtige Sonne genoß, wurden diese Flecken braun, und sie vergingen den ganzen Sommer nicht. Je mehr Sonne, um so dunkler wurden sie... Weder der praktische noch der Hautarzt konnten mir gegen diese Flecken ein Rezept geben... Dazu sei gesagt, daß ich von der natürlichen Sonne immer herrlich braun wurde, ohne Sommersprossen und ohne Sonnenflecken. Es ist mir also unerklärlich. Ich nehme auch keine Pille...«

Daher nochmals zusammenfassend: Natürliche Sonne, in Maßen konsumiert, also bis zu einer minimalen Erythemdosis, ist lebenswichtig und in vielerlei Hinsicht wichtig. Nur bei extremem Lichtmangel sind Solarien oder Heimsonnen als Ersatz zulässig, wenn ihre Strahlung der natürlichen Sonne entspricht.

Kälteschutz

Bei einer Außentemperatur von minus 10 Grad Celsius und einer Fahrtgeschwindigkeit von nur 30 Stundenkilometer wirken an der Gesichtshaut minus 24 Grad Celsius. Welcher Schifahrer weiß das schon? Bei einer Wind- oder Fahrtgeschwindigkeit von zirka 70 Stundenkilometer sind es bereits minus 40 Grad Celsius! Kein Wunder, daß mit zunehmender Geschwindigkeit bei den alpinen Abfahrtsläufen der Wunsch laut wurde, ein Kälteschutzmittel zu entwickeln.

Das erste Kälteschutzmittel wurde für die Olympischen Spiele in Lake Placid entwickelt. Unter den extremen Bedingungen wurden so die Grenzen für den kosmetischen Kälteschutz getestet. Er erreicht derzeit etwa minus 30 Grad Celsius. Kälteschutzprodukte dürfen natürlich kein Wasser enthalten. Die wesentlichen Bestandteile sind spezielle Wachse und Fette, die schlechte Wärmeleiter und wasserabweisend sind.

Ein kürzlich durchgeführter *Vergleichstest* von fünf Kälteschutzmitteln zeigte, daß zwei völlig ungeeignet sind und sogar eine Kontraindikation darstellen. Eines davon ist eine Öl-in-Wasser-Emulsion. Zwei andere reichen nur für einfache Bedingungen beziehungsweise mittlere Kälteexposition.

Kälteschutz spielt nicht nur beim *Bergsteigen* und beim *Wintersport* eine wichtige Rolle. Auch bei längerem Aufenthalt im Wasser können Kälteschutzcremes eine Unterkühlung verhindern. Ein Versuch zeigte, daß eingefettete Haut in strömendem Wasser von 15 Grad Celsius um 20 Prozent weniger Wärme abgibt als nicht eingefettete, ein für Schwimmer und Surfer durchaus interessantes Ergebnis.

Es ist ja auch bekannt, daß dicke Menschen weniger leicht frieren als schlanke. Die Dicken werden durch ihre Fettschicht in der Haut besser geschützt.

Wie stark vor allem das Gesicht gefährdet ist, zeigt die besonders reiche Ausstattung der Gesichtshaut mit *Kälterezeptoren*. Nicht weniger gefährdet sind die Hände und Füße. Das hängt mit der fein abgestimmten Wärmeregulation des Körpers zusammen, die zwischen 26 Grad Celsius im »Schalenbereich« – Beine und Arme – und 37 Grad Celsius im »Kernbereich« – Rumpf – schwankt. Der »Kernbereich« mit den lebenswichtigen Organen hat die höchste Temperatur, die auch bei Abkühlung weitgehend konstant bleibt. Im »Schalenbereich« schwankt die Temperatur um etwa 10 Grad Celsius. Bei kaltem Wetter kann die Fußtemperatur bis zur Umgebungstemperatur absinken. Das ist auch der Grund, warum Extrembergsteiger vor allem an den Zehen schwere Erfrierungen davontragen. Nicht weniger gefährdet sind Finger, Nase und Ohren.

Es sollten also vor allem Gesicht, Hände und Füße geschützt werden.

Das Wärmeregulationszentrum sitzt im Zwischenhirn, das laufend die von den Hautrezeptoren aufgenommenen Werte registriert und je nach Vorrang die Regulation vornimmt. Zum anderen gibt es eine reflexartige Wirkung über die Blutgefäße in der Haut und in den Muskeln. Die im Körperinneren als Stoffwechselprodukt entstehende Wärme wird über das Gefäßsystem an die Haut abgegeben. Je nach Außentemperatur ist die Durchblutung mehr oder weniger stark. Wärme erhöht die Durchblutung um das Dreifache gegenüber Kälte gleicher Dimension.

Hautreinigung

Lob des Bewährten:
Wasser und Seife

Die Haut reinigt sich durch ständiges Abstoßen der obersten Hornschicht selbst. Dieser Vorgang der Selbstreinigung reicht aber unter den heutigen Umweltbedingungen nicht aus.

Wasser war für den Menschen das ursprüngliche Reinigungsmittel, noch vor der Zivilisation. Aber mit den Anfängen der Kultur, des Schminkens und Bemalens der Haut und mit dem ständigen Tragen von Kleidern kam offenbar der Wunsch nach einem intensiveren Reinigungsmittel auf.

Die ersten schriftlichen Zeugnisse für die Verwendung der Seife sind Tontafeln in sumerischer Keilschrift um 2000 v. Chr. Sie bestätigen die Verwendung von Pottasche für die Reinigung von Kleidern. Die Pottasche wurde aus alkalihaltigen Pflanzen hergestellt, vor allem aus Seifenkraut. In einer sumerischen Apothekertafel aus dem Jahr 2200 v. Chr. wird Seife als Heilmittel beschrieben. Auch in alten ägyptischen Papyrus-Rollen sind Rezepte für Seifen enthalten. Sie wurden aus natürlicher Soda, die am Rand von Salzseen zu finden war, hergestellt. Über Römer und Araber kam die Seife später nach Europa.

Wasser und Seife sind also klassische Reinigungsmittel. Sie bilden zusammen eine Waschlauge, die die Oberflächenspannung des Wassers herabsetzt, das Wasser »weicher« macht und die Ablösung von Schmutz- und Fettpartikeln erleichtert. Der Nachteil dabei ist, daß der schützende Fettfilm der Haut mit entfernt wird. Gesunde, normale Haut kann diesen Mangel in kurzer Zeit wieder ausgleichen. Aber normale Haut wird immer seltener. Gestreßte, trockene, empfindliche Haut ist heute die Regel. Je aggressiver die Umwelt, desto empfindlicher wird die Haut, desto anfälliger ist sie für Schäden und Krankheiten. Dazu darf nicht auch noch die Kosmetik beitragen.

Der Grundsatz der sanften Kosmetik lautet daher gerade bei der Reinigung: Nicht zu oft reinigen, schonend reinigen, reinigen nach Maß.
Für die trockene Haut sind milde, überfettete oder alkalifreie Seifen beziehungsweise Ölbäder zu empfehlen.
Für die fette Haut ebenfalls milde Seifen.

Auch bei milden Produkten ist es wichtig, daß die Seife nicht zu lang einwirkt. Das Maximum liegt bei zwei Minuten. Das gleiche gilt auch für die Verwendung von waschaktiven Substanzen in Form von Schaum- oder Duschbädern. Manche Kosmetiker raten zur Verwendung von Naturhaarbürsten, da sonst die Poren der Haut verstopft blieben. Davon ist – vor allem bei empfindlicher Haut – abzuraten. Die Haut wird durch solche Prozeduren verdünnt und damit anfälliger gegenüber allen Umweltwirkungen. Das gilt auch für starkes Abfrottieren. Es genügt, einmal am Tag den ganzen Körper zu waschen. Nur Fettleibige und stark Schwitzende sollten sich öfter als einmal täglich ganz waschen, aber nur einmal mit Seife.

Im Unterschied zu gewöhnlichen Seifen, die nur aufgrund ihrer alkalischen Wirkung bei manchen Menschen Hautirritationen verursachen können, sind *Deoseifen* durchaus problematisch: Es werden bakterienabtötende (bakterizide) Substanzen beigemischt, die zum Teil auf der Haut bleiben beziehungsweise durch die Haut in den Organismus aufgenommen werden. Alle diese Stoffe können allergische Reaktionen verursachen, die größere Teile des Körpers betreffen. Das nach amerikanischen Angaben gebräuchlichste Bakterizid, *Triclocarban*, kann auch photoallergische Reaktionen bewirken. Triclocarban wird unter normalen Anwendungsbedingungen zu annähernd 14% durch die Haut absorbiert. Die natürliche Bakterienflora der Haut wird durch Triclocarban negativ verändert.

Über die Giftigkeit bei langfristiger Anwendung ist noch zu wenig bekannt. T. Conry meint: »Bakterizide sollten nicht auf die Haut gebracht werden, außer es ist absolut notwendig.« In der Kosmetik ist glücklicherweise nichts absolut notwendig...

Bei normalen Seifen, besonders aber bei Seifen auf Tensidbasis, muß sehr gründlich mit klarem Wasser nachgespült werden, damit

143

keine Rückstände auf der Haut bleiben. Das Verhältnis von Einseifen und Nachspülen sollte bei 1 : 9 liegen. Nach einer im August 1984 veröffentlichten Prüfung von Feinseifen entsprechen die Preisunterschiede nicht den Qualitätsunterschieden: »Was uns besonders auffiel, sind die horrenden Preisunterschiede zwischen den von uns getesteten Feinseifen – immerhin kostete die teuerste Seife im Test achtmal soviel wie die billigste. Dabei ergab unsere Prüfung kaum Unterschiede in der Qualität.« (»Test«-Magazin, Berlin) Wer nicht unbedingt auf eine teure Parfümierung Wert legt, kann also durchaus zu einer billigeren Seife greifen.

Unter »ferner liefen«: Sauberkeit

Mitte der sechziger Jahre gab ein großes Unternehmen der Waschmittelindustrie eine repräsentative Erhebung in Auftrag. Es sollte geklärt werden, wie wichtig dem Österreicher Sauberkeit ist. Unter anderem waren von den Befragten zehn menschliche Eigenschaften nach ihrer Bedeutung zu reihen.

Ergebnis der Reihung: Ehrlichkeit / Treue / Verläßlichkeit / Sparsamkeit / Fleiß / Sauberkeit / Intelligenz / Gemütlichkeit / Fröhlichkeit / Schönheit.

Seither dürfen sich die Auftraggeber von Sauberkeits-Studien alle paar Jahre darüber ärgern, daß diese Reihung sich nicht verändert. Zuletzt ergab das eine 1982 von zwei Meinungsforschungsinstituten veröffentlichte Studie. Entsprechend dieser Klassifizierung war auch immer schon das Verhalten. Um sich »halbwegs sauber zu fühlen«, reiche es, »alle drei Tage die Füße zu waschen«, erklärte ein Drittel der Befragten. Jeder fünfte, so stellte sich heraus, duscht weniger als einmal pro Woche.

»Was halten Sie von dieser Ferkelei?« fragte da mokierend ein Wiener Massenblatt. Nicht ohne wissend hinzuzufügen: »Immerhin haben sechs von zehn Männern schon den Vorteil eines Rasierwassers entdeckt.« Als hätte die Abstinenz von Rasierwasser etwas mit Ferkelei zu tun.

Wie beurteilt ein Mensch die Sauberkeit eines anderen? Bei einer Umfrage 1977 stellte sich heraus, daß das wichtigste Kriterium *»Haarpflege und Frisur«* ist. Dann folgten Kleidung und Waschen. Darauf, mit beachtlichem Abstand, Sauberkeit von Gesicht und Händen, Zähneputzen, gepflegte Finger, Gesamteindruck, Unterwäsche, Körper, kein Körpergeruch, Rasur, Hautpflege und Charakter. Zehn Jahre früher war bei einer Umfrage noch die Kleidung unangefochten an erster Stelle gestanden.

Alles in allem besteht keine akute Gefahr, daß der Durchschnittsösterreicher durch übermäßige Reinigung seine Haut schädigt. Eine wachsende Minderheit ist aber von Waschzwang und Sauberkeitswahn, den zumindest ein Teil der Industrie durch massive Werbung reinzuzwingen versucht, nicht allzu weit entfernt. Das ist keine positive Entwicklung.

Ein Zuviel an Reinigung ist ungünstig: Die Haut wird dünner und die Verbindung zwischen den Zellen wird beeinträchtigt. Dadurch wird die Durchlässigkeit gegenüber aggressiven Stoffen und Umwelteinflüssen erhöht. Zu häufiges Waschen beeinflußt die natürliche Hautflora negativ und bedeutet einen aggressiven Eingriff in das Ökosystem der Hautoberfläche.

Dieser Eingriff kann bei waschaktiven Substanzen (Tensiden) noch größer sein als bei Seifen.

Schaumschlägereien: Tenside

Das wichtigste bei Shampoos, Schaum- und Duschbädern scheint für eine Reihe von Herstellern der Schaum oder, wie es so schön heißt, die »Schaumkraft« zu sein. Weniger schäumende Produkte werden für weniger reinigend gehalten. Der Schaum erfreut sich auch deshalb großer Beliebtheit, weil er Üppigkeit und Luxus symbolisiert. Die Diva in einem »Meer von Schaum« wird für eine entsprechende Konditionierung gerne als Werbesymbol verwendet.

Hatten nicht schon römische Kaiserinnen in schäumender Eselsmilch gebadet? Also mußte auch die moderne Industrie tief in die Retorte greifen, um gehörig Schaum zu schlagen.

Heraus kamen die *Tenside*, waschaktive, oberflächenaktive

Substanzen. Sie sind ungleich aktiver als Seife. Heute werden dafür vor allem Fettalkoholsulfate und Fettalkoholäthersulfate verwendet. Um diese sauren Inhaltsstoffe auszugleichen, kommen Basen hinzu, häufig Di- oder Triäthanolamin. Aus diesen Verbindungen können *Nitrosamine* entstehen, die bekanntlich krebserregend sind. Hinzu kommt, daß das häufig als Konservierungsmittel von Shampoos und Schaumbädern verwendete *Formaldehyd* die Nitrosaminbildung fördert und beschleunigt.

Kritiker fordern daher ein Verbot der Nitrosaminvorläufer und betonen, daß diese gefährlichen Substanzen keineswegs unersetzlich sind.

Da die Inhaltsstoffe meist nicht deklariert werden, weiß der Konsument so gut wie nie, ob Formaldehyd in einem Schaumbad (beziehungsweise einem anderen kosmetischen Produkt) enthalten ist oder nicht. Aber auch dann, wenn der Hersteller ausnahmsweise freiwillig eine Deklaration anbringt, hat's der Normalbürger nicht gerade leicht mit der Identifikation.

In einem Wiener Supermarkt wurde zum Beispiel ein Fichtenduft-Schaumbad gekauft, auf dem die Inhaltsstoffe angegeben waren – in lateinischer Sprache: »productum continet synthetica ad lavandum. Apta substantia: anionica tensida, nontensida, odorem, colorem, *materiam formaldehydum*, auxilia.« Das heißt: »Das Produkt enthält synthetische waschaktive Substanzen. Inhaltsstoffe: Anion-Tenside, Nicht-Tenside, Duftstoffe, Farbstoffe, *Formaldehyd*, Hilfsstoffe.« Man muß also zumindest das kleine Latinum haben, um feststellen zu können, ob in einem Schaumbad (zumindest) ein Giftstoff enthalten ist.

Der Versuch, die Aggressivität der Tenside durch Zugabe von »*rückfettenden*« *Mitteln* zu mildern, hat bisher nicht zu überzeugenden Erfolgen geführt. Pflegen und Reinigen zugleich kann man nur mit Fetten, nicht mit waschaktiven Substanzen.

Die Einwirkungsdauer von waschaktiven Substanzen auf der Haut sollte auf jeden Fall begrenzt sein. Dies gilt im besonderen für Schaumbäder. Obergrenze: etwa zehn Minuten.
Da die Tenside aufgrund ihres hohen Haftungsvermögens Rückstände auf der Haut hinterlassen und bei häufigem Gebrauch mit einem Summierungseffekt gerechnet werden muß, sollte man nach dem Baden gründlich mit klarem Wasser nachspülen.

Natürlich fehlen in der Geschichte der Badeschäume auch die altbekannten »Illusionen« nicht. »Spezialschaumbäder« jeder Art werden erfunden, mit Vitaminen, mit Meeralgen, mit Pinienessenz, »nervenberuhigend« und »stärkend«. Sicher war und ist einzig eine Wirkung: die auf den Preis. In verschiedenen Konsumenten-Tests stellte sich zudem heraus, daß die schäumenden Badezusätze sehr unterschiedliche Anteile von Wasser enthielten. In einigen Billigprodukten – teils ohne Markennamen – wurde ein Wassergehalt von über 90% ermittelt!

Vor allem Menschen mit empfindlicher, trockener Haut, ältere Leute, Kinder und Babys reagieren auf tensidhaltige Badezusätze empfindlich. Vor der täglichen Anwendung – unabhängig von Alter und Hauttyp – warnen Hautärzte generell schon seit langem. Am sinnvollsten ist die Trennung in Reinigung mit der Dusche, wobei gegen die kurzfristige Einwirkung von milden Tensiden und Seifen nichts einzuwenden ist, und Vollbad als belebendes oder beruhigendes Erholungsmittel mit einem entsprechenden Öl oder einer Kräuteressenz.

Sicher wurden in letzter Zeit mildere Tenside entwickelt. Dennoch sollte die Warnung von Ingeborg Eichler, der Leiterin der Bundesstaatlichen Anstalt für experimentell-pharmakologische und balneologische Untersuchungen in Wien, auch heute noch sehr ernst genommen werden: »Tenside, die für sich gut verträglich sind, können in Kombination mit ätherischen Ölen heftige Hautreaktionen auslösen, was mit der besseren Permeation der ätherischen Öle in Gegenwart der Tenside erklärt werden sollte. Auch an den Augen und an der Kopfhaut können Tenside in Gegenwart von ätherischen Ölen starke Hautreaktionen bewirken. So haben wir zum Beispiel bei der Testung eines Kindershampoos am Kaninchenauge schwerste Hornhautläsionen beobachtet. In einem Fall hatte ich ein amerikanisches Desinfektionsmittel, das in Kombination mit einem Detergens angeboten wurde, an Ratten geprüft. Bei der Testung starben alle Ratten, wenn nur 2 cm² der Haut mit dem Präparat behandelt waren. Es konnte gezeigt werden, daß die toxischen Reaktionen von dem Netzmittel herrührten, weshalb dringend gefordert werden sollte, daß alle Netzmittel vor ihrer Anwendung in kosmetischen Mitteln toxikologisch sehr eingehend geprüft werden.« (1973)

Amerikanische Konsumentenschützer (T. Conry, 1980) kommen in bezug auf Schaumbäder zu einer ablehnenden Ansicht: »Wir empfehlen, Schaumbäder ganz zu meiden... Wenn Probleme auftreten, dann können sie extrem schwerwiegend sein. Schaumbäder können nichts, was einfache Seifen nicht auch zuwege bringen. Sie rechtfertigen jedenfalls keineswegs das Risiko von Nieren- und Harnwegsinfektionen.« Aus verschiedenen Angaben geht nämlich hervor, daß solche Infektionen vor allem bei Kindern nicht ganz selten sind.

Duschbäder

Duschbäder, heute der guten alten Seife starke Konkurrenz machend, bestehen aus waschaktiven Substanzen (Tensiden), pflegeaktiven Substanzen und Hilfsstoffen, Kochsalz als Verdickungsmittel, Farbstoffen und Parfümöl. Ein Bericht der Stiftung Warentest Berlin (»Test«, August-Heft 1984) hat gezeigt, daß die Qualität sehr stark von der Ausgewogenheit dieser Inhaltsstoffe abhängig ist. Von 25 geprüften Duschbädern schnitten vier nur mit »zufriedenstellend« (»Castalia Duschbad«, »Doris Duschbad Meeresalgen«, »Elasco Duschbad Kräuter Woolworth« und »Mildeen Duschbad Aldi Nord«), eines (»Irischer Frühling Duschbad«) mit »mangelhaft« ab. Das »Mangelhaft« bezog sich auf die mikrobiologische Beurteilung. Das »Zufriedenstellend« hatte unterschiedliche Ursachen. Bei »Castalia Duschbad« war es vor allem die »deutlich«, bei »Elasco Duschbad Kräuter Woolworth« und »Mildeen Duschbad Aldi Nord« die »stark« spürbare Zunahme der Rauhigkeit der Haut, beim »Doris Duschbad Meeresalgen« ein Wassergehalt von 85 Prozent, die zu Minuspunkten führten. Der Wassergehalt der meisten Produkte liegt zwischen 70 und 80 Prozent. Auffallend war, daß von 25 Duschbädern immerhin sieben die Rauhigkeit der Haut deutlich und drei stark erhöhten:

TEST DUSCHBÄDER, August 1984
Hautveränderung (Zunahme der Rauhigkeit)

deutlich	*stark*
Algemarin Duschbad	CD Duschbad
Duschbad Sportfrisch	Elasco Duschbad

Fenjala Duschcreme	Kräuter Woolworth
Nivea Duschbad	Mildeen Duschbad
Sambal Dusch fit	Aldi Nord
Castalia Duschbad	(Hersteller Kiessling/Laut Anbieter
Irischer Frühling	nicht mehr im Sortiment)

Kommentar der »Tester«: »Für Oftanwender mit trockener Haut nicht zu empfehlen.« Mildeen Duschbad Aldi Nord wies übrigens den höchsten Kochsalzgehalt der geprüften 25 Produkte auf: 5,3 Prozent!

Bad und Sauna

Die Kultur des Badens ist uralt. Die Bibel, die Literatur der alten Griechen und viele andere historische Quellen belegen das. Es ist falsch, das Mittelalter als »die 1000 Jahre ohne Bad« zu bezeichnen, in dem Bäder nur den Reichen zugänglich waren und schließlich in »erotischer Richtung entfremdet wurden«.

Das Bad war im Mittelalter eine kollektive Einrichtung. Die Badestuben dienten gleichzeitig der Körperpflege, dem Vergnügen und dem sozialen Leben, ohne Trennung von Geschlecht, Rang und Alter. Erst in unserer Zeit ist das Bad zur »Naßzelle« verkümmert, ist es zu einer weitgehenden »Privatisierung des Badens« gekommen (R. Kohoutek/M. Loudon). Eine neue Badekultur ist nicht in Sicht. Allenfalls Ansätze zu einer neuen Kommunikation und zu freieren Sitten in der gemischten Sauna oder in der von der Arbeiterbewegung entwickelten Freikörperkultur. In welchem Ausmaß wir uns von der Sinnenfreude, der Gemeinschaftlichkeit, der Freizügigkeit des Mittelalters entfernt haben, läßt eine Beschreibung des deutschen Historikers Johannes Bühler erkennen:

»Das ganze Mittelalter über war das Baden sehr beliebt, namentlich seit den Kreuzzügen kam es immer mehr in Übung. Man betrachtete aber das Bad, vor allem das bevorzugte warme Bad, ebenso als eine Sache des Vergnügens, wie der Gesundheits- und Reinlichkeitspflege...

Die großartigen Badeanlagen der römischen Kaiserzeit hatte man freilich verfallen lassen und vergessen; in den ›Badestuben‹

standen meist nur große Kufen, in denen oft Mann und Weib beisammen saßen; man spielte, trank und sang im Bade. Von den Sklaven hatte man außerdem die Schwitzbäder übernommen. Gegen Ende des Mittelalters hatten das Badewesen und die damit verbundenen Vergnügen großen Umfang angenommen – Badestuben fanden sich vielfach auch in Dörfern –, da erfolgte wegen der Syphilis, die namentlich auch durch die Badestuben stark verbreitet wurde, und dann wegen des unsinnigen Holzverbrauches ein jäher Rückschlag...«

Medizinhistoriker nehmen an, daß die Syphilis nach der Entdeckung Amerikas 1492 nach Europa eingeschleppt wurde. Durch das Fehlen von Abwehrkräften bei den Europäern wurde sie zu einer verheerenden Seuche, die viele Todesopfer forderte.

Das Ende der mittelalterlichen Badekultur nur auf Syphilis und Brennholzverbrauch zurückzuführen, erscheint allerdings zu eindimensional. Es waren zunächst die inquisitorischen und später auch die puritanischen Unterdrückungsmechanismen, die die geselligen Badestuben und mit ihnen die sexuelle Freizügigkeit zugrunde richteten. Die Folgen des Kampfes gegen die »Sittenlosigkeit« in der Inquisitions- und Reformationszeit waren noch bis in unser Jahrhundert zu spüren. In der Renaissance-, Barock- und Rokokozeit war das Waschen des Körpers überhaupt verpönt. Gebadet wurde schon gar nicht. Erst um 1800 ging diese degoutante Periode zu Ende. Die Wiedereinführung des regelmäßigen und allgemeinen Badens und der Bäderkultur in Europa ist dem deutschen Arzt Christoph Wilhelm von Hufeland (1792–1836) zu danken. Nach einer langen Nacht: Zwischen der Abbildung der rituellen Badezeremonie eines Minnesängers in der Manesse-Handschrift (um 1300) und Hufelands Arbeiten über die heilende und reinigende Wirkung des Badens liegt ein halbes Jahrtausend. Bis zu den Anfängen der »Privatisierung des Badens« sollten noch einmal hundert Jahre vergehen. Eine der ersten Badewannen Österreichs – ein Kunstwerk aus Nickel – befindet sich in der Wiener Hofburg. Sie gehörte Kaiserin Elisabeth I. Während Franz Josef I. sich noch mit Lavoir und Kanne wusch, hatte sie schon das Vergnügen des Vollbades entdeckt.

Und das Bad heute? Angesichts seiner Wohltaten sollte man doch eines nicht vergessen:

Ein ausgedehntes Wannenbad bedeutet Streß für die Haut und unter Umständen auch für den Organismus. Bei über 37 Grad Celsius Wassertemperatur belastet ein Vollbad auf jeden Fall den Kreislauf. Es ist daher nicht günstig, das Bad länger als 15 bis 20 Minuten auszudehnen (wenn keine Schaumbadzusätze enthalten sind). Herz- und Kreislaufkranke müssen besonders aufpassen und eventuell nur in halbvoller Wanne baden.

Im Bad wird die Haut stärker durchblutet, die Hauttemperatur steigt. Nach dem Bad sinkt der Blutdruck. Entspannung breitet sich aus.

Das ist durchaus im Sinne einer sanften Kosmetik. Das Bad dient nicht der Reinigung, sondern der Entspannung. Sie kann durch Badezusätze noch vertieft werden.

Für *empfindliche, trockene Haut* sind Kräuter-Badeöle das beste. Aber, Achtung! Im Handel enthalten sie oft waschaktive Substanzen, die – da ja keine Deklarationspflicht besteht – nicht auf der Packung angegeben sein müssen. Rückschlüsse auf einen möglichen Tensidgehalt lassen nur bestimmte Hinweise auf der Packung zu: etwa daß das Produkt »wannenrein« ist, also keinen Rand in der Badewanne hinterläßt. Wer sichergehen will, kann sich sein Kräuterölbad selbst herstellen. Man läßt dazu die Kräuter drei Wochen lang in einem gut verschlossenen Glas mit Olivenöl, das die Kräuter ganz bedecken muß, durchziehen. Dazu eignen sich vor allem Rosmarin, Melisse, Kamille, Pfefferminze, Thymian, Latschenkiefer- und Fichtennadelsprößlinge. Wer solche Prozeduren scheut, kann sich in der Apotheke entsprechende Parfumöl-Essenzen kaufen.

Für ein reines *Kräuterbad* nimmt man auf eine volle Wanne etwa 250 Gramm getrocknete Kräuter. Durch Abkochen wird entweder ein Auszug hergestellt, oder man hängt die Kräuter in einem Leinensäckchen ins Wasser und drückt es nach einiger Zeit kräftig aus. Die Kräuterbäder haben verschiedene Wirkung auf den Organismus. Beruhigend sind Hopfenblüten, Lavendel, Kamille, Lindenblüte, Melisse, Pfirsichblüten, Orangenblüten und Rosenblätter. Anregend wirken Salbei, Wacholder, Latschenkiefer, Fichtennadel, Rosmarin, Heublumen, Pfefferminze, Eukalyptus, Thymian und Quendel. Kleiebäder, seit alters her im Gebrauch, machen die Haut zart und weich. Ebenso Kleie-Molkebäder, Milch- und Buttermilchbäder. Drei Liter Milch oder Buttermilch auf ein Vollbad genügen.

Für *fette Haut* eignen sich Eichenrindenbäder, Obstessigbäder (drei bis sechs Eßlöffel pro Liter Wasser) und Zitronenbäder. Maurice Mességué empfiehlt eine gepreßte Zitrone pro Liter Wasser. Das würde bedeuten, daß man 200 Zitronen für ein Vollbad auspressen muß. Abgesehen vom Preis ist das etwas mühevoll. Es reicht, wen man einige ungespritzte Zitronen mit der Schale in Scheiben schneidet, mit kochendem Wasser übergießt und einige Stunden zugedeckt ziehen läßt, die Flüssigkeit ins Badewasser abgießt und den Rest wie ein Kräuterbad in einem Säckchen in die Wanne hängt. Mességué empfiehlt das Zitronensaftbad ganz allgemein »für die Schönheit der Haut«.

Die Badezusätze haben auch eine wichtige psychologische Wirkung. Sie machen das Bad zu einem Ritual der Entspannung, zu einem wohltuenden Ausgleich für den streßgeplagten Menschen unserer Zeit. Aromatische Kräuterbäder sind auch ein natürliches »Hausmittel« gegen Schlaflosigkeit, nervöse Durchblutungsstörungen und sogar gegen rheumatische Beschwerden. Außerdem beschleunigen sie die Heilung leichter Hautverletzungen.

Die *Wirksamkeit* von Kräuterbädern erklärt sich daraus, daß die ätherischen Öle in den Kräutern zu einem geringen Teil die Hornschicht der Haut passieren und in den Organismus aufgenommen werden. Schon Mitte der siebziger Jahre haben Forscher des Instituts für medizinische Balneologie und Klimatologie an der Universität München mit Hilfe der Gaschromatographie festgestellt, daß Terpene aus einem Fichtennadel-Latschenkieferölbad in der Ausatemluft des Badenden gut nachweisbar waren. Es handelte sich um die Terpene α-Pinen, β-Pinen, Campher und Limonen. Terpene sind Naturstoffe, die sich aus ungesättigten Kohlenwasserstoffen zusammensetzen.

Natürlich gibt es auch Fertigpräparate, die vorteilhafte, waschaktive Substanzen enthalten und wenig schäumen. Dafür duften sie gut, haben schöne Farben und animierende Verpackungen.

Mineralbäder – zum Beispiel Schwefel- oder Solebäder – gehören in den Bereich der Heilkunde und haben mit Kosmetik nichts zu tun. Künstliche, mit Kochsalz hergestellte Wannenbäder, wie sie manchmal in der »Naturkosmetik« angeboten werden, sind unsinnig; sie trocknen die Haut aus und sind obendrein recht anstrengend.

Nach dem Bad kann bei fetter Haut eine alkoholische oder eine Essig-Kräuterlotion verwendet werden. Bei trockener und normaler Haut ist ein Körperöl auf Basis natürlicher Öle zu empfehlen. Wer Emulsionen liebt, sollte den Wasser-in-Öl-Typ, auch Balsam genannt, vorziehen. Das »Salben« rundet das Baderitual ab. Die Haut wird geschmeidig. Alles duftet herrlich, man fühlt sich »wie neugeboren«. Das ist sanfte Kosmetik!

Heißluftbäder und Dampfbäder

...brachten schon den Griechen und Römern Genuß und Entspannung. Im Vorderen Orient und in Rußland sind sie seit langer Zeit gebräuchlich. Als »russische« oder »türkische« Dampfbäder und als »irisch-römische« Heißluftbäder kamen sie im vorigen Jahrhundert auch nach Mitteleuropa, dessen Schwitzbadtradition mit den Badestuben des Mittelalters erlosch. Das finnische Saunabad wurde erst mit den Olympischen Spielen 1936 in ganz Europa und Übersee verbreitet. Es ist die heute allgemein übliche Form des Schwitzbades. Die Temperatur ist aber meist viel zu hoch, nämlich 100 Grad Celsius und mehr. Ideal sind 70 bis 90 Grad Celsius. Meist ist auch die Luftfeuchtigkeit viel zu hoch. Sie sollte zwischen fünf und zehn Prozent liegen. Gegen den Zusatz von ätherischen Ölen – Fichtennadel- oder Latschenkieferextrakte, Rosmarin, Wacholder, Thymian, Zypresse, Eukalyptus – ist nichts einzuwenden. Die Zugabe von alkoholischen Getränken wie Slibowitz ist hingegen eine arge Modetorheit. Sie bedeutet »Alkoholgenuß« über die Atemwege und die Haut.

Für eine *sanfte Sauna* braucht man zwei Stunden Zeit. Mindestens zwei Handtücher sind notwendig: eines zum Abtrocknen und eines zum Draufsitzen oder -liegen. Vor dem Saunagang muß man duschen und sich gut abtrocknen. Es folgt der erste Saunagang: fünf Minuten Vorschwitzen, fünf Minuten Aufguß-Schwitzen. Damit verliert man bis zu einem halben Liter Wasser. Es ist wichtig, daß durch das Schwitzen der Entgiftungsvorgang über die Nieren unterstützt wird. Es ist unsinnig zu glauben, daß Blei und Quecksilber »am wirksamsten mit dem Schweiß ausgeschieden werden«, wie Stephanie Faber in ihrem »Rezeptbuch für Naturkosmetik« schreibt. Blei und Quecksilber werden nämlich im Knochengerüst eingelagert. Nur eine eigene Entbleiungskur, die aber nicht ungefährlich ist, kann dieses Blei wieder aus dem Organismus befördern.

Nach der Schwitzphase folgt die Abkühlung, am besten zunächst an der Luft, danach unter der kalten Dusche. Plötzliches Eintauchen ins Kaltwasserbecken ist nicht nur unhygienisch, sondern auch ungesund. Die Abkühlungsphase ist notwendig, um die Poren und Gefäße der Haut wieder zu verengen und den Wärmestau im Körper zu stabilisieren. Man sollte auch den Kopf abkühlen, damit keine Stauung im Nackenbereich eintreten kann. Bis zum zweiten Saunagang ist ein Zeitabstand von mindestens 15 Minuten einzuhalten. Mehr als drei Saunagänge sind aus Gesundheitsgründen nicht empfehlenswert. Nach dem letzten Saunagang sollte man wenigstens eine halbe Stunde im Ruheraum verbringen, um völlige Entspannung zu erreichen und die Körpertemperatur auszugleichen. Jedes aggressive Bearbeiten der Haut – zum Beispiel mit harten Bürsten – ist schädlich. Durch die Sauna wird die Haut sowieso aus der Tiefe heraus – »porentief« – gereinigt. Während der Saunagänge soll natürlich nicht gegessen und getrunken werden, weil das den Kreislauf zusätzlich belastet. Ebenso sind nach der Sauna Gelage aller Art zu vermeiden.

Die Sauna kann kein Ersatz für eine Schlankheitskur sein. Alles, was man verliert, ist Wasser, das unmittelbar nach der Sauna ersetzt wird. Der eigentliche Energieverbrauch macht bloß 30 bis 40 Kalorien aus.

Die Sauna ist nur für gesunde Menschen geeignet. Menschen, die an chronischen Krankheiten – vor allem an Bluthochdruck – leiden, meiden die Sauna meist sowieso instinktiv, weil sie sich nicht wohl fühlen. Mit einer Erkältungskrankheit oder anderen Infekten muß man die Sauna ebenfalls meiden, um sich und andere nicht zu gefährden. Beim Gesunden wirkt sich die Sauna hingegen durch erhöhten Stoffwechsel in der Haut und eine damit verbundene Zellerneuerung günstig auf die Bildung von Abwehrstoffen gegen Infekte aus.

Insgesamt bewirkt die Sauna eine beträchtliche *Verbesserung der Vitalkapazität* des Menschen. Das ist in letzter Zeit durch russische Arbeiten wissenschaftlich nachgewiesen worden. Durch diese Untersuchung wurde aber auch die *Schädlichkeit zu hoher Saunabelastung* deutlich: Bei 85 Grad Celsius, einer Luftfeuchtigkeit von 30 bis 45 Prozent und 20 Minuten Dauer erreichten Versuchspersonen die Grenze der körperlichen Beanspruchbarkeit und zeigten bereits pathologische Reaktionen.

Gesichtsreinigung ohne Seifen und Tenside

Vor allem die Gesichtshaut ist den vielfältigsten Umwelteinflüssen ausgesetzt. So massiv, daß bei einer beträchtlichen Anzahl von Frauen eine Konditionierung zur Unverträglichkeit vorliegt.

In diesen Fällen ist auf jeden Fall ein besonders mildes Mittel zur Gesichtsreinigung zu verwenden. Man kann dabei durchaus dasselbe Mittel verwenden, das zur Gesichtspflege dient. Im Prinzip eignet sich jedes Hautpflegemittel auch als Reinigungsmittel!

Bei einer kombinierten Anwendungsform wird zuerst eine Hautcreme oder ein Hautöl zur Ablösung des fettlöslichen Schmutzes benützt und anschließend eine möglichst alkoholfreie Lotion oder eine Reinigungsemulsion.

Diese Cremes und Emulsionen sind auch selbst herstellbar. Hier einige Rezepturen, deren Salbengrundlagen (Inhaltsstoffe) in der Apotheke erhältlich sind:

REINIGUNGSMILCH O/W	Gew.%
Stearylalkohol	30,00
Paraffinöl	20,00
Vaseline	50,00

Nach der Reinigung gut mit Wasser nachspülen. O/W-Systeme können »reaktionelle Seborrhöe« hervorrufen (siehe Seite 132).

WOLLWACHSALKOHOLSALBE W/O

	Gew.%
Wollwachsderivate	6,00
Vaseline	10,00
Mikrowachs	24,00
Paraffinöl	60,00

EINFACHE SALBE

	Gew.%
Schweineschmalz	90,00
Walrat	7,00
Äthylalkohol	3,00

CREME W/O

	Gew.%
a) Bienenwachs	4,00
Cetylalkohol	2,50
Lanolin	12,00
Pflanzenöle (zum Beispiel Soja-, Avocado-, Mandelöl)	30,00
Paraffinwachs	4,00
b) entmineralisiertes steriles Wasser	47,50
	100,00

HERSTELLUNG

Phase a) einwägen, erwärmen auf 70°C; Phase b) einwägen, erwärmen auf 70°C; zusammenrühren, gut durchrühren, bis eine glatte Masse entsteht.

Da diese Rezepte keine Konservierungsmittel enthalten, müssen die Emulsionen kühl gelagert und bald verbraucht werden.

Nicht im Bad aufbewahren (Idealklima für Bakterien).

Hautpflege

Abschied von teuren Illusionen

Pflegende Kosmetik sollte sich darauf beschränken, die Haut vor aggressiven Umwelteinflüssen zu schützen und nach der Reinigung oder anderen Belastungen die Wiederherstellung des natürlichen Hautzustandes zu unterstützen. Der natürliche Schutz der Haut besteht aus dem Fettfilm, den die Talgdrüsen produzieren, und dem »Säuremantel«, den die Schweißdrüsen aufbauen. Sie schützen vor Austrocknung und vor Mikroorganismen.

Nach Friedrich Nürnberger von der Berliner Universitäts-Hautklinik bildet sich der *Säureschutzmantel* bei gesunder Haut in längstens zwei Stunden neu. Da dieser Vorgang eng mit der Erneuerung des *Talgfettfilmes* verbunden ist, kann er durch Hautcremes gefördert und beschleunigt werden.

Alle anderen Aktivitäten sind nicht nur »teure Illusionen«, sie verstärken oft auch noch zusätzlich den *Streß für die Haut.*

Denn wenn ein Wirkstoff die Hornschicht der Haut durchdringt, wird auf jeden Fall das Immunsystem mobilisiert. Die *Konditionierung zur Überempfindlichkeit* kommt wieder einen Schritt weiter. Das gilt für salzige »Meeres-Wirkkomplexe« ebenso wie für Vitamincremes und »Night Repair«. In der Nacht braucht die Haut Ruhe. Das ist die beste »Reparatur«.

Bei einer Prüfung von 22 Universalhautcremes und -lotionen durch die Mitarbeiter der Stiftung Warentest in Berlin 1979 stand das Wirkstoff-Argument bei der Hälfte der Produkte im Vordergrund der Werbung. In einem Fall war der verkaufsfördernde Hinweis besonders »stark«: »Schützt, pflegt, nährt und verjüngt die Haut. Gibt der Haut Feuchtigkeit.« Dazu die Tester unter dem Titel »Werbeaussagen widerlegt«: Eine Feuchtigkeitsaufnahme der Haut beziehungsweise Wasseraufnahme der Hornschicht sei bei diesem Produkt »nicht nachweisbar« gewesen. Die Wasseraufnahme der Hornschicht wurde nach vorheriger Hautschädigung mit einem Hochfrequenz-Leitfähigkeits-Gerät gemessen.

Bei zwölf Produkten, so berichten die Berliner Konsumentenschützer weiter, seien bei der Anwendung durch 20 Probandinnen zwar keine Allergien, aber vereinzelt Irritationen wie »Rötungen, Brennen, Jucken und Pickelbildung« aufgetreten.

Den Grund haben die Warentester nicht angegeben.

Aber ein Verdacht liegt nahe, der sich aus einem »Umkehrschluß« ergibt: In vier Fällen reklamierten die Tester »nicht ausreichende Konservierung«. Alle geprüften Produkte seien zwar beim Kauf mikrobiologisch in Ordnung gewesen. Aber unter starker zusätzlicher Belastung mit Keimen im Test hätten nur 18 widerstanden. Dies deutet darauf hin, daß bei der *Konservierung* zuviel des Guten verlangt wird. Richtiger wäre es, die Produkte unter Gebrauchsbedingungen zu testen und nicht »künstlich« zu kontaminieren. Konservierungsmittel töten Mikroben. Kaum jemand weiß, was diese »Mikroben-Leichen«, die im Produkt verbleiben, anrichten. Das ganze Thema Konservierung scheint höchst vage. Zur Zeit werden vor allem Dinge getan, damit »nichts nachweisbar ist«. Ein mikrobiologischer Belastungstest wurde auch bei einer *Prüfung von 21 Cremes und Lotionen* durchgeführt, deren Ergebnis im August 1984 im *»Test«-Magazin* erschien. Ergebnis: Nur eine Creme und eine Lotion »versagten«: »Biomaris Hautcreme« und »Kaloderma Körperlotion für normale Haut«. Das »Test-Qualitätsurteil« lautete daher nur »zufriedenstellend«. Ein problematisches Urteil, wenn man bedenkt, daß bessere Benotungen durch mehr Konservierungsmittel erkauft werden müssen.

Eines der wichtigsten Beurteilungskriterien der »Tester« war sehr aufschlußreich: die »hautglättende Wirkung«. Bei fünf Produkten wurde »keine hautglättende Wirkung« festgestellt. Es handelte sich um »Cremedas – Die Softcreme« (laut »Test« brachte der Hersteller ab Jänner 1984 ein neues Produkt mit neuer Rezeptur auf den Markt), »Kaloderma Creme«, »Pond's Hautpflegecreme mit echter Kakaobutter«, »Creme 21 Hautregulant Körperlotion« und »Palmolive Körperlotion mit Olivenöl«. Bei allen fünf Produkten handelt es sich um Öl-in-Wasser-Emulsionen, also um »Feuchtigkeits«-Cremes und -Lotionen, die nach den neuesten Erkenntnissen der Haut Feuchtigkeit entziehen und sie daher austrocknen.

Bei nur fünf von 21 geprüften Produkten handelte es sich um Wasser-in-Öl-Emulsionen, also fettreiche Hautpflegemittel. Bei ihnen steht in der Rubrik »Hautglättende Wirkung« viermal »sehr gut« und einmal »gut«.

Viermal lautet das Urteil unter »Hautglättende Wirkung« nur »zufriedenstellend«: bei »Creme 21 Hautregulant«, »AOC Körperlotion Mandelmilch«, »Vichy Körper-Emulsion« (laut »Test« wurde die Zusammensetzung vom Hersteller geändert) und bei »seba med Creme«. Alle vier Produkte sind Öl-in-Wasser-Emulsionen. Zur »seba med Creme« steht im »Test«-Magazin noch folgender denkwürdiger Absatz: »Für die teuerste Creme im Test, seba med, muß man für 100 Gramm 21,33 Mark hinlegen. Sie sollte laut Werbung eine besondere medizinische Wirkung haben. Der Hersteller empfiehlt sie deshalb vor allem für empfindliche und problematische Haut. Bei unseren Prüfungen kam das Mittel allerdings in der Hautglättung nicht über ein ›zufriedenstellend‹ hinaus.«

Immerhin lag aber das Gesamturteil noch bei »gut«.

Leider war nach »Test« nur bei einem einzigen Produkt – der Lotion von Vichy – auf der Packung verzeichnet, um welchen Emulsionstyp es sich handelt (in diesem Fall O/W). Da bleibt für den Konsumenten also meist nur eins: nach der Reinigung auf der Haut prüfen!

Die Verbraucher in der BRD geben für cremige und flüssige Hautpflegemittel mehr als 500 Millionen DM aus. Vielleicht könnte man einen Teil des Gewinnes dieser stattlichen Summe einmal in die Entwicklung investieren, welche von Haus aus nicht kontaminierte Produkte ermöglicht. Ohne Konservierungsmittel – dafür zum »baldigen Verbrauch«. Der »Traum«, daß Konservierungsmittel nicht reizen, scheint insofern irreal, als es ja ihre Aufgabe ist, Mikroorganismen zu töten!

Auf jeden Fall scheint es seltsam, daß unter den jetzigen Konservierungsbedingungen immer mehr Hersteller mit dem Begriff »Bio«, der ein *naturgemäßes Produkt* suggerieren soll, werben. Dieses Verhalten wird besonders dann verdächtig, wenn auch noch schwindelnde Preise verlangt werden. »Preisspannen ohne Maß« werden gerade bei Hautpflegemitteln von Konsumenten schützern immer wieder kritisiert.

Ein extremes Beispiel: Für 25 ml einer »Bio-Miracle-Cream«

(Tag- und Nachtcreme) verlangte Germaine Monteil laut Markt-übersicht der Zeitschrift »Konsument« 1978 475 Schilling (zirka 70 DM). Durch die unterschiedliche Inhaltsangabe auf den Pak-kungen ist es für den Konsumenten außerordentlich schwierig, Preisvergleiche anzustellen. Auf 100 ml umgerechnet, schwankten die Preise für vergleichbare Cremes zwischen rund 70 und 1900 Schilling (zirka zehn bis 250 DM).

Hauttyp und Pflegemittel

Der Hauttyp sollte durch einen kosmetisch geschulten Dermato-logen festgestellt werden. Trotzdem ist diese Diagnose nur eine Momentaufnahme und ein Anhaltspunkt. Denn der Zustand der Haut ändert sich mit dem *Alter* und den *Umwelteinflüssen*. Kli-maanlagen, Wind, Sonne, falsche Pflege und häufiges Waschen mit Reinigungsmitteln trocknen die Haut aus. *Jüngere Menschen* bis zum 25. Lebensjahr etwa haben zu *80 Prozent fettige Haut.* Frauen mehr als Männer. Nur 20 Prozent haben trockene und nor-male Haut. Mit zunehmendem Alter wird die Haut trockener, wieder bei Frauen mehr als bei Männern. Schon bei den 50jährigen haben etwa 80 Prozent trockene Altershaut.

Fette Haut braucht eigentlich außer milder Reinigung mit einer Reini-gungsmilch und einem alkoholfreien Gesichtswasser keine zusätzliche Pflege. Denn Öl-in-Wasser-Emulsionen würden der Haut Feuchtigkeit entziehen, was auch bei diesem Hauttyp nicht günstig ist. Und Fett ist sowieso genug vorhanden.

Umgekehrt bei der trockenen Haut: Nach der Reinigung mit milden Sei-fen sind Wasser-in-Öl-Cremes, also Fettcremes, das Beste für das Ge-sicht. Für den Körper wird, nach dem Baden, ein nicht austrocknendes Hautöl verwendet. Ob ein Öl austrocknet oder nicht, muß man selbst probieren.

Im *Gesicht* hat jeder Mensch »*Mischhaut*«, also trockene, fette und normale Haut nebeneinander. Stirn, Nase und Kinn sind eher fett, die Wangenpartie ist vornehmlich trocken. Unterschiedliche Pflege erscheint absurd. Sie wird sich nach dem dominierenden Hauttyp richten.

Auch bei trockener Haut sollten flüssige Hautreinigungs- und -pflege-
mittel (Lotionen) keinen Alkohol enthalten. Während der Alkohol bei fet-
ter Haut die Talgproduktion anregt, entzieht er der trockenen Haut auch
noch den letzten Rest an Fett. Das muß auch die »Naturkosmetik« zur
Kenntnis nehmen.

Stephanie Fabers »Rezeptbuch« enthält zum Beispiel fast nur Lotionen mit Alkohol. Und Chris Stadtlaender schreibt in ihrem
Ratgeber »Natürlich schön durch Bio-Kosmetik«: »Für die fettige, unreine oder die schlaffe, alternde Haut eignen sich alkohol-
haltige Gesichtswasser und Lotionen.«

Viele Frauen wechseln ihre Pflegemittel auch dann, wenn sie mit
ihnen eigentlich zufrieden sind. Daran ist die Werbung der Kosmetikindustrie kräftig beteiligt. Um so seltsamer ist es daher, wenn
in einem Buch über biologische Schönheitspflege zu lesen ist:
»Pflege- und Schönheitsmittel, die für den Durchschnittsverbrau-
cher unschädlich sind, können nach einigen Jahren des Gebrauchs
dennoch allergische Hautreaktionen verursachen: Es tritt eine
langsame Sensibilisierung gegen diese Produkte ein, seien es Nagellacke, Lippenstifte, Hautcremes, Haarfärbemittel oder Shampoos... Daher ist es empfehlenswert, kosmetische Produkte nach
einer gewissen Zeit zu wechseln.«

Genau das Gegenteil ist richtig.

Bei einer einmal bewährten Pflegeserie sollte man bleiben. Denn jeder
Wechsel bedeutet neuen Streß für die Haut und kann zu Allergien füh-
ren.

Hautpflegemittel enthalten, wie so viele andere Kosmetika, auch
Diäthanol- und Triäthanolamine, die in manchen Fällen mit
krebserregenden Nitrosaminen verseucht sein können. Nach amerikanischen Angaben werden gefährliche Konservierungsmittel
wie Formaldehyd und Quaternium 15 verwendet. Vom Standpunkt der sanften Kosmetik aus sind diese Wirkstoffe samt und
sonders zu meiden.

Gesichtsmasken:
Die Falten bleiben

Gesichtsmasken werden im Handel in verschiedenen Formen angeboten. Es gibt Crememasken, feste, auftrocknende Masken, Peel-off-Masken und Schaummasken. Diese Masken bestehen hauptsächlich aus *Feuchtigkeitscremes*. Manchmal sind auch durchblutungsfördernde oder die Poren zusammenziehende Mittel beigegeben. Blaue Wunder werden versprochen: »Aufbau neuer Zellen, Hautverjüngung, Verfeinerung der Hautstruktur, Veredelung der Haut, Verkleinerung der Poren, Bekämpfung der Mitesser, jüngeres Aussehen, Verschwinden von Fältchen...«

Kein Märchen darf fehlen. Dabei wurden bei einer Prüfung von 29 Gesichtsmasken im Jahre 1979 in der BRD nur neun für »gut« befunden. Sieben Produkte trockneten die Haut aus, obwohl einige sogar extra für trockene Haut angeboten wurden. Die Tester waren der Meinung, daß diese Produkte bei fetter Haut durchaus geeignet seien. Das erscheint allerdings mehr als zweifelhaft. Denn Fettentzug regt bei fetter Haut die ohnehin schon reichliche Talgproduktion noch mehr an. Der Verbraucher – so kritisierten die Tester – wurde nicht nur unzureichend informiert, ob die Maske für seinen Hauttyp geeignet ist: »Viele Anbieter wollen offensichtlich die Käuferschicht nicht durch Beschränkung auf einen Hauttyp verringern.«

Mag sein, daß einige Masken die Feuchtigkeit in der Hornschicht der Haut so vermehren, daß für ein paar Stunden eine »geringe Abnahme der Faltentiefe« registriert werden kann. Bis zu einer halben Stunde nach dem Auftragen. Aber was soll dieser »Minuteneffekt«, wenn man dabei riskiert, daß die Haut durch Austrocknung oder Überfettung gestreßt wird, was wiederum die Alterung fördert.

Nicht viel anderes läßt sich von den auch in der »*Naturkosmetik*« modischen Masken sagen. Da gibt es fast nichts, was nicht ins Gesicht geklatscht wird: Erdbeeren, Hafermehl, Honig, Kräuter, Mandelmehl, Pfirsiche, Salat, Weizenmehl, Zitronen, Avocados,

Bananen, Eigelb, Haferflocken, Himbeeren, Möhren/Karotten, Mayonnaise, Quark/Topfen, Sahne, Eiweiß, Gurken, Hefe, Heilerde, Kleie, Leinsamen, Sauerkraut, Bohnen, Kartoffelbrei, Apfelbrei, Zwiebeln, schwarze Johannisbeeren, Quitten, Papaya, Orangen... Ein schier endloser Speisezettel. Soll da etwa übertüncht werden, was sonst fehlt: zum Beispiel ausgewogene Ernährung und gesunde Lebensführung? Fluch der Falschmeldung, daß man die Haut von außen ernähren kann.

Aber auch wenn sich alle Frauen der Welt auf den Kopf stellen: Die Haut hat keinen eigenen Verdauungsapparat und kann nicht essen. Sie hat aber ein hochentwickeltes Warnsystem, das jede unliebsame Substanz meldet und wenn notwendig Abwehrmechanismen in Gang setzt. Die Kosmetik sollte auf einen diesbezüglichen »Beitrag« verzichten.

Intimpflege

»Ich bin der Meinung, daß jungen Mädchen durch die Werbung, zum Beispiel besonders im Fernsehen, suggeriert wird, sie würden alle unangenehm riechen und sie müßten einfach ein Deodorant verwenden, um sicher, um ansprechbar zu sein, um das zu erreichen, was sie erreichen wollen. Früher haben die Frauen keinen Intimspray verwendet, und plötzlich sollen sie dies tun. Es wird ihnen einfach etwas suggeriert, was nicht da ist.«

Diese Erklärung von Rudolf Santler von der II. Universitätshautklinik in Wien bei einem Symposium 1973 blieb zwar unwidersprochen. Die aufgeworfenen Fragen wurden aber nicht weiter diskutiert. Die Antwort wurde den Psychiatern zugeschoben. Das alles hänge mit der »Psychosomatik und der Psyche der Frau« zusammen. Der Intimspray habe im Rahmen der Körperpflege einen Platz, sei in gewisser Hinsicht notwendig. Denn die Frau sei viel stärker eingespannt in den Berufsprozeß und komme während der Menstruation in Situationen, wo sie »einfach Hilfe brauche«.

Männer desodorieren tatsächlich weitaus weniger als Frauen. Das Verhältnis ist etwa 1:5. Ein psychiatrisches Problem?

Die Industrie weiß immer, was Frauen wünschen. Über den *Hexachlorophen-Gehalt* der Intimsprays wird weniger laut gesprochen. Beim Wiener Symposium war er allerdings zentrales Gesprächsthema. Hexachlorophen war zu dieser Zeit vor allem in Lippenstiften, Zahnpasten, Intimsprays, Deodorants und Seifen enthalten. In deodorierenden Toiletteseifen ein bis zwei Prozent, in »medizinischen Seifen«, die in Spitälern auch für die Säuglingspflege eingesetzt wurden, sogar drei Prozent.

Der Standpunkt der Industrie und mancher Ärzte war einfach der: Hexachlorophen ist toxikologisch gut untersucht und kann durch nichts ersetzt werden. Durch eine deodorierende Körperpflege müsse dafür gesorgt werden, daß die Hautkeime – besonders im Hautfaltenbereich – sich nicht vermehren und Geruchsstoffe bilden.

Das eigentliche Ziel ist also weniger die Überdeckung des Körpergeruchs, sondern die Hemmung der Keimentwicklung. Und dazu dient das Hexachlorophen. Folge: *Die Ökologie der Haut wird gestört.*

Eduard Gitsch, Vorstand der I. Universitätsfrauenklinik in Wien, hat beim Symposium in Wien darauf hingewiesen, »daß durch übermäßigen Gebrauch mancher Mittel Schäden gesetzt werden«. Das gelte auch für die Verbreitung der Candida-Mykosen (Pilzerkrankungen), die dann auftreten, wenn der pH-Wert der Scheide fortgesetzt gestört wird und dadurch die Döderleinschen Bakterien abgetötet werden. An sich leben nämlich die Döderleinschen Bakterien mit den Sproßpilzen in Symbiose. Beide gehören zur Normalflora der Schleimhaut. Wird die »Lebensgemeinschaft zum gegenseitigen Nutzen« (Symbiose) gestört, vermehrt sich die Candida und führt zu Erkrankungen.

Die Störung hat viele Ursachen: Überhygiene, Einnahme von Kontrazeptiva (»Pille«), Chlor im Badewasser usw. Aber es ist klar, daß auch Bakterienhemmer wie Hexachlorophen die Döderleinschen Bakterien vernichten. Vor allem bei »unsachgemäßem Gebrauch«. Und woher kommt der?

Herbert P. Fiedler aus Wiesbaden hat beim Wiener Symposium einige Gründe dafür genannt: »Unglücklicherweise« seien Kosmetika als Intimpflegemittel bezeichnet und verwendet worden, die für diesen Zweck ungeeignet waren: zum Beispiel *Seifen und deodorierende Körpersprays auf der Basis von Aluminiumverbindungen.* Zweitens seien in den USA durch ein »hypertrophiertes Desinfektionsdenken« *Vaginalduschmittel* zusammen mit Intimsprays empfohlen worden, die nun ebenfalls intravaginal verwendet wurden.

Aber auch bei äußerlicher Anwendung von hexachlorophenhaltigen Intimsprays kommen noch genug »Bakterienkiller« in die Scheide.

Die Hautärztin Elisabeth Wolff berichtete von 88 Patientinnen, die ein Intimspray benutzten. 16 davon klagten über Nebenerscheinungen: Juckreiz, Brennen, Ausfluß, Ausschlag. Die meisten von ihnen, so Elisabeth Wolff, trugen Perlonwäsche, einige die Strumpfhosen direkt auf der Haut. Dadurch entstanden »Okklusionsbedingungen« (Luftabschluß), die zu einem viel besseren Eindringen der Inhaltsstoffe der Sprays führten.

Eduard Gitsch bestätigte die Untersuchungen aufgrund eigener Studien: »Wir haben eine Reihe von Sprays getestet und gelegentlich auch Irritationen beobachtet, die offensichtlich mit dem Gehalt an dem eingesetzten Bakteriostatikum in Zusammenhang stehen. Wurde der Gehalt zum Beispiel an Hexachlorophen in einem Intimspray erhöht, nahmen die Irritationen im Intimbereich zu.«

Irritationen seien vor allem dann beobachtet worden, so Gitsch, wenn schon Krankheitserreger da waren, zum Beispiel *Trichomonaden* (begeißelte Kleinlebewesen): »Die Trichomoniasis wurde – so paradox es klingen mag – erst nach Anwendung eines Intimsprays mit einem höheren Gehalt an Bakteriostatikum manifest. Jetzt wurde festgestellt, daß es brennt oder juckt.«

So paradox ist das aber gar nicht.

Trichomonaden kommen in der Normalflora des Genitalbereiches in geringer Menge vor. Erst wenn die Ökologie gestört wird, kommt es zu einer krankmachenden Vermehrung (Trichomoniasis), ähnlich wie bei der Candida-Mykose.

Als die Kritik an Hexachlorophen immer lauter wurde, spielten die Industrie-Chemiker und -Kosmetiker wieder das alte Lied von den minimalen Dosen.

Herbert P. Fiedler zum Beispiel unterspielte das Problem so: »Bei Personen, die seit Jahren hexachlorophenhaltige Deodorants verwendet hatten, gelang es, Blutspiegelwerte von 0,007 bis 0,109 mcg Hexachlorophen/ml nachzuweisen. Die Werte liegen übrigens weit unter den Werten, die bei Tieren reversible Schäden am Zentralnervensystem gesetzt hatten. Ich frage mich ernstlich, ob man mit Werten, die in ppb-(parts per billion)Bereichen liegen, exakt noch etwas anfangen kann...« Ein mcg/ml ist ein Mikrogramm – also ein millionstel Gramm – pro Milliliter.

Die Einstellung von H. P. Fiedler ist zumindest erstaunlich. Statt sich darüber Sorgen zu machen, daß gefährliche Substanzen über die Haut ins Blut gelangen, wird die Gefahr bagatellisiert.

Mit sanfter Kosmetik hat das naturgemäß nichts zu tun. So kommt es denn, daß sich letztlich auch einsichtige Hautärzte und Kosmetiker zu einem faulen Kompromiß überreden lassen und einen Bakteriostatika-(Hexachlorophen)-Gehalt in Intimsprays von 0,1 Prozent akzeptieren.

Schon 1978 sagte allerdings Ingeborg Eichler, die pharmakologische Leiterin der Bundesstaatlichen Anstalt für experimentell-pharmakologische und balneologische Untersuchungen in Wien, im Zusammenhang mit der angekündigten »Kosmetikverordnung« in einem Interview: »Wenn diese Verordnung kommt, dann ist Hexachlorophen verboten. Natürlich gibt's keine Registrierung oder Anmeldung für kosmetische Präparate, es gibt da nur eine generelle Liste, daß es nicht drinnen sein darf, aber da muß man es erwischen.«

Nur: »Kosmetikverordnung« gibt es immer noch keine.

Präziser: In der am 1. September 1984 in Kraft getretenen »Verordnung über die Zulassung pharmakologisch wirksamer Stoffe in kosmetischen Mitteln«, die nur als Bruchteil einer umfassenden Kosmetikverordnung« angesehen werden kann, ist Hexachlorophen nicht enthalten. In *Österreich* ist das gefährliche Konservierungsmittel nach Auskunft der Bundesanstalt für Lebensmitteluntersuchung, die auch für Kosmetika zuständig ist, für Babypflegemittel verboten. *In Intimsprays wird ein Hexachlorophen-Anteil von höchstens 0,1 Prozent toleriert.* Aber die Grundlage, das Lebensmittelgesetz, ist vage. Es ermöglicht zwar eine Anzeige wegen »gesundheitlicher Bedenken«, wenn die 0- beziehungsweise 0,1 Prozent-Grenze überschritten wird. Aber bei einer leichten Überschreitung wird der Hersteller nur mit einer Mahnung davonkommen. Zudem kann – allein schon wegen chronischen Personalmangels – nicht jedes Produkt unter die Lupe genommen werden. Das ist besonders bei Importwaren ein schwerer Mangel.

Was Ingeborg Eichler 1978 sagte, gilt also auch heute noch: »Da Intimsprays keine Arzneimittel sind, können sie auch ohne Konzession hergestellt werden, und wir sind nicht sicher, ob nicht auch Intimsprays auf dem Markt sind, die die Gesundheit schädigen.«

In der BRD ist Hexachlorophen nicht nur für die Babypflege, sondern auch für die weibliche Intimhygiene restlos verboten – nach der Kosmetik-Verordnung 1978.

Nach amerikanischen Berichten stimmt die Mehrheit der Ärzte in den *Vereinigten Staaten* darin überein, daß *Vaginalduschen und Intimsprays unnötig* sind, weil die normale Reinigung mit Seife und Wasser sowie die natürliche Selbstreinigung ausreichen. Doppelt unsinnig also, auch noch ein Risiko einzugehen: durch Bakterizide wie *Hexachlorophen, Borsäure und Quaternium 15*, aber auch durch Adstringentien, Alkohole und Duftstoffe, die zu Irritationen und allergischen Reaktionen führen können. Hexachlorophen und Borsäure werden durch die Haut in den Organismus aufgenommen und sind giftig.

Eine US-Studie aus dem Jahr 1979 hat außerdem ergeben, daß bei einer Gruppe von Frauen, die Vaginalduschen regelmäßig und jahrelang anwendeten, *Gebärmutterhalskrebs* häufiger auftrat als bei einer Kontrollgruppe von Frauen, die solche Produkte selten oder überhaupt nicht benutzten.

Der Markt für Intimpflegemittel wurde in den Vereinigten Staaten Ende der sechziger Jahre mit enormem Werbeaufwand geschaffen. 1971 wurden allein für TV-Werbung rund 10 Millionen Dollar ausgegeben. Man hätte sich die Mühe sparen sollen.

Dekorative Kosmetik

Magie und Mode

Die dekorative Kosmetik hat magische Ursprünge. Wir wissen von den Felsmalereien, daß Malen und Bemalen seit eh und je zum Kult gehörten. Zauberer, Medizinmänner, Priester – sie alle waren durch ihre Bemalung erkennbar. Die Hethiter in Kleinasien verwendeten schon vor 4000 Jahren Zinnober als Rouge. Und die alten Ägypter schminkten die Augen mit Malachit. Das älteste Fundstück der dekorativen Kosmetik ist die Schminkpalette des ägyptischen Königs Narmer um 3000 v. Chr. Eines der eindrucksvollsten Holzgeräte aus dem alten Ägypten (1250 v. Chr.) wird im British Museum aufbewahrt: ein vogelförmiges kosmetisches Gefäß, dessen Griff die Form eines schwimmenden Mädchens hat. Kosmetika – speziell für die Augen – dienten den Ägyptern übrigens ursprünglich als Sonnenschutz. Die Priester entwickelten auch Kosmetika, Kräuteröle und -salben, die zugleich Hautleiden milderten oder kurierten. Am Ursprung der Kultur waren Kosmetik und Medizin noch eine Einheit. Erst später wurden Schminken und Haartracht ein Unterscheidungsmerkmal verschiedener Gesellschaftsklassen. Bei den primitiven Völkern ist die Körper- und Gesichtsbemalung vor allem ein magisches Mittel zur Abschreckung böser Geister und Feinde (»Kriegsbemalung«) und gleichzeitig ein Erkennungszeichen für die eigene Sippe. Davon steckt vieles auch noch in der modernen Kosmetik. Die Angehörigen einer Punk-Gruppe wollen nicht nur die braven Bürger schockieren. Sie fühlen sich durch ihre Bemalung, Kleidung und Haartracht als unverwechselbare Mitglieder ihrer Gruppe. Auch die dekorative Kosmetik des Normalbürgers ist im Grunde nichts anderes. An ihr kann man förmlich die Zugehörigkeit zu einer bestimmten Gesellschaftsschicht oder sogar Berufsgruppe erkennen, vor allem an der Frisur, dem Augenmake-up und an den Fingernägeln.

Daß die Bemalung dann später nur noch den Frauen blieb, ist vielleicht auf den Niedergang des Mannes zurückzuführen. Er ist einem anderen Zauber erlegen: dem der Technik und des Fortschritts. Die jüngsten Versuche von jungen Leuten, diese Entwicklung zu durchbrechen, haben ja auch wieder zu männlichem Bemalen und Schmücken geführt.

Dekoration hat etwas mit Ästhetik, mit Schönheitssinn zu tun. Was aber ist schön? Das, was von der Werbe-, Mode- und Medienindustrie als schön verkauft wird?

»Was ›in‹ ist oder ›out‹ bestimmen Werbe- und Medienleute. Einige Beispiele:

»Sorgfältig gezupfte Augenbrauen und zarter Lidstrich. Lidschatten, Lippenstift und Rouge in zarten Keramikfarben oder warmen Brauntönen. Knallbunte Badeanzüge. Freches und Verrücktes kombiniert. Zarte Sommerbräune.« Angeblich »in« im Sommer 1983...

Und »out«?

»Gestylte Frisuren, bei denen jede Strähne sitzt, lange Mähnen, buschige Brauen à la Brooke Shields. Das perfekt zurechtgemachte und gepuderte Gesicht. Goldene Badeanzüge. Alles, was zusammenpaßt. Tiefes Karibik-Braun.«

In der Zeitung von morgen oder in einem anderen Blatt kann das wieder ganz anders aussehen. Aber eines ist klar: Frauen stehen voll unter dem Druck der Mode, auch bei der dekorativen Kosmetik. Das geht bis ins kleinste Detail.

Marietta Riederer in der »Zeit« vom 9. Januar 1976: »Geheimnisvolle verschattete Mandelaugen, jetzt wieder mit Lidstrich nachgezeichnet und mit metallisch grauen oder olivgrün getönten Lidern. Nur blaue Augen werden noch lichtblau umschattet. Augenbrauen: natürlich, als klarer Bogen, weder zu breit noch zu dunkel nachgezeichnet. Alltags: keine falschen Wimpern, sondern die eigenen, dunkel getuscht. Strahlen aber wird jetzt der Mund, signalrot oder in allen roten Beerenfarben bis zu dunklem Karmin. Schluß mit blassen Lippen und bleichen Nägeln, sie sollen brillieren in der Farbe des Lippenstiftes. Vorbei: Teint mit Glanz; dafür kommt die Puderquaste. Die Haare sind kinnlang, allenfalls schulterlang, nie mehr strähnig, sondern sanft gewellt und nicht mehr gekreppt. Vorbei, vor allem für die ältere Generation, der hochtoupierte Kopf und durch allzuviel Spray verklebte, viel zu gedrechselte Frisuren. Er wird wieder natürlicher.«

Die gesellschaftlichen Zwänge artikulieren Frauen selbst. Sie sprechen von »Kriegsbemalung«, von Freizeitschönheit als Ausgleich für die Monotonie der Arbeit, vom »Gefühl, beachtet zu werden«, als Gegengewicht zum »Ameisendasein« an der Produktionsstätte.

Typisch die Aussage von zwei Frauen bei einer Umfrage:

Margit W., 19, Kindergärtnerin: »Natürlich verwende ich regelmäßig Lippenstift, ein Deo und bei besonderen Gelegenheiten auch einmal eine stärkere Kriegsbemalung...«

Und Christine, E., 30, Angestellte: »Selbstverständlich muß ich im Büro möglichst gut aussehen. Und da muß man halt nachhelfen. Das Ganze kommt, wenn man das Tag für Tag verwenden muß, ganz schön teuer. Ich sehne mich immer schon nach dem Urlaub, in dem ich dann so aussehen kann, wie ich es will, und nicht so, wie es sich die anderen vorstellen.«

Ist also dekorative Kosmetik heute für die Frau so etwas wie glatte Rasur oder Krawattenzwang für den Mann? Erstarrte Konvention, der man sich ohne Kritik zu fügen hat? Unterwerfung des Individuums? Maske, hinter der man erst so aussehen darf, wie man ist oder wie man sein will?

Ein lohnendes Forschungsgebiet für Soziologen.

Die sanfte Kosmetik fördert dekorative Kosmetik als Betonung der Eigenart eines Menschen, als Unterstreichung seiner Ausstrahlung, vor allem auch der erotischen Ausstrahlung. Aber nur dann, wenn in den dazu verwendeten Mitteln keine Substanzen oder Rückstände enthalten sind, die gesundheitliche Schäden verursachen können. Bezaubernde dekorative Kosmetik: ja! Gifte: nein!

Make-up

In der BRD verwendet jede dritte Frau regelmäßig Make-up. Mit ganz wenigen Ausnahmen bestehen diese »Fonds de Teint« aus Öl-in-Wasser-Emulsionen, also aus *Feuchtigkeitscremes*. Solche Emulsionen entziehen, wie schon mehrfach erwähnt, der Haut Wasser. Sie fördern daher die Hautaustrocknung und vermehren dadurch die ohnehin massiver werdenden Tendenzen in dieser Richtung. Bei trockenem Hauttyp ist ihre Anwendung logischerweise besonders problematisch. Und bei fettem?

Dazu schreibt Aron-Brunetière in seinem Buch »Das Geschäft mit der Schönheit«:

»Ich habe auch gelernt, daß eine Haut um so fetter wird, je gründlicher man sie entfettet… Ich habe dieses Phänomen ›reaktionelle Seborrhöe‹ genannt. Sie tritt stets dann auf, wenn man Mittel verwendet, die die Haut zu brutal entfetten: zu gründlich reinigende Seifen, Alkohol, Äther, Aceton. Auch gewisse Cremes können diese Wirkung haben: es handelt sich um die sogenannten ›vanishing‹-Präparate (Tages- und Feuchtigkeitscremes), mit denen der Markt überschwemmt ist… Make-up ist ebenfalls eine solche Emulsion und hat daher die gleiche Wirkung; und deshalb verstärkt es die reaktionelle Seborrhöe…«

Bei einer Prüfung von 28 flüssigen Make-up-Präparaten durch die »Stiftung Warentest« 1979 stellte sich heraus, daß nur ein einziges Mittel eine Wasser-in-Öl-Emulsion war! Nur sechs Hersteller hatten auf ihren Packungen einen Hinweis angebracht, daß vor dem Auftragen von Make-up eine entsprechende Hautcreme verwendet werden sollte. Dafür versprachen zwei Firmen (Hildegard Braukmann und Marbert), daß mit ihren Präparaten – weil mit Lichtschutz ausgestattet – die Haut weniger schnell altere. Dazu die Tester wörtlich: »Kein Wort davon ist wahr: Im Test erwiesen sich die lichtschützenden Substanzen als viel zu gering, als daß man sie auch nur guten Gewissens erwähnen dürfte!« Braukmann änderte allerdings laut »Test« vor Herausgabe des Prüfberichts den Gehalt an Lichtschutzmittel – und erhöhte den Preis.

In dem Test findet sich ein interessanter Hinweis auf eine Make-up-Problematik, der man bisher noch zuwenig nachgegangen ist.

1977 hatten Chemiker des Massachusetts Institute of Technology bei sehr komplizierten Analysen von Kosmetika einen Stoff aus der Gruppe der *Nitrosamine* gefunden, eben jenen, der bei Versuchstieren Leberkrebs hervorruft. Den höchsten Anteil an Nitrosaminen – nämlich 48 ppm – fanden sie in Max Factors »Ultralucent whipped creme make-up«. Die Berliner Tester dann wörtlich: »Wir haben die Firma Max Factor in Starnberg danach befragt, erhielten aber nur die fast ein Jahr alte Kopie einer Presseerklärung des Mutterhauses in Hollywood, wonach ›sofort und eingehend zusammen mit Experten‹ geprüft werden sollte. Ergebnisse? Konsequenzen? In Starnberg weiß man von nichts. ›Ultralucent whipped creme make up‹ ist jedenfalls nach wie vor im Handel.«

In »Chemical Week« waren am 30. März 1977 alle Produkte nach David H. Fine und Tsai Y. Fan vom »Thermo Electron Research Center« in Waltham (Mass.) veröffentlicht worden, die Diäthanolnitrosamine enthielten. Es waren: Avon Topaze, Revlon Young Blush, Max Factors Ultralucent whipped creme make up, Revlon moon drops, Helena Rubinstein Silk Fashion, Max Factor Ultralucent Waterproof Make-up, Johnson's Baby Lotion, Keri Lotion, Noxema Skin Cream, Nutraderm Dry Skin Lotion, Nivea Cream Lotion, Gilette Deep Magic, Sea und Ski Suntan Lotion, Almay Deep Mist Extra Rich Lotion, Scholl Butter Lotion, Scholl Rough Skin Remover, Bain de Soleil Suntan Creme, Extra Strenght Desitin, Clairol Herbal Essence, Breck Shampoo-Dry Hair, PPP Baby Shampoo, Mennen Baby Magic Shampoo, Diaparene Cradol, Head and Shoulders Shampoo, Wella Balsam, Clairol Creme Formula Hair Color, Helene Curtis Everynight Extrabody Conditioner.

Insgesamt also 27 sehr populäre Produkte von bekannten Firmen. Die Industrie fand es schon damals »unmöglich«, die Ergebnisse der Studie von Fine and Fan zu kommentieren. Daran hat sich nicht viel geändert. Dabei wäre es unfair, allein der Kosmetikindustrie den »Schwarzen Peter« zuzuschieben.

Die übermäßige Belastung mit Nitriten und Aminen, aus denen Nitrosamine entstehen, ist geradezu eine allgemeine Begleiterscheinung unserer Zivilisation geworden. Nitrite können in Magen, Darm und Blase in erhöhtem Ausmaß durch gedüngtes Obst und Gemüse entstehen,

*ebenso durch mit Pökelsalzen (Nitrit) gerötetes Fleisch. Die Amine
kommen über die Nahrung, Spritzmittel (Pestizide), Tabakrauchen,
Pharmaka und Umwelt in den Organismus. Aus industriellen Prozessen stammen fertige Nitrosamine. Die Summenwirkung kann tödlich
werden.*
*Gerade die Kosmetik sollte damit beginnen, diese Bedrohung abzu-
bauen.*

Eine Anfrage bei Beiersdorf (Nivea) in Wien zur weiteren Entwicklung nach dem US-Test von 1977 ergab folgendes Bild: Die
amerikanischen Hersteller verwendeten damals 85prozentiges
Triäthanolamin als Rohstoff, das 15 Prozent Diäthanolamin enthielt. Die Rezeptur sei nach dem Test auf 99prozentiges Triäthanolamin umgestellt worden, das nur noch ein Prozent Diäthanolamin enthalten habe. Durch eine Rückfrage bei der Beiersdorf-
Mutter in Hamburg wurde außerdem festgestellt, daß es 1978 eine
interne, bisher nicht publizierte Untersuchung gab. In Nivea-Pro-
dukten habe man keine Nitrosamine feststellen können. In anderen Kosmetika seien hingegen Werte zwischen 25000 und
48000 ng/g festgestellt worden.

1 ng = 1 Nanogramm = 1 milliardstel Gramm. 1 ng/g entspricht
1 ppb. 1 ppb = 1000 ppm.

In anderen Worten: Es waren 25 bis 48 ppm enthalten. Das entspricht wiederum dem Höchstwert von 1977 in Max Factors »Ultralucent whipped creme make up«. Die Namen der untersuchten
Produkte gab Beiersdorf freilich nicht preis. Nur soviel wurde
noch verraten: 1980 wurde das Nivea-Milk-Rezept ganz umgestellt und das Triäthanolamin ganz herausgenommen.

In Österreich war der brisante Rohstoff nach Auskunft der
Wiener Beiersdorf-Tochter nie eingesetzt.

Für Beiersdorf mag damit das Problem weg vom Tisch sein. Für
den Konsumenten nicht.

Wimperntuschen:
Keine Augenweide

Gesundheitsschädliche, zum Teil *krebserregende Schwermetalle* wurden in zehn von 15 Wimperntuschen gefunden, welche die »Stiftung Warentest« in Berlin 1979 untersuchte: Blei, Arsen und Quecksilber. Daß es auch ohne Rückstände geht, bewiesen die restlichen fünf Produkte, in denen die giftigen Schwermetalle nicht nachweisbar waren. Die dazugehörigen Hersteller waren: Avon, Dior, Chicago, Marbert und Tana.

Bei den beanstandeten Produkten lagen die Werte zum Großteil über den nach der am 1. Januar 1978 in Kraft getretenen Kosmetikverordnung zulässigen Begrenzungen. In einer Wimperntusche von Chanel war zu viel Blei, in Produkten von Margret Astor, Ellen Betrix, Kron, Lancaster, Misslyn und Fairgirl war zu viel Arsen, und in Präparaten von Revlon und Lancaster fand sich Quecksilber, das nach der Verordnung überhaupt nicht nachweisbar sein darf.

Viele Hersteller teilten der Redaktion des »Test«-Magazins noch vor Erscheinen der Ergebnisse mit, daß nunmehr reinere Farbpigmente verwendet würden.

Vier Jahre später zeigte sich bei einem neuerlichen Test der Berliner, daß die Hersteller tatsächlich gelernt hatten. Nur noch ein Produkt lag über der zulässigen Höchstgrenze: Juvena überschritt die erlaubten 5 ppm Arsen rund um das Dreifache.

Auch bei *Wimperntuschen* gibt es ein *Konservierungsmittelproblem,* das um so heikler ist, als sowohl Keime als auch Konservierungsmittel leicht ins Auge gelangen und dort größten Schaden anrichten können.

Manche meinen, das Risiko einer bakteriellen Verunreinigung sei höher einzuschätzen als das einer Allergie durch Konservierungsmittel. Es geht aber nicht um Allergien allein. Viele Konservierungsmittel sind schlicht giftig und haben daher in Kosmetika nichts zu suchen, auch wenn ein Teil von ihnen – in der BRD – deklarierungspflichtig ist.

»Eye Shadows«:
Bleischwere Lider

In der BRD benutzt jede zweite Frau Lidschatten. Als die Mitarbeiter der »Stiftung Warentest« 1978 28 Augen-Make-ups (Puderlidschatten) testeten, stellte sich heraus, daß zehn Produkte giftige Schwermetalle enthielten, zum Teil weit über den seit 1. Januar 1978 zugelassenen Werten.

Spitzenreiter waren Lidschatten von Miß den Fard mit 170 ppm Bleigehalt (Höchstgrenze nach der Kosmetikverordnung 20 ppm), Helena Rubinstein mit 150 ppm Blei und Elizabeth Arden mit 6 ppm Arsen (Höchstgrenze 5 ppm). Quecksilber und Cadmium, die überhaupt nicht nachweisbar sein dürften, waren entweder zusammen oder einzeln bei Revlon, Margret Astor, Ellen Betrix, Avon, Chicago, Ellocar und Kron zu finden. Die reichhaltigste Schwermetallpalette hatte Revlon in seinem »Super Frost Shadow«: 28 ppm Blei, 8 ppm Cadmium, 4 ppm Quecksilber und 0,3 ppm Arsen. Aber das schlimmste war, daß kein einziges Produkt frei von Schwermetallen war.

Nach dem Test wurden wieder fleißig Rezepturen geändert. Bei einer Wiederholung des Tests, vier Jahre später, waren laut »Test«-Magazin alle Puder »einwandfrei«. Die Hersteller hielten die »Reinheitsvorschriften« in Hinblick auf Schwermetalle durchaus ein. Entweder, so die Tester, »lagen die festgestellten Mengen unter der vorgeschriebenen Höchstkonzentration oder waren erst gar nicht nachweisbar«. Erfreulich für die Hersteller, aber für den Konsumenten nicht ausreichend. Denn ein Produkt ohne jeden Schwermetallgehalt ist einem Produkt mit Schwermetallgehalt auch dann vorzuziehen, wenn die Höchstgrenzen nicht überschritten werden.

Im »Test«-Magazin vom August 1982 heißt es aber in der Rubrik »Einhalten der Kosmetikverordnung« (Gehalt an giftigen Schwermetallen) nur stereotyp: »Sehr gut«. Es wird nicht differenziert. Da waren die Tester 1979 noch mutiger gewesen. Zur Frage nach der tatsächlichen Giftigkeit von Schwermetallen in

Kosmetika hatten sie damals nämlich drei Punkte festgehalten: »Erstens weiß man nicht, wieviel von den Schadstoffen tatsächlich vom Körper aufgenommen wird. Zweitens weiß man nicht genau, wo die kritischen Schwellenwerte liegen, bis zu welcher Konzentration ein Schadstoff unschädlich ist, bis zu welchem Prozentsatz er wieder abgebaut oder addiert wird. Drittens weiß man nicht genau, wie all die Umwelteinflüsse aus Luft, Wasser, Nahrung, Lebensmitteln, Kosmetika, Arzneimitteln, Textilien, Verpackungen, Farben usw. im Menschen zusammenwirken.«

Schwermetalle können über die Atemwege und die Ernährung, aber auch über die Haut in den Körper gelangen. Vergiftungen durch quecksilberhaltige Salben gegen Akne und Sommersprossen sowie durch Bleisalben und Bleischminken – heute allesamt vom Markt – sind in der Literatur reichlich belegt.

Quecksilber ist ein Zellgift, das vor allem in Leber und Nieren, Knochen und Haaren gespeichert wird. Große Mengen kommen über Saatbeizmittel, Fungizide und eine Fülle von Industrieprodukten in die Umwelt. Bei chronischer Vergiftung kommt es zu schweren Störungen des zentralen Nervensystems, zu Lähmungen, Seh-, Hör- und Sprachstörungen, Schlaflosigkeit, Angstzuständen und Persönlichkeitsabbau. Am Ende steht die grauenerregende Minamata-Krankheit, benannt nach der südjapanischen Industriestadt Minamata. Eine Stickstoff-Fabrik leitete ihre Abwässer mit der als Katalysator verwendeten Quecksilberverbindung in die Minamata-Bucht, ein traditionelles Fischfanggebiet. Ab 1954 zeigten sich die ersten Vergiftungen bei den Bewohnern der Stadt und der umliegenden Fischerdörfer. Bis 1982 waren 1850 Menschen »offiziell« als Minamata-Opfer anerkannt, mehr als 500 von ihnen sind gestorben. Schwerstgeschädigte Kinder kamen auf die Welt. Die Fische in der Bucht waren mit maximal 24 ppm, die Schalentiere mit maximal 39 ppm belastet. Im Haar der Minamata-Opfer wurden 145 ppm Quecksilber gefunden, bei ganz schweren Fällen bis zu 600 ppm.

Quecksilber kommt offenbar über Bleich- und Konservierungsmittel in kosmetische Produkte. Aber auch über Quecksilberverbindungen in Haar-Präparaten. In der BRD dürfen Phenyl-Quecksilberverbindungen und Äthylquecksilberthiosalicylat bis zu einem Anteil von 0,007 Prozent in Schminksubstanzen für die

Augen enthalten sein. Sie müssen aber einen Warnhinweis tragen. In Österreich gibt es wieder einmal keine genauen Vorschriften, sondern »schlamperte Verhältnisse«.

Es ist keineswegs auszuschließen, daß bei verschiedenen Zivilisationskrankheiten schleichende Schwermetallvergiftungen ursächlich beteiligt sind. Auch die Anfälligkeit gegen Infektionskrankheiten und Krebserkrankungen wird ausdrücklich genannt (Th. Till).

Arsen ist zwar ein Spurenelement und daher in winzig kleinen Mengen sogar willkommen. Die wichtigste organische Verbindung, Arsenik, ist aber schon in Dosen von 0,01 bis 0,05 Gramm toxisch. Bei chronischer Vergiftung kommt es zu Gewichtsabnahme, Organverfettung und Gewebszerfall, vor allem von Leber, Niere und Blutkapillaren. Als tödliche Dosis gelten allgemein 0,3 Gramm. Arsen kann beim Menschen Lungen- und Hauttumore verursachen.

Bleiverbindungen rufen bei Mäusen und Ratten Nierenkrebs hervor und stehen auch beim Menschen unter Krebsverdacht. Blei wird vor allem in Knochen, Zähnen und Haaren abgelagert und wirkt schädigend auf das Nervensystem, auch bei einer Dauereinwirkung von sehr geringen Dosen, wie Forschungen an Kindern in Großstädten und Industriegebieten gezeigt haben. Chronische Bleivergiftungen äußern sich anfangs durch Müdigkeit, Kopfschmerzen, Nervosität und Appetitlosigkeit. Die stärkste Belastung entsteht durch das Verbleien von Benzin, gegen das von Umwelt- und Menschenschützern mit Recht Sturm gelaufen wird. Wo die Schadensschwelle liegt, ist umstritten. Sie soll bei etwa 50 Mikrogramm Blei pro 100 ml Blut liegen. Ein Grenzwert, der so lange nicht anerkannt werden kann, als bei darunter liegenden Werten nicht absolute Unschädlichkeit bewiesen ist.

Die Grenzwert-Jonglierer müssen überhaupt bedenken, daß es um Summenwirkungen geht. Überall ein bißchen Toleranz kann auch tödlich sein. Bei Umweltgiften gibt es keine harmlosen Mengen.

Daraus können wir heute ohne Rücksicht auf Rang und Stand unsere Lehren ziehen. Früher war das anders: In der Renaissance wurden – vor allem vom Adel – bleihaltige Make-ups und Lippenpomaden verwendet. Zum Beispiel am Hof von Königin Elisabeth I. von England. Die Damen wußten zwar, daß dadurch ihre

Haut ruiniert wurde und daß ihnen die Haare ausfielen, aber sie verwendeten die Mittelchen weiter. Die weiße Farbe der Haut signalisierte die Zugehörigkeit zur Aristokratie.

Cadmium ist bei Versuchstieren ebenfalls krebserregend. Oral aufgenommen, sollen schon 30 mg tödlich sein. Cadmium-Vergiftungen, bei Arbeitern in Metallhütten diagnostiziert, führen zu Lungenblähungen und Störungen der Nierenfunktion, Bronchial- und Prostatakrebs.

Cadmium wird in Knochen und Zähnen, aber auch in der Niere abgelagert. Wieder mußte Japan den bisher höchsten Tribut bezahlen. Anlaß für die Massenvergiftung mit Cadmium waren Abwässer aus der Erzaufbereitung, mit denen die Reisfelder überflutet wurden. Cadmium hat in solchen Konzentrationen die Eigenschaft, das Kalzium aus den Knochen zu lösen. So verformt sich das Skelett. Viele Menschen schrumpfen förmlich und sterben qualvoll. Die Krankheit heißt in Japan Itai-Itai. Itai heißt auf japanisch »schmerzhaft«.

Cadmium und Arsen kommen vor allem mit Farbstoffen in Kosmetika.

Ganz allgemein beruht die *giftige Wirkung der Schwermetalle* auf Komplexbildungen mit Eiweiß, wodurch es unter anderem zu Fermenthemmungen kommt. Darüber hinaus treten Kapillarlähmungen und Depotbildung in Knochen, Zähnen, Haaren und inneren Organen auf. Als besonders gefährdete Risikogruppen sind vor allem Frauen, Säuglinge und Kleinkinder anzusehen. Hohen Belastungen sind vor allem Berufsfahrer und Polizisten (Blei) und Industriearbeiter ausgesetzt, die mit diesen Substanzen dauernd in Berührung kommen. Diesen untragbaren Zustand könnte nur ein weltweites Umdenken beenden.

Bis dahin ist guter Rat teuer. Die Konsumenten könnten sich im Bereich der Kosmetik nur so wehren, daß sie bei Wimperntuschen und Lidschatten vollkommen schwermetallfreie Produkte fordern und, wenn das nicht garantiert wird, auf die Verwendung solcher Präparate verzichten.

Probleme mit Lidschatten und Wimperntuschen gibt es übrigens schon seit langem. Eine Untersuchung an der Hautklinik in Minden ergab schon Anfang der siebziger Jahre, daß eine Wimperntusche bei 25 Prozent der Testpersonen zu Reizungen führte. Bei über drei Prozent der Testpersonen wurde eine *Überempfind-*

lichkeit registriert, vor allem bei Mitteln mit grünen Farbtönen, zu denen *Chromoxyde* verwendet wurden.

In Österreich sind Augen-Make-ups seit eh und je beliebt. Bei einer Umfrage des Imas-Instituts 1977 gaben mehr als $^2/_3$ aller Frauen unter 30 Jahren an, ständig Wimperntusche und Lidschatten zu verwenden.

Tester sehen rot: Lippenstifte

Nach Egmont R. Koch dürfen in Lippenstiften in der BRD noch immer zwei *Farbstoffgruppen* angewendet werden, die unter *Krebsverdacht stehen: C-Rot 55 und Rot-8 III, 2 sowie Rhodamin B und Rot-16 III, 2. Die erste Gruppe erzeugt bösartige Geschwülste in Milz und Leber, die zweite Krebs nach subcutaner Injektion. In beiden Fällen bei Ratten.*

Nun gehören gerade die Lippen zu den empfindlichsten Hautpartien. Sie haben eine sehr dünne Hornschicht, und sie besitzen nur wenige Talg-, aber keine Schweißdrüsen. Dadurch sind sie nahezu fettfrei, trocknen sehr leicht aus. Das ist der Grund, warum die Lippen im Winter, wenn die Luft sehr trocken ist, so leicht springen.

Es ist also besonders wichtig, daß Kosmetika die Lippen nicht zusätzlich belasten, sondern optimal schützen. Es dürfen daher in Lippenstiften überhaupt keine schädigenden Substanzen enthalten sein. Denn abgesehen von einer möglichen Aufnahme durch die Haut – wie bei Schwermetallen – werden auch beim Essen Teilchen des Lippenstiftes in den Organismus aufgenommen. Die Belastung mit Schwermetallen wiegt also in diesem Fall noch schwerer als bei Wimperntuschen und Lidschatten. 1979 machten die Prüfer der Stiftung Warentest in Berlin die alarmierende Entdeckung, daß von 28 Lippenstift-Fabrikaten mit Ausnahme von zwei Produkten alle giftige Schwermetalle enthielten.

Es handelte sich um Arsen, Blei und vor allem um salzsäurelösliches Barium. Zwölf von 28 Lippenstiftmarken wiesen einen Bariumgehalt zwischen 5 ppm und 24 ppm auf. Spitzenreiter mit 24 ppm war »Perl Copper 58« von »Ellen Betrix«.

Das Unternehmen änderte nach Abschluß der Tests seine Rezeptur, wie das »Test«-Magazin mitteilte, ebenso wie mehrere andere betroffene Firmen. Bei einem neuerlichen Test im Jahr 1982 konnten die Tester aus Berlin feststellen, daß »schädliche Bestandteile« in 22 geprüften Lippenstiften nicht mehr festzustellen waren. Begründung: »Mittlerweile werden die dafür verantwortlichen Eosine – das sind Farbstoffe, die diese Schwermetalle in solch hohen Mengen enthalten – nicht mehr eingesetzt. In den heute angebotenen Stiften überdecken Farbpigmente die hauttypische Lippenfarbe und bringen so den Farbeffekt. Da sie im Gegensatz zu den Eosinen, die die Schleimhäute regelrecht gefärbt haben, nicht in die Haut eindringen, verschwinden sie allerdings auch schneller. ›Kußechter‹ Lippenstift gehört damit der Vergangenheit an.«

Ob die Frauen von Anfang an zu »kußechten« Lippenstiften gegriffen hätten, wenn sie gewußt hätten, daß sie diesen »Vorteil« um den Preis von giftigen Schwermetallen auf ihren Lippen erkauften? Schon 1975 machten S. J. Taub und andere in den USA darauf aufmerksam, daß Eosine für Lippenentzündungen verantwortlich seien, mit denen neun Prozent aller Anwenderinnen Bekanntschaft machten. Offenbar hat es schon 1978 Alternativen für die Eosine gegeben. Denn – das wurde von der Öffentlichkeit viel zuwenig beachtet – der »Test«-Test hatte bei zwei Lippenstiften keinen Gehalt an »toxischen Schwermetallen« festgestellt, denen gleichzeitig ebenso gute Haftfestigkeit bescheinigt wurde wie den anderen Lippenstiften mit Schwermetallgehalt. Es handelte sich um die Produkte »Silver Lipstick 26« von Lancaster und »Rouge à Lèvres Nacré Frosted 66 Rouge Cuivré« von Christian Dior!

Leider stellte der »Test«-Test aus dem Jahr 1982 wieder einmal nur fest, daß das »Einhalten der Kosmetikverordnung (Gehalt an giftigen Schwermetallen)« bei allen Lippenstiften »sehr gut« war. Das sagt noch nichts darüber aus, daß nicht immer noch Schwermetalle vorkamen. Bei Blei und Arsen gibt es ja »Grenzwerte«. Ein Rückschritt gegenüber dem »Test«-Stil von 1979.

Gerade in diesem Fall muß mehr Genauigkeit gefordert werden. Mehr als zwei Drittel aller Frauen verwenden regelmäßig Lippenstift.

1979 wurde auch in Österreich getestet. Das Magazin des Vereins für Konsumenteninformation »Konsument« nahm sich in seiner Juli-Ausgabe 48 verschiedene Lippenstift-Marken vor. Ergebnis: Zweimal mußte »Giftalarm« gegeben werden. »The Collection Lip Colour« von Elizabeth Arden und der »Sport«-Stift von Lancôme enthielten säurelösliches Barium. *Lösliche Barium-Verbindungen* sind gesundheitsschädlich. *Akute Barium-Vergiftungen* führen unter anderem zu Atemlähmungen, chronische Vergiftungen zu Abmagerung.

Und wo bleibt das Positive?

Dekorative Kosmetik ist wichtig. Sie gibt der Kosmetik Seele. Sie ist zauberhaft und erotisch. Aber ins Gesicht gehören keine Gifte. Auch noch so kleine »Toleranzwerte« sind unzulässig.

Nagelpflege: Achtung, Formaldehyd!

Nagelpflege gehört zu den Selbstverständlichkeiten der Kosmetik, vor allem auch der dekorativen Kosmetik. Besonders Frauen legen größten Wert auf gepflegte Nägel. Auch Männer entdecken immer mehr, daß gepflegte Nägel kein Luxus sind.

Bei der dekorativen Nagelpflege spielen natürlich *Nagellacke und Nagellackentferner* die größte Rolle. Leider auch keine unproblematische.

Die Tester der »Stiftung Warentest« in Berlin haben bei ihren in den Jahren 1979 und 1982 veröffentlichten Untersuchungen vor allem auf Konsistenz, Streichfähigkeit, Auftragen, Verlauf, Deckvermögen, Trocknungsverhalten, Kratzfestigkeit und Haftungsvermögen geachtet. 1979 wurde lediglich eingewendet, daß acetonhaltige Nagellackentferner das Keratin des Nagels auf die Dauer angreifen. Man solle daher im Handel nach acetonfreien Fabrikaten fragen.

Das eigentliche Problem wurde nicht angeschnitten:

Formaldehyd. Er gilt als erbschädigend und krebserregend. Und er ist eines der zehn gefährlichsten Allergene. Formaldehyd ist heute eine allgegenwärtige Substanz. Er wird in Spanplatten ebenso verwendet wie für Baumaterialien, Farben, Lacke und Kosmetika. Insgesamt bedienen sich etwa 400 Produkte dieses »Tausendsassas des Chemiezeitalters«.

Woher kommt diese Vielseitigkeit?

Formaldehyd, ein stechend riechendes Gas (in wäßriger Lösung heißt er Formalin), ist verbunden mit dem Anbruch des Kunststoffzeitalters. Bereits zu Beginn unseres Jahrhunderts wurde aus ihm das Kunstharz »Bakelit« erzeugt. Sogar Banknoten wurden mit Formaldehyd behandelt, um sie länger haltbar zu machen. Auch in Österreich war dieses Verfahren noch bis Mitte der siebziger Jahre üblich. Es wurde dann aber aufgegeben.

Formaldehyd ist ein *Konservierungsmittel,* unter anderem *auch in Kosmetika.* Zum Beispiel in *Shampoos und Cremes.* Die zulässige Höchstgrenze liegt in der BRD bei 0,2 Prozent. Nur in Aerosol-Packungen und Mundpflegemitteln ist Formaldehyd verboten. In Nagellacken wird er vor allem wegen seiner Glanz und Haftung verbessernden Eigenschaften eingearbeitet. Das gleiche gilt für *Toluensulfonamid,* das als Allergen ebensogut bekannt ist wie Formaldehyd. T. Conry (1980) fand beide Substanzen bei bekannten Markenprodukten wie »Strong & Glossy« von Helena Rubinstein oder »Maybelline Nail Color«.

Auch in Nagelhärtern ist Formaldehyd enthalten. Erlaubt sind fünf Prozent, wobei ein Warnhinweis angegeben sein muß: »Die Nagelhaut mit einem Fettkörper schützen. Enthält x Prozent Formaldehyd.« Die breite Anwendungspalette deutet schon an, warum die Forderung, Formaldehyd zu verbieten, ein heißes Eisen ist. Besonders heiß in der BRD, wo ein Chemie-Riese der Hauptproduzent ist: die BASF. Insgesamt werden in der Bundesrepublik jährlich 500 000 Tonnen Formaldehyd erzeugt, annähernd soviel wie in allen anderen EG-Ländern zusammen.

1979/80 ergaben *Versuche an Ratten,* daß Formaldehyd Krebs auslösen kann. Wissenschaftler sprachen den dringenden Verdacht aus, daß das auch für den Menschen gelte. Vertreter der Industrie konterten, der Mensch sei keine Ratte, die Tierversuche böten keinerlei Anhaltspunkte für eine gesundheitliche Gefährdung der Bevölkerung. Wegen der enormen wirtschaftlichen Auswirkungen wurden Konsequenzen in Richtung eines Verbots von Formaldehyd hinausgeschoben. Im Oktober 1983 kam es aber in der BRD zu einem folgenschweren Gespräch zwischen Vertretern der Bundesanstalt für Arbeitsschutz, des Bundesgesundheitsamtes sowie des Umweltbundesamtes. Sensationelles Ergebnis: Formaldehyd sei nicht nur als krebsverdächtig, sondern als krebserzeugend einzustufen. Die Forderungen des Umweltbundesamtes, die sich aus dieser Diagnose ergaben, waren weitgehend: Verbot von Isolierschäumen und Spanplatten, die Formaldehyd freisetzen können; Verbot von Formaldehyd in Lacken und Farben, Reinigungs-, Geschirrspül- und Waschmitteln; Verbot in Kosmetika.

Reaktion der BASF: das Urteil »krebserzeugend« sei oberflächlich. Man habe auch die wirtschaftlichen Konsequenzen nicht bedacht. Es gehe um eine Milliarde Mark im eigenen Unternehmen und um 300 Milliarden Mark in der ganzen Branche. In Ludwigshafen, dem Sitz der BASF, seien 2000 Arbeitsplätze gefährdet, in allen Betrieben, die vom Formaldehyd leben, sogar zwei Millionen. Angesichts dieses Drucks waren Beobachter der Szene Anfang 1984 mit Recht nicht ganz sicher, ob zwei »in den Schubladen schmorende« Expertenberichte »über die gesundheitsgefährdende Chemikalie Formaldehyd« jemals unverändert veröffentlicht, zuvor umgeschrieben oder ganz eingestampft werden. Provozierend wurde gefragt: »Ist das Urteil über die Gefährlichkeit einer Chemikalie von der wirtschaftlichen Bedeutung für ihren Hersteller abhängig?«

Ende 1984 stellte sich heraus, daß die Skepsis der Kritiker berechtigt war: Die Beamten wurden, wie erst kürzlich in der TV-Sendung »Panorama« (ORF) berichtet wurde, von den Politikern zurückgepfiffen. Mit denen wieder hatten die Wirtschaftsbosse ein ernstes Wort gesprochen. Ergebnis: Formaldehyd ist in der BRD vorerst wieder nur »krebsverdächtig«.

In einem *Formaldehyd-Bericht* vom 1. Oktober 1984 heißt es: »Formaldehyd steht unter dem Verdacht, ein krebserzeugendes Potential zu besitzen... Da keine geeigneten Tierversuche oder sonstige ausreichende Befunde vorliegen, sind die Voraussetzungen für eine Einstufung und Kennzeichnung von Formaldehyd als ›krebserzeugend‹ nach dem Chemikaliengesetz nicht gegeben. Es können jedoch nicht alle Verdachtsmomente ausgeschlossen werden. Daher sollte Formaldehyd... mit dem Risikosatz ›Irreversibler Schaden möglich‹ gekennzeichnet werden.«

Unter dem Titel »Über den Unsinn der Formaldehyd-Deklarierungspflicht« hat G. A. Nowak 1979 den Standpunkt vertreten, daß der Allround-Stoff in Kosmetika weiterhin erlaubt bleiben sollte. Sein Hauptargument: »Der alte Formaldehyd ist in toxikologischer Hinsicht besser bekannt als der nicht deklarierungspflichtige Glutardialdehyd oder das Chloracetamid, die möglicherweise eine höhere allergene Potenz aufweisen (Ippen).« Gegen unerwünschte Mikroorganismen, so Nowak, sei gerade Formaldehyd besonders wirksam.

Was gar so wirksam gegen Mikroorganismen ist, das ist in der Regel auch wirksam gegen den Menschen. Das hätte G. A. Nowak auch 1979 schon wissen müssen. Er hat damals von der »Gefahr« gesprochen, daß Haut-Kosmetika unter dem Einfluß naturwissenschaftlich orientierter Dermatologen, die »nur meßbare Größen gelten lassen«, zu einer Art »Oberflächenschmiere« werden, »ohne jegliche Wirkstoffe, billig verpackt und aus Preisgründen (dem Verbraucher zuliebe) auch schlecht parfümiert«.

Die Gefahr kommt, wie man sieht, von ganz woanders her. Sie kommt von denen, die berechtigte Warnungen in den Wind schlagen, die nicht begreifen wollen, daß es zu Giften in Kosmetika Alternativen gibt.

So wird nach Auskunft von seiten der Gesundheitsbehörden Formaldehyd in österreichischen Kosmetika weiterhin beschränkt zugelassen werden, auch dann, wenn die seit Jahren als Entwurf vorliegende »Negativliste« in Kraft tritt (Stand August 1987).

Vom Standpunkt der sanften Kosmetik aus ist daher die Forderung nach dem Verbot von Formaldehyd in Kosmetika zu unterstreichen. Vor einiger Zeit wurden auch hypoallergische Nagellacke entwickelt, die Alkydharz enthalten. Sie hatten allerdings mit dem Nachteil zu kämpfen, daß der Lack sich in kleinen Zonen vom Nagel ablösen kann. Aber besser ein kleiner optischer Makel als makellose Giftigkeit.

Um irisierenden Perlmuttglanz zu erzielen, wird kristallisiertes Guanin (pulverisierte Heringsschuppen) verwendet. Dabei kann es ebenso zu einer Kontaktdermatitis kommen wie bei Nagellakken auf Basis von Toluenisocyanatharz. Vor allem dann, wenn das Produkt in noch nicht ganz trockenem Zustand mit Gesicht, Augenlidern und Hals in Berührung kommt, was besonders bei Nagelkauern leicht vorkommt.

Auch in *künstlichen Fingernägeln* ist manchmal ein starkes Allergen enthalten: nicht polymerisiertes Methylametacrylat. Auch Kleber- und Lösungsmittel für künstliche Fingernägel sind nicht immer harmlos. Sie können die Nagelsubstanz angreifen.

Ebenso sind *Nagelhautentferner* mit Vorsicht zu »genießen«. Oder kann ein Produkt sanft sein, wenn auf der Packung angegeben wird: »Kontakt mit den Augen vermeiden. Erblindungsgefahr. Für Kinder unzugänglich aufbewahren.« Solange der Konsument oder auch der recherchierende Interessent keine Auskunft über die Wirkstoffe bekommt, muß auch in diesem Fall das Gegenteil von harmlos angenommen werden. Nach der »Verordnung über die Zulassung von pharmakologisch wirksamen Stoffen für kosmetische Mittel« sind bei keratolytisch und keratoplastisch wirkenden Stoffen ähnliche Warnhinweise anzubringen. Bei Produkten mit einem Wirkstoff, dessen genaue chemische Formel zwei Zeilen füllen würde, hat der Warnhinweis so auszusehen: »Nicht in Augen und auf Schleimhäute bringen! Bei etwaigem Auftreten von Hautreizungen sofort absetzen, Arzt aufsuchen! Von Kindern fernhalten!«

In den Bereich der keratolytischen und keratoplastischen Stoffe fallen auch Schwielen- und Hühneraugenpräparate sowie Enthaarungsmittel. Es handelt sich in jedem Fall um Stoffe, die auf das Keratin – also auf die Hornsubstanz in Haaren, Nägeln oder oberster Hautschicht – beziehungsweise die Kittsubstanz einzelner Keratinstränge auflösend einwirken.

Nagelhautentferner sind chemisch gesehen die aggressivsten Produkte in der Kosmetik. Sie sind noch alkalischer (pH bis 13 und darüber) als Depilatoren. Der Konsument muß also entsprechend vorsichtig sein oder die Nagelhaut mit mechanischen Hilfsmitteln pflegen.

Die Pflege der Finger- und Zehennägel gewinnt in der Kosmetik zunehmend an Bedeutung.

Dabei ist darauf zu achten, daß auf keinen Fall die Cuticula, das feine Nagelhäutchen, beschädigt wird. Das bedeutet nämlich Infektionsgefahr. Die Cuticula soll nicht geschnitten werden. Ein vorsichtiges Zurückschieben nach dem Händewaschen mit einem Handtuch oder einem runden Stäbchen aus Holz oder Gummi ist erlaubt. An der Nageloberfläche soll nie herumgekratzt werden, weil die Cuticula, die die Nageloberfläche schützt, sonst beschädigt wird.

Zu feilen sind die Nägel immer im trockenen, harten Zustand. Wenn man sie lieber schneidet, sollte vorher ein Bad genommen werden, um Springen und Splittern zu vermeiden. Unter trockenen Umweltbedingungen (Winter, Zentralheizung, Klimaanlage, Sonne) brauchen die Nägel ebenso die Pflege mit einer W/O-Emulsion wie die Haut. Nach dem Waschen sind die Hände und Füße vor dem Eincremen sorgsam abzutrocknen. Das ist auch die wichtigste Vorbeugung gegen den zunehmenden Pilzbefall an den Zehen. O/W-Cremes sind nicht zu empfehlen, weil durch sie ein ideales Milieu für die Entwicklung von Keimen geschaffen wird.

Schon seit Hippokrates weiß man, daß man *aufgrund des Nagelbildes Krankheiten diagnostizieren* kann. Bei akuten Infektionen und Verletzungen entstehen Querrillen oder -wellen, die zuerst an der Wurzel erscheinen und mit dem Wachstum des Nagels mitgehen. Im Ersten Weltkrieg benutzten Chirurgen diese »Beau«-Linien – benannt nach einem französischen Arzt, der sie als erster 1846 beschrieb –, um das Datum festzustellen, an dem ein Soldat verletzt wurde. Auch nervöse Schocks sind als Ursache bekannt.

Ein anderes bekanntes Phänomen sind die »weißen Flecken«, die sehr häufig auftreten. Sie sind vor allem bei müden, erschöpften und nervösen Menschen zu finden. Sie entstehen durch Lufteinschluß.

Kosmetika mit spezieller Wirkung

Hautbräunungsmittel: Braun mit empfindlicher Haut

Erwin Brunner charakterisierte kürzlich in einem »Zeitdossier« die Hautbräunungsmittel so:

»Am besten – weil nicht gesundheitsschädigend – ist, sich mit Selbstbräunungsmitteln zu tönen: Risikolos bräunen können nur äußerlich aufgetragene Farben. Die Sonne aus der Tube hält etwa eine Woche vor, bis die oberste Hautschicht wieder abschuppt. Edles Braun ist von der Tunke aus dem Tiegel freilich nicht zu erwarten: Sie zeitigt Flecken und riecht bisweilen unangenehm. Nichts als teurer Humbug sind hingegen Bräunungspillen: Karotinkapseln, wovon man höchstens gelb wird – oder grün vor Ärger, weil sie schlicht wirkungslos bleiben. Sonnenschutz bieten indes weder die Selbstbräuner noch die Bräunungspillen.«

In dieser Textpassage werden die Vorteile und Probleme von Hautbräunungsmitteln recht anschaulich beschrieben. Freilich nicht ganz exakt.

Der Wirkstoff, der in auf die Haut aufzutragenden Präparaten für die Braunfärbung sorgt, heißt *Dihydroxyaceton (DHA)* und ist ein Kohlenhydrat, das mit den Zuckern verwandt ist. Die Farbbildung ist an das Keratin in der obersten Hautschicht (Hornschicht) gebunden. Wie die »Bräunung« abläuft, ist noch nicht ganz sicher. Man weiß nur, daß daran Ammoniak und bestimmte Aminosäuren beteiligt sind. Außerdem spielt der pH-Wert der Haut eine Rolle. Der so entstehende Farbstoff ist im Gegensatz zum natürlichen Pigment der Haut (Melanin) nicht schwarz, sondern nur braun, wodurch er in der Haut mitunter auch leicht gelblich erscheinen kann. Das hat dazu geführt, Dihydroxyaceton mit verschiedenen anderen Farben zu kombinieren, um einen besseren Braunton zu erhalten. Einer dieser Farbstoffe war das Carotin (eine Vorstufe des Vitamins A), dessen anwendungstechnische Eigenschaften sich allerdings nach H. Tronnier als »nicht befriedigend« erwiesen haben.

Insgesamt sind die meisten Produkte deshalb problematisch, weil die Anwendungsprozedur kompliziert und die Wirkungsdauer begrenzt ist:

○ Die Einfärbung ist erst drei bis vier Stunden nach dem Auftragen abgeschlossen. Bis dahin färbt der Stoff ab.
○ Viele Produkte lassen – wie ein Test gezeigt hat – nach fünf Tagen eine nur mehr mittlere bis schwache Bräunung erkennen.
○ Man muß das Produkt gleichmäßig auftragen; sonst gibt es Flecken auf der Haut. Hautpartien mit dickerer Hornschicht bräunen stärker, man muß daher dort weniger auftragen.

Um die Verwirrung komplett zu machen, enthalten einige Hautbräunungsmittel auch Sonnenschutzfilter.

Zum Problem kann vor allem werden, daß sich DHA unter Sonnenbestrahlung unangenehm verändert. Dihydroxyaceton hat daher in Sonnenschutzmitteln nichts zu suchen! Hautbräunungsmittel ermöglichen bei korrekter Anwendung jederzeit ein risikoloses »Braun nach Maß«, ein natürliches Braun.

Für Menschen, die keine natürliche Pigmentierungsfähigkeit besitzen – also nach der Fitzpatrick-Pathak-Tabelle Hauttyp I und II haben –, die aber auch gern braun sein möchten, kann das zum Frustabbau beitragen. Auch für Menschen mit einer Vitiligo (Scheckhaut mit weißen, pigmentfreien Flecken) kann diese Methode hilfreich sein.

Eine Reihe von Dermatologen stellt dieses Braun über die durch Sonnenbestrahlung erzielte Hautbräunung. Die Gründe: DHA sei eine problemlose Substanz, die in Mutagenitäts-Tests ihre Unbedenklichkeit bewiesen habe.

Aus der Praxis läßt sich sagen, daß das Vorbräunen mit DHA die Gefahr zu intensiver Sonnenbäder am Saisonbeginn vermindert. Man kommt schon braun in die Sonne.

Und wie steht es mit den Bräunungskapseln?

Als Wirkstoffe werden Provitamine, Vorläufer des Vitamins A, verwendet. Zum Beispiel Carotin und Canthaxanthin. Mit der Einnahme der Kapseln wird etwa 20 Tage vor den Sonnenferien begonnen. Wenn man sich an die Dosierung hält, sind angeblich Hypervitaminosen ausgeschlossen. Da die Resorption von Canthaxanthin individuell verschieden ist, kann es auch bei normaler Dosis zu einer Verfärbung der Handinnenflächen kommen. Der Hersteller eines solchen Produkts erklärt in seinen Anzeigen, daß keine Gegenanzeigen oder gesundheitlich bedenklichen Nebenwirkungen beobachtet wurden. Vor einiger Zeit haben aber kanadische Wissenschaftler bei Personen, die Bräunungspillen mit Canthaxanthin eingenommen hatten, goldfarben glänzende Kristall-Ablagerungen in der Netzhaut entdeckt. Untersuchungen in Düsseldorf und Stockholm ergaben, daß dadurch die Hell/Dunkelanpassung des Auges beeinträchtigt wird.

Als Ausweg werden Sonnenempfindlichen Beta-Karotin-Kapseln empfohlen. Allerdings: In einigen Ländern wie der Schweiz und Frankreich sind Karotinpillen nicht frei verkäuflich. Man kann da schon annehmen, daß sich die Gesundheitsbehörden dabei etwas gedacht haben...

Duftstoffe

Fast jedes Kosmetikum ist parfümiert. Duftstoffe sind daher in der Kosmetik von größter Bedeutung. Obwohl viele von ihnen allergische Reaktionen hervorrufen können – auch phototoxische, wie sich bei den ätherischen Ölen der Zitrusfrüchte zeigt –, kann auf sie nicht verzichtet werden. Die Risiko-Nutzen-Abwägung spricht eindeutig für die Duftstoffe. Unangenehme Allergien können ja weitgehend ausgeschaltet werden, indem man ein parfümiertes Kosmetikum zunächst auf der Hand oder am Arm testet, bevor man es ins Gesicht bringt.

Dabei ist das Problem nicht gerade klein: Der amerikanische Spezialist S. J. Taub meinte 1975, daß von zehn Personen eine allergisch auf Parfums reagieren kann. Und Parfums sind in den meisten Kosmetika enthalten. In Amerika allein hat der Markt ein Volumen von rund einer Milliarde Dollar.

Die Manager der Parfüm-Industrie sind bemüht, das Risiko zu vermindern.

So hat sich die internationale Riechstoffindustrie im Oktober 1973 den Richtlinien der von sich aus zur Sicherheit des Verbrauchers ins Leben gerufenen »International Fragrance Association« (IFRA) unterworfen. Riechstoffe, bei denen keine ausreichende Gebrauchserfahrung vorliegt, unterliegen strengen Testverfahren: in bezug auf orale Toxizität, hautreizende, sensibilisierende, photosensibilisierende, phototoxische und in bestimmten Fällen auch augenreizende Eigenschaften. In zunehmendem Maß werden darüber hinaus hautklinisch getestete Kompositionen angeboten, besonders für Produkte, die mit den Schleimhäuten in Berührung kommen.

Derzeit werden etwa 5000 verschiedene wohlriechende Substanzen verwendet. In einem Durchschnittsparfüm sind 20 bis 50 Bestandteile enthalten, nach sorgsam geheimgehaltenen Formeln.

Zu den stärksten Allergenen in Parfüms gehören auch viel verwendete Komponenten: Zitronenöl, Orangenöl, Bergamottöl, α-Pinen, Zimtaldehyd, Eugenol, Isoeugenol und synthetischer Moschus.

α-Pinen gehört zu den Terpenen, einer Gruppe von Naturstoffen, die aus Einheiten von ungesättigten Kohlenwasserstoffen bestehen, etwa Terpentin.

Die Öle der Zitrusfrüchte (Zitrone, Orange, Bergamotte) sind durch ihren Gehalt an Psoralenen (Furocumarinen) photosensibilisierend.

T. Conry führt eine Liste von Duftstoffen an, die Kontaktdermatitis hervorrufen können: Zimtöl, Gewürznelkenöl (Eugenol), Vanillin, Lindenblütenextrakt, Zitronenöl, Fenchelöl und Perubalsam.

Cumarine und Furocumarine sollen künftig nach einer Negativliste des »Fachverbandes der chemischen Industrie Österreichs« nur mehr auf den natürlichen Gehalt in ätherischen Ölen beschränkt werden. Ebenso *Baldrian* mit maximal 0,6 Prozent und *Perubalsam* mit höchstens 1,5 Prozent in den entsprechenden Ölen, die als Riechstoffkomponente dienen.

Die Riechstoffe werden entweder aus Pflanzenteilen – zum Beispiel Blüten, Blättern und Wurzeln – durch Extraktion oder Kaltpressen gewonnen, oder – wie Moschus, Ambra und Zibet – vom Tier. Da besonders die natürlichen tierischen Duftstoffe immer schon sehr teuer waren, versuchte man, sie künstlich herzustellen. So freuten sich die Entdecker des synthetischen Moschusriechstoffes Acetyltetramethyltetralin vor etwa zehn Jahren über ihren billigen Ersatz für den sündteuren Natur-Moschus. Drei Jahre lang. Dann entdeckte man, daß der Stoff die inneren Organe blau färbt.

Auch dieses Beispiel zeigt wieder, daß vor allem neue Inhaltsstoffe in Kosmetika vorbeugend untersucht werden müssen. Es ist Unmoral und auch Unrecht, das Risiko dem Verbraucher aufzubürden.

Trotz allem: Riechstoffe sind an sich und als Duftnoten in Kosmetika eine unentbehrliche Bereicherung der Sinne. Sie sind durch nichts Gleichwertiges zu ersetzen.

Es gibt praktisch unendlich viele *Duftkombinationen*. Hier einige der wichtigsten Grundnoten: Rose, Jasmin, Flieder, Maiglöckchen, Moschus, Kampfer, würzig, grün, holzig, süßaromatisch, naphtalinartig-kampfrig, jasminig-pilzig, anisartig, fettig, blumig-holzig, holzig, aldehydisch. Ein Aldehyd ist eine chemische Verbindung, die durch teilweisen Wasserstoffentzug aus Alkoholen entsteht.

Warum »trägt« ein Mensch Parfüm? Warum duftet er gern? Um die eigene Persönlichkeit zu unterstreichen. Um anderen Menschen zu gefallen, um attraktiv zu wirken, besonders auf das andere Geschlecht. Riechstoffe sind *erotische und sexuelle Stimulatoren*. Sie können anregend, extravagant oder sexy, aber auch erfrischend, leicht, schwer und beruhigend wirken. Diese Wirkung wird subjektiv in manchen Fällen sehr unterschiedlich beurteilt. Die deutlichsten Empfindungsunterschiede ergaben sich bei Tests in den Dimensionen »erfrischend«, »leicht« und »schwer«, während »sexy«, »beruhigend« und »extravagant« ziemlich übereinstimmend bewertet wurden.

Die Beurteilung von Parfüms ist natürlich *Zeit- und Modeströmungen* unterworfen. In den zwanziger Jahren wurden Kompositionen mit harmonischem Grundton bevorzugt. In unserer Zeit ist die Harmonie zugunsten einer charakteristischen, markanten Note in den Hintergrund getreten. Ein Test in den Jahren 1976/77 hat ergeben, daß leichte und hellgefärbte Parfüms gegenüber schweren und dunklen Extraits zurücktreten. Ein Parfüm des Typs »blumig mit frischer Grünnote« wurde am besten beurteilt, gefolgt von »blumig-aldehydisch« und »blumig-aldehydisch, grün«. Am schlechtesten schnitten Parfüms des Typs »blumig mit ausgeprägter süß-pudriger Note«, »Chypre« (ein klassisches Parfüm, dessen Name sich von der französischen Bezeichnung für Zypern ableitet) und »orientalisch-blumig« ab. Die negativer bewerteten Parfüms wurden vor allem alten Damen, »aufgedonnerten, ordinären« Barmädchen und allenfalls noch »extravaganten Mannequins« zugeordnet. Die blumig-frischen Typen »sportlichen, vitalen, lebenslustigen, temperamentvollen« eher jüngeren Frauen.

Einige Produktbeispiele für Parfüm: »4711« gehört zum Typ Cologne, »Cardin« zu Floral, »Ciara«, »Opium« und »Charles of the Ritz« zu Oriental, »Aramis« zu Amber, »Mitsouko« zu Chypre, »Brut« zu Fougere (Farn), »Chanel 5« und »Arpege« zu Aldehyd.

Unsere Nase ist ein außerordentlich empfindliches und komplexes Organ. Der *Geruchssinn* dient der Warnung, der Nahrungsaufnahme – wie jeder weiß, schmeckt bei Stockschnupfen das Essen nach »nichts« –, dem erotisch-sozialen Verhalten – man »beschnuppert einander«, »kann sich riechen« oder auch nicht –, der Orientierung und der Ästhetik.

Bei den Säugetieren werden Sexualzyklen durch Riechstoffe gesteuert. Die Männchen bestimmter Insekten können die Sexuallockstoffe (Pheromone) der Weibchen über viele Kilometer wahrnehmen. Es ist anzunehmen, daß auch der Mensch Sexuallockstoffe abgibt und – allerdings eher unterschwellig – auf sie reagiert.

Solche Duftnoten muß ein erfolgreiches Parfüm enthalten. Nach U. Harder ist die Erfolgsquote auch um eine Zehnerpotenz höher, wenn sich die Grundkomposition aus pflanzlichen Naturstoffen zusammensetzt: »Natur wird offensichtlich von der Nase erkannt... Rein formal kann man ein Parfüm definieren als eine harmonische, ästhetisch ansprechende Mischung naturähnlicher Wohlgerüche, in die eine kleine, unterschwellig wirkende Menge von körperähnlichen Gerüchen als erotisierende, ›persönliche‹ Komponente verpackt ist... Die Kombination von Aldehyden mit animalischen Duftnoten erwies sich als ganz besonders attraktiv und erogen.«

Seit Anfang der siebziger Jahre ist man Duftstoffen auf der Spur, die schon in Millionstel-Gramm-Mengen eine Duft-Komposition verändern. Das sind Spuren, die heute mit den modernsten Meßgeräten gerade noch nachweisbar sind. Ein noch so perfektes Meßverfahren kann niemals die Empfindung wiedergeben, wie sie der Mensch durch das Zusammenspiel seiner Sinnesorgane als Detektoren und des Gehirns als Zentralorgan wahrnimmt. *Vanillin* wird zum Beispiel noch bei einer Konzentration von 0,0002 Mikrogramm pro Liter Luft identifiziert. Ein Mikrogramm ist ein millionstel Gramm.

Man unterscheidet drei wesentliche *Zonen der Geruchswahrnehmung:*

○ die Riechschleimhaut, die die Rezeptoren für Gerüche enthält,
○ den Riechkolben, einen Teil der Riechnerven, mit dem alle diese Rezeptoren in Verbindung stehen und der als große Schaltzentrale wesentliche von unwesentlichen Gerüchen trennt, und
○ die Riechzentren des Gehirns, die zu den stammesgeschichtlich ältesten Teilen des Zentralnervensystems gehören.

Das Riechen ist ein ausgesprochen urtümlicher Sinn. Den Riechzentren benachbarte Gehirnzonen steuern Gemütsbewegungen und unwillkürliche Körperfunktionen. Gerüche, Düfte werden daher emotional und individuell sehr verschieden beurteilt. Spezifische Geruchsimpressionen – etwa aus der Kindheit – bleiben zeitlebens im Gedächtnis gespeichert und rufen, wenn wir sie erneut riechen, außerordentlich komplexe Erinnerungen hervor. Ein weiteres Zeichen für den sehr emotionalen Charakter des Riechens.

Jede Geruchsnervenzelle arbeitet wie ein Sender mit Pulsbetrieb. Wirkt ein Duftstoff auf sie ein, verändert sie ihre Ruhesignale in Reizsignale. Neuere Arbeiten haben ergeben, daß bei jedem Geruch nach der Reaktion mit den Rezeptoren ein landkartenartiges, charakteristisches Rastermuster entsteht. Diese Raster werden nun im Großhirn mit den gespeicherten »Engrammen« verglichen, die durch Vererbung und Lernprozesse geprägt wurden. Dabei spielen auch andere Reize mit herein, zum Beispiel die des Geschmackssinns.

Bei der Anwendung von Parfüms oder parfümierten Kosmetika sind vor allem zwei Faktoren zu beachten:

○ Der Duft muß zur Person passen. Instinkt ist in diesem Fall alles.
○ Der Duft darf auf keinen Fall überdosiert werden. Für ein Zuviel an Parfüm gilt das gleiche wie für alle starken, fremden Geruchsnoten. Sie signalisieren, daß etwas in der Umwelt nicht stimmt, warnen vor etwas Unbekanntem. Solche Düfte werden zu »indirekten Warngerüchen« (U. Harder). Sie verursachen zunächst Aufmerksamkeit, dann aber Anspannung, Unbehagen und Ablehnung, unter Umständen sogar Übelkeit.

Parfüms müssen also besonders sparsam und behutsam eingesetzt werden. Eben nach Art der sanften Kosmetik...

Deodorants und Antitranspirants

Deos und Antitranspirants werden heute vorwiegend in Sprayform verwendet. Das mag vor allem der Grund sein, warum sie immer wieder durcheinandergebracht werden. Sie haben aber ganz verschiedene Aufgaben, die nicht miteinander verwechselt werden sollten: *Deodorants sind geruchshemmende, Antitranspirants schweißhemmende Mittel.*

Zur *Geruchsbildung* an der Haut kommt es vor allem durch die Zersetzung des Schweiß-Talggemischs durch die natürliche Keimflora (Standortflora) der Haut. Pro Quadratzentimeter schwankt die Keimzahl je nach Hautregion zwischen 50 und 800 000. Sie ist auch abhängig von der Jahreszeit, vom Raumklima, dem Feuchtigkeitsgehalt und dem pH-Wert der Haut, gebremster Verdunstung in Hautfalten oder unter Kleidungsstücken. Pro Stunde können im Schnitt etwa 51 Millionen Keime auf der Hautoberfläche eines Menschen produziert werden. Frauen haben mehr Hautkeime als Männer. Im Alter nimmt ihre Zahl generell ab. Der Körpergeruch wird aber auch durch die Nahrung – man denke nur an die Wirkung von Knoblauch – und durch Medikamente beeinflußt. Er ist außerdem individuell verschieden.

In einem medizinischen Lehrbuch der Histologie findet sich folgende Passage: »Die Duftdrüsen verursachen den beim hochzivilisierten Menschen, weil unnötigen, unerwünschten Körpergeruch. Bei Tieren hat er noch die ursprüngliche Bedeutung, die Findung von Artgenossen, Erkennung der Fruchtbarkeitsperioden usw. Die vorwiegend sexuelle Bedeutung dieser Sekrete äußert sich auch darin, daß die Aktivität der entsprechenden Drüsen erst mit der Pubertät beginnt und im Alter erlischt. Die heute vielfach verwendeten ›Deodorants‹ wirken gegen diese Geruchsstoffe, verursachen aber leider manchmal Eiterungen in den Drüsenpaketen.«

An dieser Aussage ist vom kosmetischen Standpunkt einiges zu kritisieren: Der »unnötige« oder »unerwünschte« Körpergeruch entsteht erst bei mangelnder Hygiene. Der Schweiß der apokrinen Drüsen ist ja bei seiner Entstehung ebenso geruchsfrei wie jener der ekkrinen Drüsen. Es genügt also durchaus die gründliche Reinigung und Pflege der Haut. Es wäre auch falsch, den körpereigenen Geruch durch Deos »maskieren« zu wollen. Waschen ist besser.

Der Dermatologe Th. Rosebury meint in seinem Buch »Der Reinlichkeitstick« zu Recht, wir seien auf dem Weg, uns in gebadete und desodorierte Neurotiker zu verwandeln. Sauberkeit sei in den letzten Jahrzehnten zu einem Kult geworden, mit Frau Saubermann als Hohepriesterin. Wenn man sich manche Waschmittel-, Putzmittel- und Deo-Werbungen ansieht, kann man nicht daran zweifeln, daß er recht hat.

Deos oder deodorierende Seifen haben dennoch eine gewisse Berechtigung: guter Duft ist durchaus willkommen.

Außerdem ist es so, daß manche Menschen überdurchschnittlich stark schwitzen. Bei ihnen kann der Schweißgeruch in der Tat innerhalb kurzer Zeit unangenehm werden. Was dann?

Die kosmetische Industrie empfiehlt *Antitranspirantien*. Sie enthalten Wirkstoffe – meist *Metallsalze* –, die die Poren der Schweißdrüsen blockieren.

Tests zufolge, die allerdings schon einige Jahre zurückliegen, erreichten die besten Antitranspirants nur eine Schweißhemmung von etwa 30

Prozent, viele nicht einmal 20 Prozent. Das heute vielfach verwendete Aluminiumchlorhydrat soll die Schweißabsonderung um 40 bis 55 Prozent verringern.

Nach einem neuen *Test* des Berliner Konsumentenmagazins »Test« (August 1984) lagen die Werte der Schweißreduktion von sechs geprüften Deodorant/Antitranspirant-Rollern zwischen 28 und 50 Prozent. Dazu heißt es aber im Text des Berichtes:

»Die von uns zum Vergleich, ohne Bewertung, mitgeprüften reinen Antitranspirants brachten keine Vorteile gegenüber den Deo-/Antitranspirants, ja sie erreichten deren Schweiß-Reduktionswerte oft nicht.«

Insgesamt wurden 21 Roll-on-Deos geprüft. Gesamturteil: viermal »sehr gut«, 16mal »gut« und einmal »zufriedenstellend«. »Credo fresh Roll-on Deodorant« wurde wegen nur »zufriedenstellender« Wirksamkeit als Schlußlicht eingestuft. Interessant war auch der unterschiedliche *Alkoholgehalt* der Deos: Er schwankt zwischen »nicht nachweisbar« bei Deo-Rollern ohne Parfümierung und 60 Prozent (»CD Roll-on Deodorant«)! Die meisten weisen einen Alkoholgehalt von 20 bis 40 Prozent auf. Dazu muß angemerkt werden, daß manche Haut auf Alkohol sehr empfindlich reagiert.

Dennoch ist die Frage nach dem Nutzen-Risiko-Verhältnis berechtigt. Denn diese Wirkstoffe sind keineswegs harmlos. Der amerikanische Dermatologe A. M. Kligman hat eine Reihe von diesen Wirkstoffen untersucht. Das 1982 vorgelegte Ergebnis:

Speziell moderne Wirkstoffe verursachen Zellschädigung mit einem dehydrierenden Effekt. Einige Metallsalze führen zur Erkrankung des in der Haut liegenden Teils der Ausführungsgänge der ekkrinen Schweißdrüsen.

Hinzu kommt, daß die in Deos und Antitranspirants enthaltenen *antimikrobiellen Wirkstoffe* allergische Irritationen der Haut hervorrufen können. Bei den Deos sind diese Stoffe ja die eigentliche Wirksubstanz.

Der spanische Dermatologe F. Grimalt-Sancho zählt folgende »Keimtöter« zu den Allergenen: Hexachlorphenol (zusätzlich toxisch), Irgasan DP 300, Neomycin, Dichlorphenol, Formaldehyd, Fentichlor und Trichlorcarbanilid. Auch die Trägerstoffe Dibutylphtalat und Propylen-

glykol sowie der Schweißhemmer Propanthelinbromid seien allergen. Ebenso die Treibgase Freon 11 und 12.

Die etwa hundertjährige Geschichte der Deodorants und Antitranspirants ist von diesen Problemen begleitet. Die erste Creme wurde 1880 verkauft. Die deodorierende Wirkung versprach man sich von Zinkoxyd. Der erste Antitranspirant wurde 1902 entwickelt. Er enthielt 25 Prozent Aluminiumchlorid und mußte wegen seiner hohen Hautirritationsquote vom Markt genommen werden. Ebenso ging es bei Schweißhemmern auf der Basis von Zirkonium. Sie verursachten Granulome (geschwulstähnliche Neubildungen). Nach dem Zweiten Weltkrieg wurden Produkte entwickelt, deren Wirkstoffe Aluminiumchlorhydrat und Hexachlorophen waren. 1960 kam das erste Treibgas-Produkt heraus.

Die alte Streitfrage, ob die am meisten verwendeten *Fluorchlorkohlenwasserstoffe* den Ozongürtel der Erde zerstören oder nicht, könnte eigentlich schon ad acta gelegt werden. Es wurden eine Reihe von *Alternativen* entwickelt: zum Beispiel *Dimethyläther*, der allerdings den Nachteil der Feuergefährlichkeit hat, oder *Kohlendioxyd* und bestimmte *Butan-Propan-Gemische,* die nicht brennbar sind.

Nach H. Mackwitz und B. Köszegi ist die Hauptursache der »schmerzhaften Hautreizungen« bei Antitranspirants der schweißhemmende Wirkstoff: »Manche dieser adstringierenden Chemikalien – es sind sehr oft Aluminium-Salze – sind sauer wie Zitronensaft, wenn sie sich mit Schweiß mischen. Solche Reizungen verlaufen nicht immer harmlos. Es kann zu Ekzemen kommen, die sich bisweilen auch auf den ganzen Körper verteilen. Jukkende oder auch schmerzende Hautausschläge, die oft über Wochen oder gar Monate nicht abheilen, sind keineswegs ausgeschlossen.«

Mit Recht wenden sich die beiden Autoren auch gegen die Verwendung von *Hexachlorophen* und anderen gefährlichen »Bakterientötern« wie *Triclosan,* einem »beängstigend nahen Verwandten« des Seveso-Gifts Dioxin. Das Bakterizid kann die Hornschicht der Haut durchdringen und im Organismus wirksam werden. Triclosan taucht heute in den meisten Deodorants auf, erklären amerikanische Konsumentenschützer. Es verursache zwar anscheinend wenig Hautreaktionen, dafür aber Leberschäden.

Von zehn Chemikalien, die von der FDA in den Vereinigten Staaten auf der Stelle und total für Kosmetika verboten wurden, waren acht Bestandteile von Deodorants und Antitranspirants. 1977 wurden *Zirkonium-Verbindungen* aus allen Antitranspirants in Sprayform verbannt: Das Einatmen könne Krebs verursachen.

Allerdings befinden sich nach T. Conry (1980) Zirkonium-Verbindungen immer noch in Produkten, die nicht in Sprayform auf den Markt gebracht werden. Außerdem seien Zirkonium-Verbindungen für die Lunge und andere Organe giftig. Um die stark saure Wirkung dieser Produkte zu reduzieren, würden manche Hersteller Triäthanolamine hinzufügen, die wiederum die gefährliche Nitrosaminbildung ermöglichen.

Kann man dann Menschen, die sehr stark schwitzen, überhaupt nicht helfen?

Die *Chirurgie* bietet nur Zweifelhaftes an: Operationen in der Achselhöhle sind in der Regel nicht lang wirksam und sehr riskant.

Um dauerhafte Wirkungen zu erzielen, muß man sich wie immer nach den Ursachen des übermäßigen Schwitzens fragen. Vor allem drei kommen in Betracht, die meist wie in einem »Teufelskreis« zusammenhängen: falsche Ernährung, Übergewicht und Streß.

Falsche Ernährung führt nicht nur zu einer Belastung des Stoffwechsels, sondern auf die Dauer auch zu Übergewicht und Fettleibigkeit. Der ganze Organismus wird belastet. Es entstehen auch psychosomatische Störungen. Besonders bei empfindsamen Menschen kann das zu einer gefährlichen Kumulation destruktiver Erlebnisse führen. Übermäßiges Schwitzen mit einem daraus resultierenden unangenehmen Körpergeruch sind die Folge.

Helfen kann dagegen nur die Veränderung des Lebensstils: richtige Ernährung hat Priorität. Sie führt zu Gewichtsreduktion und stärkt das Selbstbewußtsein. Ebenso wichtig ist ausreichende Bewegung: Lauf, Langlauf, Schwimmen usw. Die sportliche Lebensweise schafft größere Leistungsreserven und baut Streß ab. Sie fördert aber auch eine ausgiebige Körperhygiene und macht Reinigung und Pflege zum »Ritual«.

Als Deodorants und Antitranspirants sollten hypoallergene Produkte entwickelt werden, ohne Konservierungsmittel und aggressive Wirkstoffe. Auch Alkohol allein desinfiziert und adstringiert. Er beseitigt

auch allenfalls entstehenden »Schweißgeruch«. Durch die Einarbei-
tung eines erstklassigen Parfüms kann jenes Flair entstehen, das für
das psychische Wohlbefinden eines Menschen so wichtig ist.
Und schließlich ist auch autogenes Training ein ausgezeichnetes Mittel
gegen übermäßiges Schwitzen. Man erlebt dadurch den eigenen Or-
ganismus und seine Funktionsweise intensiver. Die Eßdisziplin und die
Notwendigkeit von sportlicher Betätigung werden leichter eingesehen.
Man lernt, Wichtiges von Unwichtigem besser zu unterscheiden. All-
tägliches kann einen kaum aus der Ruhe bringen. Schwieriges wird
leichter bewältigt. Es entsteht ein psychosomatisches Gleichgewicht,
das Streßerscheinungen gar nicht erst aufkommen läßt.

Haarentferner

Wie viele Frauen Haare entfernen oder entfernen lassen, weiß niemand. Denn Enthaarung wird noch vielfach als Tabu betrachtet.
Gerade weil man darüber in der Regel nicht spricht, liegt die Gefahr nahe, daß Produkte und Methoden falsch angewendet werden, was wiederum Hautschäden zur Folge haben kann. Für die
Vorfahren des Menschen, die am ganzen Körper behaart waren,
die ein Fell hatten, war die Behaarung noch Schutz. Für den Menschen von heute ist die Körperbehaarung nur noch ein Rest ohne
Nutzen, wenn man von Kopfhaaren, Augenbrauen und Wimpern
absieht. Männer haben mit der Restbehaarung am Körper keine
Probleme. Eine »Matratze« auf der Brust stört nicht nur nieman-
den, sie gilt auch als »männlich«. Bei Frauen ist das seit alters her
ganz anders. Sie haben schon in der Antike Haare von den Beinen
entfernt.

Eine uralte, nahöstliche Methode, unerwünschte Körperhaare
zu entfernen, bedient sich zum Beispiel eines langen Zwirnfadens,
der so über die Haut geführt wird, daß die Haare ausgerissen werden. Schönheit muß leiden...

Nicht weniger schmerzhaft sind andere Methoden: das Zupfen
mit der *Pinzette*, das *Enthaaren mit Harz* und das *Epilieren*.

Gezupft wird hauptsächlich im Bereich des Gesichts – zum Beispiel an Oberlippen oder Augenbrauen. Dabei wird der Haarschaft möglichst knapp an der Haut gefaßt und das Haar mit kur-

zem Ruck ausgerissen. Den gleichen Effekt erzielen Harz-Wachs-Gemische, die heiß aufgetragen werden. Ein Mittel, das schon den Frauen im alten Rom bekannt war. In Abhängigkeit vom Beschädigungsgrad der Keimschicht wachsen die Haare wieder nach, werden feiner oder bleiben teilweise aus.

Die sicherste Methode ist die Epilation, das Zerstören der Keimschicht mit elektrischem Strom. Eine Technik, die nur erfahrene Hautärzte oder Kosmetiker beherrschen. Wenn man die Keimschicht nicht richtig trifft und mit der Epilationsnadel in die Dermis gerät, bleibt nämlich nicht nur das Haar, es entstehen auch Narben. Von Könnern durchgeführte Behandlungen beseitigen etwa 75 Prozent der unerwünschten Haare. Da die Epilation recht schmerzhaft ist, können im Schnitt nur etwa 25 Haare pro Sitzung eliminiert werden.

Die einfachste Art, Haare zu beseitigen, ist sicher die *Rasur*. Obendrein ist die Methode schmerzlos. Für den Mann ist diese Prozedur alltäglich, von Frauen wird sie vielfach abgelehnt, weil sie glauben, daß das unweiblich sei. Auch glauben die meisten irrtümlich, daß durch wiederholtes Rasieren die Haare borstiger, gröber und schneller nachwachsen. Die Täuschung entsteht dadurch, daß das nachgewachsene Haar durch seine Kürze härter und gröber wirkt als längeres Haar.

Eine relativ neue Möglichkeit der Haarentfernung ist die Depilation. Die dazu nötigen Enthaarungsmittel (Depilatorien) stellt die Chemie bereit. Der hauptsächlich verwendete Wirkstoff ist Kalziumthioglykolat. Die stark alkalische Substanz bewirkt ein Aufquellen des Keratins im Haar. Dadurch werden die Haare so weich, daß man sie mit einer Spachtel abschaben kann. Es wird empfohlen, die Einwirkungsdauer möglichst kurz zu halten, gleich nach Anwendung gründlich mit Wasser nachzuspülen und mit fettreichen Cremes nachzubehandeln. Und das nicht ohne Grund. Der Wirkstoff greift nämlich nicht nur das Keratin der Haare, sondern auch die Hornsubstanz der Haut an. Durch Enthaarungsmittel dieser Art können auch ganz saftige, entzündliche Hautreaktionen entstehen.

F. Grimalt-Sancho schreibt: »Abgesehen von den mechanischen Enthaarungsmitteln auf der Basis von Harzen oder Wachsen rufen die Haarentfernungsmittel ausschließlich Reaktionen der Haarbälge hervor, die entzündlicher Natur sind und dem Hautarzt gelegentlich vereitert vorgeführt werden, wenn die Patientin sie mit Steroidcremes behandelt hat. Diese entzündlichen Reaktionen werden im allgemeinen von Kalziumthioglykolat in 2- bis 4prozentiger Lösung im alkalischen Medium bei pH 10 bis 12,5 verursacht. Noch stärker entzündlich können die Enthaarungsmittel auf der Basis von Natrium-, Barium-, Kalzium- und Strontiumsulfid oder -sulfhydrat bei pH 11 sein, wenn sie nicht sachgemäß angewendet werden.« (Der pH-Wert ist das Maß für die Wasserstoffionenkonzentration in einer Lösung. Er zeigt, ob sie sauer, neutral [ph 7] oder alkalisch ist.)

Da muß man allerdings sagen – sachgemäß oder nicht –, derartig aggressive Substanzen gehören nicht auf die Haut.

Nach einer amerikanischen Studie aus dem Jahr 1975 sind Depilatoren für die *zweithöchste Rate von allergischen Reaktionen* verantwortlich – gleich hinter Deodorants und Antitranspirants. Von 10 000 Personen haben 44 unter solchen Reaktionen zu leiden. Manche Kosmetiker sprechen von »Depilations-Chirurgie«: Depilatoren auf der Basis von Strontiumsulfid und Kalziumsulfid sind nach T. Conry aggressiver als Kalziumthioglykolat. Aggressiver noch seien Kaliumhydroxid und Natriumhydroxid, das zum Beispiel in »Neet Cream Hair Remover« enthalten sei (»Consumer's Guide to Cosmetics«, 1980).

In Österreich ist nach der Verordnung über die Zulassung von pharmakologisch wirksamen Stoffen in Kosmetika nur *Kalziumthioglykolat* für Enthaarungsmittel zugelassen, mit dem besonderen Warnhinweis: »Nicht in Augen und auf Schleimhäute, nur auf intakte Haut bringen! Angegebene Wirkungsdauer beachten! Mit reichlich lauwarmem Wasser nachwaschen!« Thioglykolate werden übrigens auch für Kaltdauerwellen verwendet...

Durchblutungsfördernde, hauttonisierende und adstringierende Stoffe

Der *Tonus* ist der durch Nerveneinfluß beständig aufrechterhaltene Spannungszustand des Gewebes, in unserem Fall des Hautgewebes. Hauttonisierend wirkende Stoffe erfrischen durch ihre Wirkung auf die Hautnerven.

Turgor nennt man den Flüssigkeitsdruck im Gewebe. Durchblutungsfördernde Stoffe erhöhen den Turgor und die Hauttemperatur. Verstärkt durchblutungsfördernde Stoffe werden vornehmlich in Verbindung mit Massage zur Erhöhung der Hautdurchblutung angewendet.

Wenn man sich die in Österreich zugelassenen Wirkstoffe dieser beiden Gruppen in Kosmetika ansieht, fällt auf, daß viele »natürliche« Substanzen darunter sind: Arnikaöl und -tinktur, Birkenblätter-, Heublumen-, Brennessel- und Roßkastanienextrakt, ferner Kiefernadel-, Latschenkiefern-, Lavendelblüten-, Rosmarin- und Pfefferminzöl.

Aber nicht alles, was aus der »Natur« kommt, ist auch sanft. Das kann man auch an den vorgeschriebenen Warnhinweisen erkennen. Bei Arnika-Präparaten: »Bei etwaigem Auftreten von Hautreizungen sofort absetzen!« Bei Rosmarin-Öl: »Nicht für Säuglinge und Kleinkinder verwenden!« Bei Brennessel- und Rosmarin-Extrakt sowie bei Pfefferminzöl: »Nicht in Augen und auf Schleimhäute bringen! Nicht für Säuglinge und Kleinkinder verwenden!« Das gilt freilich auch für Produkte, in denen synthetischer Kampfer, Menthol und Nikotinsäure enthalten sind.

Die Anwendungsmöglichkeiten all dieser Stoffe sind vielfältig. Sie werden in folgenden Produktgruppen verwendet: in Haarshampoos und Haarpflegemitteln, in Franzbranntwein und Massagepräparaten, in Cremes und Badezusätzen, in Duschbädern und für Erfrischungstücher.

Bei entsprechender Vorsicht ist gegen durchblutungsfördernd und hauttonisierend wirkende Mittel nichts einzuwenden. Man sollte allerdings nicht vergessen, daß die beste Wirkung auf diesem Gebiet durch körperliche Bewegung erzielt werden kann.

Adstringierend wirkende Stoffe sind Substanzen, welche durch Reaktion mit dem Eiweiß der obersten Gewebsschichten zu einer Verdichtung des feinsten Gefüges (Kolloid-Form), zu einer teilweisen oberflächigen Abdichtung der Haut (Eiweißfällung) und zu einer Komprimierung kleinster Kapillaren (blutstillende Wirkung) führen. Sie können auch schweißhemmend wirken und die Hautflora beeinflussen.

Zum Wirkstoff dieses Sektors gehören Alaun (Kalium-Aluminiumsulfat), bekannt als Blutstiller beim Rasieren und Beigabe zu Fußbadesalzen, Aluminiumlactat, das vor allem in Rasier- und Gesichtswässern zum Einsatz kommt, Salbei-Extrakt, der vor allem in Badezusätzen verwendet wird sowie die beiden Schweißhemmer Aluminiumhydroxychlorid und Natrium-Aluminium-Chlorhydroxylactat.

In der sanften Kosmetik sind diese meist aggressiven Stoffe (für den Alltagsgebrauch) entbehrlich.

Insektenabwehrende Mittel (Repellents)

Gegen »heimische Lästlinge«, wie es im Amtsdeutsch so schön heißt, bietet die Kosmetikindustrie Repellents an. Wer sind diese »heimischen Lästlinge«? Es sind Stechmücken (Gelsen), Kribbelmücken, Bremsen, Fliegen und Zecken.
Es ist richtig, daß manche Menschen diese ungemütlichen Tierchen mehr anziehen als andere. Das macht aber nicht ihr »süßes Blut«, sondern die Abstrahlung von mehr feuchter Körperwärme. Dabei spielt auch der Gehalt an Kohlendioxid eine Rolle. Deshalb werden Jogger mitunter besonders heftig von Mücken und Fliegen angegangen. Es entsteht jenes »Milieu«, durch das gewisse Insekten besonders angelockt werden. Und genau für dieses Milieu besitzen sie auch Empfangsorgane (Sensoren). Das ist der Punkt, wo die Repellents angreifen. Sie wirken nicht durch abschreckenden Geruch

oder gar durch Insektengift. Insektenabwehrende Mittel überziehen die Haut mit einer Schicht, die langsam abgedampft wird. Die Moleküle dieser Schicht blockieren die Sensoren der Insekten.

Was geht nun vor sich, wenn man von einer Mücke gestochen wird? Es kommt zu einer toxischen Entzündung. Das Toxin, das die Mücken in die Haut bringen, um besser Blut saugen zu können, erzeugt einen starken Juckreiz, der durch das Kratzen erhöht wird. Dadurch können auch bakterielle Infektionen entstehen. Für den Kreislauf gefährliche Reaktionen oder lebensbedrohliche Überempfindlichkeiten – wie bei Bienen- und Wespenstichen – sind bei Mücken und Bremsen nicht zu beobachten. Von den Zecken ist ja bekannt, daß sie Überträger von Viren sind, die Gehirnhautentzündung auslösen können. Es gibt Produkte, die gegen Stechmücken, Bremsen und Zecken wirksam sind. Allerdings ist die Schutzdauer verschieden. Gegen Stechmücken und Bremsen hält sie etwa sechs Stunden, gegen Zecken nur etwa zwei Stunden. Es gibt diese Präparate in allen möglichen Formen: als Creme, Lotion und Spray.

Während in unseren Landen auch 20 Mückenstiche noch kein Grund zur Besorgnis sind, kann in exotischen Regionen schon ein Stich zuviel sein. In den Tropen und Subtropen gibt es ja nicht nur Anophelesmücken, gegen deren Malaria-Übertragung unsere obligatorische Chemoprophylaxe schützt.

Die *Wirkstoffe* in Repellents sind meist recht kompliziert und dementsprechend nicht ganz unproblematisch. Bei den meisten nach der neuen Verordnung in Österreich zugelassenen Wirkstoffen sind folgende Warnhinweise anzubringen:

»Kontakt mit Augen, Schleimhäuten, empfindlichen oder erkrankten Hautstellen und Wunden vermeiden!« »Nicht direkt ins Gesicht sprühen, sondern mit der Hand auftragen!«

Bei Repellents mit dem Wirkstoff Diäthyltoluamid muß noch zusätzlich vermerkt werden: »Nicht für Kinder unter sechs Jahren verwenden, von Kindern fernhalten!«

Dazu ein Hersteller: »Es handelt sich dabei um eine Vorsichtsmaßnahme, da gerade bei kleinen Kindern durch die Tendenz, Dinge in den Mund zu stecken, die Gefahr des ungewollten Schleimhautkontakts besteht.«

Man versucht, der Problematik durch einen möglichst geringen Prozentsatz an Wirkstoff beizukommen und Applikationsmittel zu finden, die weniger Risiko mit sich bringen.

Cremes mit Repellents sind vorteilhafter, weil eine genauere Dosierung möglich ist. Bei *Sprays* besteht immer die Gefahr, daß viel in die Luft verpufft wird. Das gilt im besonderen für jene Treibmittel, die einen feinen Sprühstrahl haben. Von den Treibgasen ist derzeit Kohlendioxid wohl die vernünftigste Lösung, weil es kaum zu Umweltbelastungen kommt und viel Wirkstoff auf die Haut gebracht wird.

Für jede Applikationsform gilt, daß die Wirkstoffe nicht mit den Schleimhäuten in Berührung gebracht werden dürfen. Das deshalb, weil dort kein natürlicher Schutz vorhanden ist und die Wirksubstanz in den Organismus gelangen könnte.

Bei den *Cremes* kann man sich immerhin noch durch reichliches Spülen mit Wasser helfen, wenn einmal etwas in die Augen kommt.

Alles in allem: Eine Nutzen-Risiko-Abwägung bleibt dem Konsumenten bei Repellents nicht erspart.

Das Haar

»Nirgends hält man die Leute so sehr zum Narren wie auf dem Gebiet der Haarpflege; und um das Maß voll zu machen, läßt man sie dafür auch noch bezahlen.«

ARON-BRUNETIÈRE

Haarwäsche und Haarpflege

Eine Repräsentativ-Untersuchung im Jahr 1975 hat ergeben, daß etwa 40 Prozent der Erwachsenen normales Haar haben. Rund 60 Prozent haben mehr oder minder große Probleme, und zwar deshalb, weil ihre Haare entweder zu fett oder zu trocken sind.

Wie die Haut, so das Haar. Es ist nicht nur abhängig vom Typ, sondern auch von verschiedenen Umwelteinflüssen und vom Alter. Bei den jüngeren Frauen dominiert das eher fette Haar, bei den älteren das eher trockene Haar. Im Vergleich zu den Frauen neigen Männer insgesamt weniger zu fettem Haar. Mit zunehmendem Alter nimmt aber auch bei ihnen der trockene Zustand auf Kosten des fetten zu. Zu den negativen Umwelteinflüssen gehören Staub, Schwefeldioxyd – das mit Sauerstoff und Wasser zur verdünnten Schwefelsäure, zum »sauren Regen« wird –, Kohlenmonoxyd, zu intensive Reinigung, Haarfarben, Haarverformungsmittel, zu heißes Föhnen, Meer- und Poolwasser, UV-Strahlung.

Seborrhöe, also die übermäßige Talgproduktion der Haut, hat mehrere Ursachen. Die wichtigsten: aus dem Gleichgewicht geratene Hormonproduktion in der Pubertät und allzu reichliche Pflege (»reaktionelle Seborrhöe«).

Fette Kopfhaut ist die Voraussetzung für fette Haare. Aron-Brunetière ist überzeugt, daß es sich bei einem von zwei Fällen um eine Seborrhöe handelt, die zum Großteil durch allzu häufige

Kopfwäsche oder die Verwendung »zu scharfer Shampoos« bewirkt wird.

Bei *trockener Kopfhaut* wird zuwenig Talg produziert, und dadurch entsteht in der Folge trockenes Haar. Durch häufiges Waschen wird dieser Zustand noch verschlechtert, weil der noch vorhandene Talg, der einzige Schutz gegen Austrocknung, auch noch entfernt wird.

Aron-Brunetière bezeichnet eine Kopfwäsche pro Woche als »vernünftigen Rhythmus«, vor allem bei fettem Haar. Bei einem Vierundzwanzig-Stunden-Rhythmus, meint der französische Hautarzt aus eigener Erfahrung, sei das Haar zu guter Letzt fetter, als es früher zum Zeitpunkt der wöchentlichen Kopfwäsche war.

Neuere Studien sehen die Sache weniger kritisch: Die natürliche Talgproduktion werde durch ein mehr oder weniger häufiges Waschen mit Shampoos nicht beeinflußt. Auch bei »Spezialshampoos« habe sich diesbezüglich kein Unterschied ergeben (J. J. Leyder, und andere, 1982).

Die Wahrheit dürfte wohl in der Mitte liegen. Auch bei zwei- bis dreimaliger Kopfwäsche wird nicht allzuviel passieren, wenn man mit einfachen milden Markenshampoos reinigt und die Einwirkungsdauer möglichst beschränkt (maximal zwei Minuten). Starkes Schäumen ist im übrigen kein Qualitätsmerkmal. Im Gegenteil. Spezielle Wirkstoffzusätze sind nicht sinnvoll. Außerdem versprechen sie in der Regel mehr als sie halten können.

Shampoos, so ergab die Studie außerdem, irritieren die Kopfhaut nicht. Wenn Sensibilisierungen auftreten, dann nur an der Genick- und Stirnhaut. Das bestätigt zum Beispiel der Bericht einer Konsumentin, die drei verschiedene Markenshampoos durchprobierte, bis sie endlich jenes fand, das ihr keine Probleme machte. Die Erfahrung mit den drei zunächst verwendeten schilderte sie so:

»Nach zirka drei bis fünf Haarwäschen trat bei mir am Hals ein beulenartiger Hautausschlag auf, der großen Juckreiz verursachte. Ich habe deshalb sogar einen Hautarzt aufgesucht. Dieser konnte sich jedoch die Ursache des Ausschlages nicht erklären... Ich habe diese Shampoos wirklich nur in kleinen Mengen angewendet und kann mir nicht vorstellen, ein Einzelfall zu sein. Ich möchte noch erwähnen, keine empfindliche Haut zu besitzen...«

Schuppen – ein ungelöstes Problem

Schuppen, so ergab die Studie weiter, können zwar durch das Duschen entfernt werden. Aber sie kommen wieder. Das heißt mit anderen Worten: Das Schamponieren hat keinen Einfluß auf die Schuppenbildung.

Schuppen entstehen sowohl bei fettem wie bei trockenem Haar häufiger als bei normalem Haar, in Kombination mit fettem Haar allerdings etwas reichlicher. Wie kommt es eigentlich zur Entstehung von Schuppen? Heinrich Steffens hat schon 1973 darüber referiert. Auf jeder normalen Kopfhaut findet die Abschilferung der obersten Hornschicht statt. Sie ist mit bloßen Augen nicht sichtbar. Erst wenn sich die üblichen Zellagen (etwa 25 auf der Kopfhaut) um ein Vielfaches vermehren und sichtbare Abschilferung stattfindet, spricht man von Schuppen.

Warum es zu dieser vermehrten Abschilferung kommt, ist noch nicht erforscht. Jedenfalls trägt eine starke Schweiß- und Talgabsonderung zum Verkleben der Schuppen bei. Es entstehen größere Klümpchen und Plättchen. Daß in diesem Milieu Mikroorganismen reichlich Nahrung finden, ist klar. Es scheint, daß die üppige Bakterienflora die Folge, nicht die Ursache der Schuppen ist. Wissenschaftlich ist die Frage, ob diese Mikroorganismen ursächlich an der Entstehung der Schuppen beteiligt oder als Sekundärbefall anzusehen sind, allerdings noch offen.

Der Versuch, Anti-Schuppen-Shampoos zu entwickeln, gleicht also einem Seiltanz mit verbundenen Augen. Vor allem setzt man auf Wirkstoffe gegen die Mikroorganismen – und könnte damit wieder einmal nur das Symptom und nicht die Ursache bekämpfen. Noch dazu bekannt gefährlich. H. Steffens nennt unter anderem folgende Wirkstoffe: Hexachlorophen, Bithionol, Trichlorcarbanilid, Selendisulfid und Cadmiumdisulfid.

Mittlerweile wissen wir: Hexachlorophen ist giftig. Trotzdem wird es in Anti-Schuppen-Shampoos immer noch verwendet. Bithionol, ein bestimmtes Dichlorphenol, mußte nach Grimalt-Sancho vom Markt genommen werden, weil es in »höchstem Grade allergieerregend und photosensibilisierend« war. Trichlorcarbanilid ist ein Allergen. Selensulfid, das in Anti-Schuppen-Mitteln noch immer enthalten ist, zeigt neben Wirkung auch Nebenwirkung: verstärkte Fettproduktion, Licht-

*überempfindlichkeit und Haarausfall. Das gilt auch für Präparate auf
der Basis von Cadmiumsulfid. Nur steht Cadmiumsulfid noch zusätzlich unter Krebsverdacht. Die Anwendung von Cadmiumverbindungen
zur Schuppenbekämpfung ist daher nicht mehr vertretbar. Es gibt auch
schwefelhaltige Anti-Schuppen-Mittel. Über sie sagt schon Aron-Bru-
nière: »Das ist der Gnadenstoß!«*

Aus den USA wird berichtet, daß Anti-Schuppen-Shampoos mehr
als ein Fünftel des Shampoo-Marktes ausmachen. Mehr als 100
Millionen Dollar werden jährlich dafür ausgegeben. Es wird vor
allem *Selen- und Cadmiumsulfid* verwendet. Über Selensulfid
heißt es bei T. Conry: »Es ist sehr giftig und es wirkt sehr ähnlich
wie Arsenik.« (Die toxische Dosis von Arsenik liegt, wie schon gesagt, zwischen 0,01 und 0,05 g.) Auch »weniger giftige« Substanzen wie *Zinkpyrithion* und *Salizylsäure* seien gebräuchlich, ebenso
Telluriumoxid. Tellur ist ein Element, ein Halbmetall. Tellur
selbst, aber auch seine Verbindungen, stehen auf der Negativliste
des Fachverbandes der chemischen Industrie Österreichs. Sie sollen aus den in Kosmetika verwendeten Stoffen ausgeschlossen
werden.

Der »gefährlichste«, in den USA als Antischuppenmittel einge-
setzte Wirkstoff sei aber *Resorcinol,* meint T. Conry. Es werde
sehr schnell durch die Haut in den Organismus aufgenommen.
Über Resorzin als Allergen und Photosensibilisator wurde schon
im Kapitel »Chemische Chirurgie oder Chemo-Peeling« ausführlich berichtet.

Wer Schuppen hat, sollte am besten einen erfahrenen Facharzt
aufsuchen.

Die Grundlinien für sanfte Reinigung und Pflege lassen sich in
Kürze so zusammenfassen:

*Bei normalem Haar kann man zwei-, maximal dreimal pro Woche reini-
gen.*
*Fettes Haar sollte man höchstens zweimal waschen. Das Massieren
der Kopfhaut ist ungünstig, da die Talgproduktion angeregt wird. Bei
Föhntrocknung die niedrigste Stufe verwenden. Am besten ist Luft-
trocknung. Bürsten sind weniger geeignet als Kämme mit stumpfen
Spitzen und ohne scharfe Kanten zwischen den Zähnen (zum Beispiel
Hornkämme).*

Bei trockenem Haar genügt eine Reinigung pro Woche. Wenn das Wasser stark kalkhaltig ist, kann man für das Spülwasser einen Enthärter verwenden.

Ein ausgezeichnetes Reinigungsmittel (auch für fettes und normales Haar!) ist Eigelb. Eine erste Spülung mit Zitronenwasser ist nicht übel. Danach sollte man jedenfalls reichlich mit lauwarmem und kaltem Wasser nachspülen.

Leichtes Massieren der Kopfhaut ist bei trockenem Haar nützlich und wohltuend. Das Trocknen sollte ebenso schonend erfolgen wie beim fetten Haar.

Gespaltene Haarspitzen und Brüchigkeit sind Kennzeichen für zu trockenes Haar. Ölpackungen können die Situation verbessern, vor allem aber Streß-Verminderung.

Auf die Problematik von *waschaktiven Substanzen* (Tensiden) wurde schon hingewiesen. Diejenigen, die am meisten schäumen, sind auch die aggressivsten. Und die Möglichkeit der Nitrosamin-Bildung ist gerade in Shampoos noch immer nicht vom Tisch. Vorsicht also mit verdächtig billigen Shampoos in Großpackungen! Vielversprechend ist hingegen die Entwicklung von *Lysabinsäure-Tensiden*. Sie sind hautverträglich, entfetten das Haar nicht so stark und machen es noch dazu weich und glänzend. Rohstoffe für diese Tenside sind Ölsäure – aus Olivenöl – und Lysabinsäure, ein Abfallprodukt der Lederindustrie (H. Mackwitz/B. Köszegi).

Nitrosamine entstehen aus chemischen Reaktionen von Aminen wie Triäthanolamin (TEA) und Diäthanolamin mit Nitriten. Aus Tierversuchen weiß man, daß Nitrosamine potente Krebserreger sind. 1978 stellte die Food and Drug Administration in den Vereinigten Staaten fest, daß von 124 kosmetischen Produkten die Hälfte durch Nitrosamine kontaminiert war. Versuche an Affen zeigten, daß TEA zu 35 Prozent durch die Haut in den Organismus aufgenommen wurde. Außerdem enthalten Shampoos – zumindest nach amerikanischen Rezepturen – Quaternium 15, ein Ammoniumsalz, das Allergien hervorrufen kann, und Formaldehyd, das als krebserregend eingestuft wird. Zudem ist in manchen Shampoos auch Borsäure enthalten. Fünf Gramm davon können bei Kindern zum Tod führen. Dabei werden Shampoos mit solchen Substanzen mitunter sogar als »natürlich« etikettiert. Ein aufgelegter Etikettenschwindel.

Haarsprays

Solche Sprays umgeben das Haar mit einem hauchdünnen Film aus synthetischen Stoffen, um es kurzfristig in einer bestimmten Form zu fixieren. Im »Consumer's Guide to Cosmetics« steht folgender denkwürdiger Satz: »Aerosol-Haarsprays sind viel gefährlicher als Produkte auf anderer Basis und sollten niemals benutzt werden.« Grund für diese harte Aussage: die winzigen Partikel der Aerosole dringen angeblich tief in die Lunge ein und gelangen in den Blutkreislauf. Untersuchungen hätten ergeben, daß ein erhebliches Risiko in bezug auf Lungenerkrankungen bestehe. Bei allen besonders eifrigen Aerosolbenutzern seien Krebszellen im Vorstadium und atypische Zellen im Sputum gefunden worden. Aerosole könnten außerdem allergische Reaktionen im Atmungstrakt hervorrufen.

Aus alldem kann man eigentlich nur eine Schlußfolgerung ziehen: Produkte, die ohne Aerosole auskommen, sind auf jeden Fall vorzuziehen.

Haar-Conditioner sind nach R. L. Goldemberg eine Folge »zu guter Haarshampoos«, die den größten Teil des Haartalges entfernen. Das Haar wird dadurch elektrostatisch und »fliegend«, das heißt, es ist kaum frisierbar. Um dem Haar wieder »Halt« zu geben, werden Conditioner verwendet. Dabei ist allerdings zunehmend eine Substanz im Gebrauch, die bei unsachgemäßer Behandlung für die Hornhaut des Auges gefährlich werden kann: Dimethylbenzylammoniumchlorid.

Da scheint es besser, verdünnten Obstessig oder Zitronensaft zu verwenden, die vor allem bei alkalischen Shampoos den normalen pH-Wert einigermaßen wiederherstellen. Das ist natürlich eine sehr simple Lösung. Gute Conditioner können mehr: Sie ersetzen den Haartalg durch Öle oder Wachse. Lanolinderivate, Proteine, Glycerine und Silikone gehören zu den weitest verbreiteten Komponenten dieser Art. Allerdings sind auch in Conditionern heute verstärkt Ammoniumsalze und Formaldehyd enthalten, die – wie schon erwähnt – gesundheitliche Risiken mit sich bringen.

Nach T. Conry haben quaternäre Ammoniumsalze in den Vereinigten Staaten einige Todesfälle verursacht. Die tödliche Dosis liegt zwischen 100 und 700 mg pro Kilo Körpergewicht. Vergiftungen können aber schon bei viel geringeren Mengen eintreten.

Außerdem können diese Substanzen die Augen schädigen. Conry (1980) gibt einige Produkte bekannter Kosmetik-Giganten an, die Formaldehyd enthalten: etwa »Agree Cream Rinse and Conditioner« von Johnson & Johnson. Auch in Shampoos stellte er das Bakterizid fest: zum Beispiel in »Agree Shampoo« und »Peoples Golden Shampoo«.

Dauerwellen – mit Gift

Die bei Kaltwellen meistens verwendeten Kalzium- und Ammonium-Thioglykolate sind giftig. Sie sind starke Entzündungserreger und rufen »zahlreiche Kontaktallergien« hervor, wie F. Griepentrog schreibt. Seit einigen Jahren gibt es solche Produkte auch frei zu kaufen. Die Höchstkonzentration liegt bei etwa acht Prozent. Die Produkte für Friseure dürfen zehn Prozent enthalten.

Der Vorgang bei der Kaltwelle ist ähnlich wie bei den Enthaarungsmitteln auf der Basis von Thioglykolat: Die Haarstruktur wird »aufgelöst«. Nach der Verformung wird ein Festiger oder Neutralisationsmittel aufgetragen. Das Haar »erstarrt« in der ihm gegebenen Form. Das ist eine Roßkur.

Grimalt-Sancho berichtet über häufig auftretende Schäden am Kopfhaar selbst, besonders dann, wenn das Haar schon vorher – zum Beispiel durch Ondulieren oder Bleichen – verändert war: »Die Haare brechen mit Leichtigkeit, sofort oder im Lauf der darauffolgenden Tage, unter der Beanspruchung des Bürstens oder Kämmens. Auf diese Weise entstehen typische Alopezieflächen, wo Haarreste von drei bis 15 Millimeter zurückbleiben, die später wieder nachwachsen, da der Haarbalg nicht beschädigt wurde...«

Dennoch: Der Kosmetik-Konsument darf nicht zum Kosmetik-Patienten werden. Man sollte sich für zwar weniger lange haltbare, aber dafür nicht aggressive Formen der Haarverformung entscheiden. »Nachbehandlungen«, wie sie Grimalt-Sancho beschreibt, mögen für den Arzt interessant sein, in der Kosmetik haben sie nichts verloren:

»Die Behandlung der akuten entzündlichen Phase sollte Kompressen mit Borwasser zur Neutralisation des Alkaliüberschusses und das Auftragen eines öl- und kalkhaltigen Einreibemittels umfassen, falls Krusten und wäßrige Sekretion bestehen.«

Auch wenn der Haarbalg nicht geschädigt wird und das Haar daher wieder nachwächst: Der sichtbare Teil des Haares wird durch Kaltdauerwellen nachhaltig geschädigt. Vor allem die Cuticula. Sie hat keinen Reparaturmechanismus und wird erst wieder voll funktionsfähig, wenn das Haar nachwächst. Bis dahin ist das Haar oft brüchig, vor allem an den Enden. Ohne Zweifel sind die Hauptbestandteile der Kaltdauerwellen-Präparate, Ammonium-Thioglykolat und Kalzium-Thioglykolat, giftig. Durch waschaktive Substanzen (Tenside) wird ihre Fähigkeit, durch die Haut in den Organismus einzudringen, noch erhöht. Thioglykolate können außerdem Blindheit verursachen, wenn sie in die Augen gelangen. Da manche Tenside das Schmerzempfinden der Augen blokkieren, kann das Brennen im Auge als Barriere für Verletzungen unter Umständen ausgeschaltet werden. Zu alldem sind in Kaltdauerwellen-Präparaten auch Triäthanolamine enthalten, aus denen sich krebserregende Nitrosamine bilden können.

Bei Präparaten zur Selbstanwendung sollte sich der Konsument jedenfalls die Gebrauchsanweisung ganz genau ansehen und das Produkt vor allem dann nicht verwenden, wenn irgendwelche Verletzungen der Kopfhaut vorhanden sind.

»Dauerwellen sind ein chemischer Haarschnitt«, erklärte ein Friseur. Das sollte der Konsument nicht nur als Scherz betrachten, der auf stümperhafte Ausführung gemünzt ist.

Haarfärbemittel – Haarbleichmittel – Haartonika

Gefärbt werden Haare schon seit Jahrtausenden: mit Henna und anderen Pflanzenauszügen wie Lawsonia und unechter Kamille. Henna ergibt zwar nur einen schwach orange-braunen Farbton mit kurzer Wirkung, aber wenn man sich vor Augen hält, was die Chemie mitunter für Haarfärbemittel bietet, kann man verstehen, warum Henna in letzter Zeit wieder mehr verwendet wird.

Erste Verdachtsmomente gegen Oxidationshaarfarben tauchten schon 1975 auf, als der Biochemiker Bruce N. Ames von der California-University systematisch mit dem nach ihm benannten Bakterientest Haarfärbemittel auf ihre Mutagenität überprüfte.
Unter 169 Proben befanden sich 150 mit erbgutschädigender Wirkung. Eine besonders alarmierende Feststellung, weil bei Mutagenität oft auch Karzinogenität vorliegt.
Wenig später stellte das National Cancer Institut fest, daß von 13 untersuchten Haarfärbemitteln sieben im Tierversuch Krebs auslösen. Und epidemiologische Studien ergaben, daß sowohl unter Berufsgruppen, die regelmäßig mit Haarfärbemitteln zu tun haben (Friseur, Kosmetiker), als auch unter Privatanwendern ein erhöhtes Krebsrisiko vorliege.

Die Hersteller bestritten alle diese Aussagen, bis die Beweislast so erdrückend wurde, daß Maßnahmen unumgänglich waren. Die FDA hatte zuvor folgenden Hinweis auf den Packungen gefordert: »Warnung: Das Präparat enthält Stoffe, die die Haut durchdringen können und bei Labortieren Krebs verursachen.« Bei einer Untersuchung der FDA war festgestellt worden, daß bei Diaminoanisol drei Prozent die Kopfhaut durchdrangen. Allen voran ging es um die Substanzen *Diaminoanisol und Diaminotoluol*. Beide Stoffe wurden mittlerweile – 1980 beziehungsweise 1982 – in der BRD verboten.

Dennoch bleibt Unbehagen. Nach E. R. Koch nutzte man in der Industrie damals einen »Trick«, der sonst gern bei ins Schußfeld geratenen Arzneimitteln angewendet wird. Es wurden neue Produkte auf den Markt gebracht, die anstatt des karzinogenen Diaminoanisol eine – von der atomaren Struktur her – nur minimal veränderte Verbindung enthielten. In ihrem Krebspotential unterschieden sich diese Produkte »kein Jota« von den ursprünglichen Substanzen, erklärte B. van Duuren von der University of New York. Eine neue Überprüfung der »abgewandelten Karzinogene«, so E. R. Koch, würde vier Jahre dauern und pro Substanz über 500 000 Mark kosten. Es gebe »leider keinen Grund anzunehmen, daß die hierzulande seit dem Verbot im Handel erhältlichen neuen Produkte gesundheitlich anders zu beurteilen sind als jene in den USA«.

Krebs ist noch dazu nicht das einzige Risiko, das *Phenylendiamine (PPDA) und Toluylendiamine* mit sich bringen. Grimalt-

Sancho beschreibt sie als »*Allergene* mit den aufsehenerregendsten Effekten«. PPDA werde nicht nur als Farbstoff genutzt, sondern auch als Konservierungsmittel.

Phenylendiamine kommen in den meisten dunklen Farbtönen vor. Es ist daher für den Konsumenten nur schwer möglich, PPDA zu vermeiden.

E. R. Koch rechnet zu den für den Menschen krebsverdächtigen Oxidations-Haarfärbemitteln auch solche, die Diaminophenyle und Hydrochinon enthalten. Hydrochinon-Produkte müssen in der BRD einen Warnhinweis tragen: »Nicht zur Färbung von Wimpern und Augenbrauen verwenden. Sofort spülen, falls das Erzeugnis mit den Augen in Berührung gekommen ist! Enthält Hydrochinon!« Hydrochinon wird übrigens auch als Entwickler in der Fotografie verwendet. Jahresproduktion für alle Bereiche in Westeuropa: zirka 20000 Tonnen.

Der Vorgang beim Haarfärben läuft, vereinfacht gesprochen, so ab: Ein »Kuppler« – zum Beispiel Phenylendiamin – oxidiert durch einen »Entwickler«, etwa Wasserstoffsuperoxyd. Auch Verstärker und Stabilisatoren spielen eine Rolle, beispielsweise Hydrochinon, Resorcin und Pyrogallol. In Wirklichkeit enthalten Haarfärbemittel mehr als 20 verschiedene Chemikalien. Es entstehen Indo-Farben, die auch durch mehrmaliges Schamponieren nicht auszuwaschen sind. Das war ja letzten Endes der Hauptgrund, warum diese Farben überhaupt entwickelt wurden.

Auf die Gefahr durch Hydrochinon wurde schon hingewiesen. Resorzin ist ein bekanntes Allergen und ein Photosensibilisator. Pyrogallol geht durch die Haut und ist giftig.

Toxisch sind auch *Haarfärbemittel* auf der Basis von *Metallen*: Kupfer, *Kobalt* und Blei. T. Conry berichtet, daß 1976 in den USA etwa 1500 Patienten wegen Haarfärbemitteln akut gefährdet ins Spital eingeliefert werden mußten. Das sei aber nur die Spitze des Eisbergs gewesen...

Deprimierend ist allerdings, daß die *Verbraucher* sich so wenig gegen diese Gefahren zur Wehr setzen. Das hat mit Sicherheit psychologische Gründe. Der Prager Arzt Otakar Fertek, Direktor des Instituts für medizinische Kosmetik, schrieb in einem Aufsatz über Kosmetik: »In letzter Konsequenz beseitigen wir vor allem den Widerspruch zwischen den Vorstellungen über das eigene Aussehen und der Wirklichkeit... Wir konnten uns davon überzeugen, daß der Betroffene häufig Aussehensfehler weit schlechter verträgt, als ernste, jedoch äußerlich nicht bemerkbare Krankheiten.«

Diese Erkenntnis ist auch für die Kosmetik im allgemeinen lehrreich. Wer keine grauen Haare will, der wird alles tun, um sie zu färben. Auch dann, wenn das Färben gesundheitlich riskant ist. In den USA verwenden etwa 40 Prozent aller Frauen (über 30 Millionen) und eine unbekannte Anzahl von Männern Haarfärbemittel. Sie geben dafür eine dreiviertel Milliarde Dollar aus.

Als 1977 durch die Tierversuche des »National Cancer Instituts« bekannt wurde, daß viele Haarfärbemittel krebsverdächtig sind, veröffentlichte die »Washington Post« einen Artikel, aus dem hervorging, daß die meisten Frauen weiterhin ihre Präparate verwenden würden, obwohl sie sich über die möglichen Folgen im klaren wären.

Wir sollten den irrationalen Faktor in diesem Verhalten trotzdem nicht als unabwendbar betrachten. Denn die Suggestivkraft der Werbung spielt dabei eine beachtliche Rolle.

Sprecher der *Kosmetik-Industrie* spielten die Gefahr nach Kräften herunter: Eine Frau müßte täglich 25 Einheiten eines Haarfärbemittels trinken, um eine ähnliche Menge zu erreichen, die am Versuchstier erprobt wurde. Sie machen sich dabei leichtfertigerweise die Tatsache zunutze, daß man Tierversuche mit geringen Dosen an einer weder finanzierbaren noch organisierbaren Population von Versuchstieren vornehmen müßte: Man hätte – ebenso wie bei Tests an der Haut – Hunderttausende Tiere über längere Zeiträume zu beobachten und zu betreuen, um statistisch aussagekräftige Daten zu erhalten. Solche Vorstellungen sind ungerechtfertigt und verantwortungslos. Denn Stoffe, die in hohen Dosen Krebs erzeugen, sind sicher auch in geringen Quantitäten nicht harmlos. Nur machen sich chronische Schäden erst nach längerer Zeit bemerkbar. Und es ist dann auch viel schwerer, den Verursacher nachzuweisen...

Auch der Einwand, die Tierversuche seien nicht aussagekräftig, weil Haarfärbemittel vom Verbraucher ja nicht getrunken werden, ist nicht stichhaltig. Einige Chemikalien gehen nämlich durch die Haut und werden in den Blutkreislauf aufgenommen. Krebs tritt ja bei den Versuchstieren nicht nur im Verdauungstrakt, sondern auch am Lymphsystem, an den Genitalien und anderen Körperstellen auf. Außerdem sind solche Tierversuche unmenschlich.

Nach Joseph Hanlon (»New Scientist«, 1978) wird von einem Menschen, der sein Haar alle vier Wochen färbt, monatlich 1 Milligramm pro Kilogramm Körpergewicht aufgenommen. In einer Periode von 4 Jahren sind das 48 mg/kg. 50 mg/kg verursachen bei 22 Prozent der Arbeiter, die dem Ausgangsstoff vieler Färbemittel – *Benzidin* – ausgesetzt werden, Tumore. Benzidin ist unbestritten krebserzeugend.

Im »*Consumer's Guide to Cosmetics*« (New York, 1980) heißt es über eine Untersuchung aus dem Jahr 1979: »Eine neuere Studie des ›New York Medical Center‹ hat gezeigt, daß das *Brustkrebsrisiko* für Frauen, die Dauer-Haarfärbemittel verwenden, signifikant größer ist.«

Epidemiologen wie der Amerikaner Stephen Brown vom »National Institute of Environmental Health Sciences« sprechen auch von einer Erhöhung des Risikos bei zahlreichen anderen Krebsarten.

Nicht nur die Konsumenten sind betroffen. *Friseure* tragen beim Haarfärben oft keine Handschuhe, wie TV-Berichte aus der BRD und Österreich (»Lehrjahre sind keine Herrenjahre«, ZDF, und »Inlandreport«, ORF) erst kürzlich belegten. Oder erst dann, wenn schon schwere Allergien auftreten. Die Kunden könnten ja durch das Handschuhtragen beunruhigt werden…

An der Gebrauchsanleitung eines willkürlich herausgegriffenen *Haarfärbemittels zur Hausanwendung* kann man erkennen, daß diese Unruhe nicht unberechtigt ist. Dem Beipackzettel von »Nice'n Easy« von Clairol (Bristol-Myers) kann man unter anderem folgende Hinweise entnehmen:

○ Wenn das Produkt in die Augen kommt, schnell mit Wasser spülen
○ Produkt niemals für Augenbrauen und Wimpern verwenden
○ Während des Färbens immer Plastikhandschuhe tragen
○ 48 Stunden vor Anwendung immer einen Sensibilitätstest durchführen
○ Produkt von Kindern fernhalten
○ Nicht in die Kopfhaut einmassieren
○ Das Produkt darf nicht verwendet werden, wenn an der Kopfhaut oder angrenzenden Hautflächen irgendwelche Hautab-

schürfungen, Hautausschläge oder Verletzungen festzustellen sind.

Diese Warnhinweise sind korrekt und begrüßenswert. Aber wird ihre ganze Tragweite vom Konsumenten verstanden?

Zusammenfassend: Aggressive Wirkstoffe sollten sowohl aus Haarpflege- wie aus Haarfärbemitteln verschwinden. Wenn der Mensch die von der Natur gesetzten Grenzen – zum Beispiel der Haltbarkeit – massiv überschreitet, dann wird's kritisch.

Die Gefahren, die damit verbunden sind, haben einen riesigen Markt: Die Österreicher geben fast 800 Millionen Schilling (über 100 Millionen DM) für Haarpflegeprodukte aus. In der BRD benutzt jede siebente Frau Haarfärbe- und Haartönungsmittel.

Die Haarfärbemittel werden vor allem dazu verwendet, den Grauanteil des Haares abzudecken. Der Erfolg ist ungewiß.

Das deutsche Konsumentenmagazin »Test« berichtete 1981, daß bei fast allen geprüften Haartönungs- und -färbeprodukten bemängelt werden mußte, daß sie »den Grauanteil des Haares nicht genügend oder nur unvollkommen abdeckten«. Das war aber nicht der einzige kritische Punkt. Die »Tester«: »Unverständlich ist, daß nicht in allen Gebrauchsanleitungen auf die Gefahr von Augenreizungen verwiesen wird und auf die Notwendigkeit, vor der Anwendung der Mittel (an der Armbeuge oder hinter dem Ohr) einen Allergietest zu machen... In allen Oxidationsfarben sind Stoffe enthalten, die als krebserregend bekannt sind. Nachgewiesen wurde, daß ein geringer Teil in die Haut eindringt und vom Organismus aufgenommen werden kann.«

Haarbleichmittel werden zur Entfärbung des Haares verwendet. Dabei wird das Melanin im Haarschaft durch Wasserstoffsuperoxyd zerstört. Vor allem bei dunkleren Haaren kann durch wiederholtes Bleichen eine weitgehende Schädigung eintreten. Auch bei rotem Haar ist das kaum zu vermeiden. Dunkles Haar sollte überhaupt nicht gebleicht werden, weil für einen dauerhaften Erfolg *Ammonium-Peroxyddisulfat* eingesetzt wird, das in der Regel zu einer starken Strukturveränderung des Haares führt.

Als *Haartonika* werden Aufheller, Antiseptika und »Anregungsmittel« bezeichnet. Zu den erstgenannten gehören zum Beispiel Präparate mit Chloralhydrat, Alkylformiat und Capsium-Tink-

tur. Zu den Antiseptika zählen Chlorthymol, Resorzinol, Salizylsäure, Formaldehyd und Quecksilberbichlorid. Dabei ist nicht
nur das Formaldehyd eine wenig vertrauenerweckende Substanz.
Unter den »Anregungsmitteln« finden sich einige »anerkannte Allergene«, wie es Grimalt-Sancho formuliert: zum Beispiel Eugenol.

Erstaunlicherweise gibt es auch *hormonhaltige Haarwässer*, zumindest in der BRD. Aufgrund von Untersuchungen an der Medizinischen Hochschule Lübeck wurde kürzlich folgender Fall bekannt:

*Die Anwendung eines »handelsüblichen« östrogenhaltigen Haarwas-
sers führte bei einer 76jährigen Frau zu einer »Postmenopausenblu-
tung«, also einer Wiederkehr der Regel nach dem Wechsel. Die Frau
benutzte das Haarwasser seit längerer Zeit regelmäßig. Die vertretene
Ansicht, Östrogenapplikationen seien nur lokal und nur in unbedeuten-
dem Ausmaß systemisch wirksam, betrachten die Lübecker Forscher
damit als widerlegt. Die Patientin verwendete zur Haarpflege eine Tink-
tur, die 0,05 Prozent Estradiol enthielt.*

Estradiol wird als Wirkstoff in Medikamenten während der Wech-
seljahre verwendet. Nach K. Langbein und anderen kann es bei zu
hoher Dosierung zur »Verstärkung von Blutungen« kommen.

Wie sieht es mit der Konsequenz in der Praxis aus? Haartonika,
Färbe- und Bleichmittel müßten zumindest 48 Stunden vor der
Anwendung an der Haut – etwa hinterm Ohrläppchen oder am
Haaransatz – getestet werden. Aber wer tut das schon?

Die Industrie müßte gezwungen werden, auf krebserregende
oder krebsverdächtige Bestandteile zu verzichten. Gleichzeitig
wären verstärkt ungefährliche Alternativen zu unterstützen und
zu entwickeln.

Sanfte Haarfärbemittel wie Henna können mit Walnuß oder Indigo gemischt werden. So sind auch dunkle Rot- und Brauntöne
herstellbar. »Lorien Goods« bietet fünf verschiedene Mischungen
aus »Naturprodukten« an.

Haarwuchsmittel – die Glatze bleibt

Mindestens 100 000 Haare hat der Mensch durchschnittlich auf dem Kopf – außer es kommt zu nicht normalem Haarausfall. Pro Tag gehen auch einem Menschen mit gesundem Haar 20 bis 100 Haare aus. Sie wachsen aber wieder nach. Das einzelne Haar hat gewöhnlich sechs Jahre Lebensdauer. Dann löst es sich von der Haarwurzel, und nach kurzer Zeit sprießt ein neues Haar hervor. Bei Kahlköpfigen ist diese Bilanz gestört. Die ausgefallenen Haare werden nicht oder nicht in vollem Umfang durch neue ersetzt. Kahlköpfigkeit ist, wie es Aron-Brunetière formuliert, »das Resultat einer negativen Bilanz«. Wie kommt es zu dieser negativen Bilanz?

Etwa 50 Prozent aller Männer in Europa bekommen früher oder später ihre »Geheimratsecken« und dann ihre Glatze durch »androgenetischen Haarausfall«. Die Bezeichnung geht auf ein altes Mißverständnis zurück.

Lange Zeit wurde die vermehrte Produktion von Androgenen – männlichen Geschlechtshormonen – als Ursache des Verlustes der Haarpracht angesehen. Es stellte sich aber heraus, daß die Androgen-Hormonspiegel im Serum der Glatzenträger nicht höher sind als bei Männern mit vollem Haar. Die logische Schlußfolgerung war daher: Es muß eine ererbte Anlage der Haarwurzel vorliegen, nach dem Ausfall eines Haares kein neues mehr sprießen zu lassen.

Wenn man Haartransplantationen vom Hinterkopf – wo auch bei Kahlköpfigen ein Haarkranz erhalten bleibt – auf den kahlen Teil vornimmt, wachsen die Haare dort weiter wie an ihrer Ursprungsstelle. Man kann daraus schließen, daß nicht lokale Ursachen, wie die Durchblutung der Kopfhaut, oder allgemeine, wie die Gesamtmenge der im Blut zirkulierenden Hormone, von sich aus den Haarausfall an den kahlen Stellen bewirken. Ausschlaggebend ist vielmehr die »abnorme Empfindlichkeit, die das Haar gegenüber diesen Faktoren entwickelt« (Aron-Brunetière).

Die eigentlichen Ursachen des »androgenetischen Haarausfalls« lie-
gen noch immer im dunkeln. Gerade deshalb gibt es wohl alle Jahre
wieder ein neues »Wunder«-Mittel, das »jetzt endlich hundertprozen-
tig« hilft. Ganz ungeachtet der Tatsache, daß die Hautärzte immer wie-
der betonen, daß gegen die »Erbglatze« kein Kraut gewachsen ist. Die
angebotenen Zauber-Elixiere sind für die Gesundheit nicht immer
harmlos. Das zeigte der Fall »Setaderm«/»Narutin N« besonders kraß.

Die Sache hatte, wie im »Spiegel« kürzlich berichtet wurde (Nr.
27/83) und Nr. 7/1984), ein nicht uninteressantes Vorspiel. Detlef
Strathmann, Arzt und Pharmafabrikant, habe seit 15 Jahren »immer neue Mittel gegen alte Übel« hervorgebracht: den »Schlankmacher« Kilofort, das Algenbad Timbo, die Zellulitis-Salbe Isomucase usw. Zuletzt sollte Strathmanns Eifer den kärglich Behaarten zugute kommen – in der Bundesrepublik allein immerhin acht
Millionen. Strathmann brachte zunächst das hormonhaltige Elixier »Setaderm« auf den Markt. Gestützt auf die »Forschungen«
eines Hamburger Arztes, der von folgendem Rezept ausging: Man
nehme, um die Haarwurzel vor ihrem ärgsten Feind, dem männlichen Keimdrüsen-Hormon Androgen abzuschirmen, ein weibli-
ches Hormon. Er verfiel auf einen Ableger des Gelbkörperhor-
mons *Progesteron*: 11-α-Hydroxyprogesteron. Es wurde zum
Wirkstoff in Setaderm. Das mühsame Genehmigungsverfahren eines Arzneimittels wollten die Hersteller erst gar nicht auf sich nehmen, und so wurde das Präparat gleich rezeptfrei verkauft, als
Kosmetikum. In Kosmetika dürfen aber isolierte Hormone nicht
enthalten sein. Das Bundesgesundheitsamt untersagte die weitere
Vermarktung. Dennoch blieb das »Wundermittel gegen Haarausfall« (»Bild-Zeitung«) zunächst auf dem Markt. Eine Verfügung
des Münchner Landgerichtes wurde nicht wirksam, da der kla-
gende Verbraucherschutzverband die geforderte Sicherheitslei-
stung von 750 000 Mark nicht hatte aufbringen können (DM,
»Reibach mit Null-Wachstum«, August 1984).

In Frankreich, so hörte man, habe schon 1974 ein Team mit einem *Antiandrogen* experimentiert. Es sei bei großen Worten geblieben.

Der zweite Streich, »Narutin N«, war, laut »Spiegel«, ein »alter
Hut, neu aufgeputzt«. Einem Mittel gegen brüchige Fingernägel,
das nichts als gewöhnliche Gelatine enthalten habe – »Narutin« –,

sei die Aminosäure L-Cystin beigemengt worden. Schon ein einfaches Hühnerei der Klasse A enthalte aber die dreifache Menge Cystin. Anfang 1984 untersagte das Bundesgesundheitsamt auch die weitere Vermarktung von Narutin N.

Und die Moral? Wie viele Konsumenten auf die neuen Wundermittel hereinfielen, bis sie verboten wurden, ist unbekannt. Aber sicher ist, daß wieder einmal viel gutes Geld beim Fenster hinausgeworfen wurde.

Kahlköpfige werden sich wohl damit abfinden müssen, daß ihre »hippokratische Kahlheit« eine *Zivilisationserscheinung* ist, die man eben hinnehmen muß. So benannt nach dem griechischen Ärztevater *Hippokrates* (460 bis 377 v. Chr.). Eine Stelle bei Aron-Brunetière gibt da zu denken: »Der kahlköpfige Mensch ist oft nervös, ängstlich und leicht beunruhigt; denkt, überlegt und stellt sich immer wieder Fragen. Kahlköpfigkeit ist selten bei primitiven Völkern oder solchen Menschen, die sich keine Sorgen machen und deren Gehirn nicht überanstrengt ist.

Bis zum letzten Krieg gab es nur wenige Frauen, die das Leben eines Mannes führten und alle Belastungen, Aufregungen und Verantwortung zu tragen hatten, die eine solche Lebensweise mit sich bringt; die Anzahl derer, die ihr Haar vorzeitig verloren, war ziemlich gering. Nun stellte man erstaunlicherweise fest, daß seit fünfundzwanzig Jahren Fälle von später Alopezie beim weiblichen Geschlecht immer häufiger auftreten.«

Alopezie ist vorübergehender Haarausfall und tritt unter anderem auch nach Entbindungen auf. Der »androgenetische Haarausfall« bleibt natürlich das Vorrecht der Männer. Tröstlicherweise versichert der kahlköpfige Münchner Dermatologe Otto Braun-Falco, daß am Ende der Evolution sowieso der haarlose Mensch stehe.

Aber schon hat die Welt ein neues Wunder: »Neues Mittel gegen Glatzen gefunden«! hieß es Ende Mai 1984 in einer großen Tageszeitung. Der texanische Arzt Richard de Villez habe durch Zufall entdeckt, daß ein Blutdruckmittel den Haarwuchs fördere. Es könne aber noch drei bis vier Jahre dauern, bis das Mittel auf den Markt komme. So was nennt man verfrühten Jubel.

Schon am 27. November 1984 ertönte ein neuer Jubelruf: ERFINDER AUS LIENZ BESIEGT DEN HAARAUSFALL »…Auf die Frage, was in ihrem ›Zaubertrank‹, der so munter frische Haare sprießen läßt, alles drin ist, verstummt sie: ›Da sag' ich nix, weil, Sie wissen, die Konkurrenz... Es handelt sich um Extrakte aus in- und ausländischen Kräutern, Gemüsen und Getreide, die in Spezialverfahren aktiviert wurden... Es sind völlig fremde Kräuter, also solche, die niemals im Verdacht standen, das Haarwachstum günstig zu beeinflussen, wie etwa Brennesseln, Birken oder Koniferen.«

»Hunderte Dankschreiben« werden vermerkt. Vom Kleinkind bis zum Greis, vom Haarausfall nach Strahlentherapie bis zum Schuppenproblem spanne sich der Bogen des »Anwendungsspektrums«. Bei »echten Glatzen« bestehe aber kaum Hoffnung auf »Wiederbelebung«, allenfalls ließe sich ein »Stillstand des Kahlwerdens« erreichen. Und mit der Hoffnung läßt sich viel Geld verdienen... Die »Wundermittel« kommen und gehen. Die Glatze bleibt.

Wichtig ist nur eines: Die Glatze im Sommer bedeckt halten oder mit Sun-Blockern behandeln. Denn auf den kahlen Stellen entsteht besonders leicht Hautkrebs! Während die Erbglatze Schicksal ist, kann man gegen den kreisrunden Haarausfall und gegen den »diffusen« Haarausfall schon etwas unternehmen. Die Ursachen sind recht vielfältig. Immunologische, hormonelle und psychische Störungen, Mangelkrankheiten (einseitige Ernährung), Durchblutungsstörungen, Infektionskrankheiten, Vergiftungen, Alkoholismus, Nebenwirkungen verschiedener Medikamente, Schilddrüsenerkrankungen, Stoffwechselerkrankungen usw.

In solchen Fällen (plötzlicher lokaler oder »diffuser« Haarausfall) sollte man unbedingt einen Arzt aufsuchen und nicht »Zaubertränken« vertrauen.

Manche Ärzte neigen allerdings dazu, den Haarverlust mit *Hormonen* (Cortison, Steroidhormone) zu bekämpfen. Eine riskante Methode, bei der auch der Patient über Nutzen und Risiko nachdenken sollte.

Zahn- und Mundpflege

Zahncremes –
Fluor – Allergene

Wahrscheinlich steht am Ende der Evolution nicht nur der haarlose, sondern auch der zahnlose Mensch.

Karies und Parodontose, akuter und chronischer Zerfall der harten Zahnsubstanzen und des Kieferknochens, haben seuchenartig zugenommen. Derzeit sind in der »zivilisierten Welt« über 90 Prozent der Bevölkerung davon befallen. Und, was noch schlimmer ist, es wird noch ärger.

In Österreich leiden 99 Prozent aller Sieben- bis Vierzehnjährigen an Karies. 92 Prozent der Achtzehn- bis Vierundzwanzigjährigen zeigen erste Schwundzeichen am Kiefer. In der BRD und in der Schweiz ist die Situation zwar etwas besser, aber fast ebenso hoffnungslos.

1970 mußten die Krankenkassen in Österreich noch 2,3 Milliarden Schilling für Zahnbehandlung ausgeben. 1982 waren es bereits 3,8 Milliarden. Sicher, die Leute sind auch gesundheitsbewußter geworden – aber auch die Zähne schlechter.

Die Hauptgründe:

○ Zivilsationskost mit tierischer Eiweißmast, denaturierten Lebensmitteln und reichlich Alkohol.
○ Mangelhafte oder fehlende Zahnhygiene. Nur 11 von 100 Österreichern putzen regelmäßig die Zähne. Nur 24 Prozent der Kinder haben eine eigene Zahnbürste.
○ Amalgamfüllungen: Die quecksilberhaltigen Füllungen geben Ionen ab, die in die Zahnwurzel und den Kieferknochen einsickern und dort angereichert werden.

Der Wiener Forscher und Zahnarzt Thomas Till konnte in Zahnwurzeln Quecksilberwerte bis zu 1200 ppm nachweisen. Eine in der Toxikologie als äußerst giftig bekannte Menge. Aufgrund der »Haberschen Regel« entfalten aber, so Till, kleine Konzentrationen über lange Zeit die gleiche Wirkung wie hohe Konzentrationen über kurze Zeit. Und kleine Mengen von *Quecksilber* werden bei Amalgamfüllungen schon in kürzester Zeit an Zahn und Kiefer abgegeben. Diese Einlagerungen führen auch zum *Abbau des Kieferknochens.*

Auf die allgemeine Gefährlichkeit des Quecksilbers für die Gesundheit wurde schon im Kapitel über dekorative Kosmetik hingewiesen. Selbst quecksilberhaltige Mundwässer sollen im Handel sein. Ein Verbot ist mehr als fällig. Bei vielen wird diese Forderung nicht auf Gegenliebe stoßen. Von seiten der »Österreichischen Gesellschaft für Zahnhygiene« wurde im Mai 1983 folgende Stellungnahme abgegeben: »Die Amalgamfüllung hat sich auf der ganzen Welt seit Jahrzehnten bestens bewährt. Immer wieder vorgebrachte Behauptungen, daß sie wegen Quecksilberabscheidung ›giftig‹ wäre, wurden durch zahlreiche wissenschaftliche Untersuchungen widerlegt. Wir nehmen mit unserer Nahrung mehr Quecksilber auf, als aus Amalgamfüllungen.«

Interessanterweise wird hier indirekt zugegeben, daß der Organismus aus Amalgamfüllungen Quecksilber aufnimmt. Aber der »schwarze Peter« wird wieder einmal anderen zugeschoben. Die seien noch viel schlimmer.

Natürlich ist das Amalgam-Problem ein internationales Problem und nicht auf Mitteleuropa beschränkt. Aber die Auseinandersetzungen in Österreich sind charakteristisch. Nicht nur beim Amalgam.

Als Vorbeugung gegen Karies und Parodontose werden von der »Österreichischen Gesellschaft für Zahnhygiene« folgende Regeln empfohlen: »Gesunde Ernährung – Kampf dem pausenlosen Naschen –, richtige Zahnhygiene und regelmäßige Fluoride.«

Dazu muß gesagt werden, daß die *Kariesprophylaxe mit Fluor* sehr umstritten ist. Die Zufuhr des Spurenelements Fluor erfolgt in verschiedenen Formen. Vor allem mit Tabletten, Tinkturen und Gelees, aber auch über das Trinkwasser (z. B. USA, DDR). Angeblich wird durch Fluor der Zahnschmelz gehärtet.

Fluor kann aber schon in sehr geringen Quantitäten giftig wirken. Es wird Kalzium ausgefällt. Das führt zum Beispiel zur Dentalfluorose, wenn bis zum neunten Lebensjahr über längere Zeiträume mehr als zwei Milligramm pro Tag aufgenommen werden. Die Dentalfluorose ist durch weiße Sprenkelung der Zähne und durch Zahnzerstörung gekennzeichnet. Schon ab acht Milligramm Fluor pro Liter Trinkwasser können Skelettfluorosen auftreten. Die WHO setzt die Grenzdosis für schädliche Knochenveränderungen bei 4 bis 5 Milligramm pro Liter an. Zu Schmelzhypoplasien kann es aber schon ab 1,5 Milligramm pro Liter Trinkwasser kommen (F. Griepentrog). Viele Experten lehnen daher die Trinkwasserfluoridierung ab.

Die Fluoridierung von Zahnpasten, die zu den kosmetischen Produkten zählen, stieß auf weniger Bedenken. In der BRD ist die Dosierung auf 0,15 Prozent festgelegt.

Eine Überdosierung – so zum Beispiel F. Griepentrog – sei »nicht zu erwarten«. Andere bezeichnen die Anwendung von fluorhaltigen Zahnpasten als »unzuverlässig« (W. Pschyrembel). Mehr noch: Fluorverbindungen sind in Verdacht geraten, die sogenannte Stewardessen-Krankheit auszulösen, einen Pickel-Ausschlag im Gesicht, der häufig bei Personen auftritt, die sich besonders stark schminken. Nach Untersuchungen des Berliner Dermatologen Nürnberger ging der Ausschlag beim Absetzen von Fluorpräparaten zurück.

Damit es zu keinem Mißverständnis kommt: Fluor ist als Spurenelement für den Menschen lebenswichtig, etwa für die Knochen- und Zahnschmelzbildung. Aber: Während früher zwischen täglichem Bedarf und natürlichem Vorkommen im Wasser, in pflanzlichen und tierischen Lebensmitteln in der Regel Gleichgewicht bestand, ist dieses Gleichgewicht heute durch Zivilisation und Industrialisierung (fluorhaltige Abgase, Mineraldünger, Biozide) gestört. Wie aber bei fast keinem anderen Stoff liegen optimale biologische Wirkung und Toxizität mengenmäßig nahe beieinander. Manche Experten setzen die schädliche Dosis schon bei 1 Milligramm Fluorid pro Liter Wasser an. Eine Beziehung zu Erbschäden und Krebs wird angenommen. Und noch etwas: Karies ist keine Fluormangelkrankheit, sondern das Ergebnis allgemeiner Fehlernährung und mangelhafter Zahnpflege.

Eigentlich sollten Fluoride in der BRD seit dem 31. Dezember 1981 verboten sein. Das Gesundheitsministerium schob das Verbot aber auf.

In der Literatur und in der Praxis herrschen also zum Thema Fluor Unsicherheit und Uneinigkeit. In der Toxikologie muß aber der umgekehrte Grundsatz gelten wie in der Rechtsprechung: Im Zweifel gegen die Sache! Daher: Im Zweifel gegen Fluor!
Aus dem Kosmetikum Zahnpasta – und das gilt auch für alle anderen Mundpflegemittel – darf kein Arzneimittel werden!

Zahncremes bestehen aus etwa 15 bis 50 Prozent Poliermittel, 30 bis 40 Prozent Wasser, 0,5 bis 3 Prozent schäumenden Zusätzen, Konservierungsmitteln, Aroma-, Farb- und Süßstoffen. Das Poliermittel soll den Zeitaufwand für die Entfernung des Zahnbelages verkürzen.

Und was ist mit den vielen »Wunder«-Wirkstoffen? Dazu ein Text aus der 1981 von der Hamburger Verbraucherzentrale veröffentlichten Broschüre »Umweltfreundliche Produkte«:

»Bei allen anderen Zusätzen, die vorbeugend gegen Karies und Parodontose wirken sollen, fehlt der wissenschaftliche Beweis für irgendeine Wirkung.«

Statt »irgendeine Wirkung« sollte es – siehe Fluor – eigentlich heißen »irgendeine positive Wirkung«.

Grimalt-Sancho führt in einer Liste 1980 einige *Konservierungsstoffe und Trägersubstanzen* an, die als Allergene beziehungsweise Gifte bereits alte Bekannte sind: Hexachlorophen, Dichlorphenol, Irgasan DP 300, Methylsalizylat, Natriumfluorid und Strontiumfluorid. Auch Strontiumchlorid wird in der Liste genannt. Da staunt man, wenn plötzlich im Jahr 1984 folgende Notiz auftaucht: »Wissenschaftler haben festgestellt, daß durch die Einwirkung von *Strontiumverbindungen* anstelle von Calcium das Zahnbein im kritischen Bereich zwischen Zahnfleisch und Zahnkrone verfestigt und desensibilisiert wird.« Es werde jetzt hochreines Strontiumchlorid in Zahnpasten verarbeitet, das »andere Metallverbindungen nur in geringsten Spuren unter 0,0005 Prozent« enthalte. Giftige Metallverbindungen etwa?

Da kann man sich beglückwünschen, daß in Österreich pro Haushalt »nur« etwa 800 Gramm Zahncreme verbraucht werden –

gegenüber der BRD mit 930 und der fleißigen Schweiz mit 1000 Gramm.

Ausreichende Mundhygiene kann auch mit guten Zahncremes ohne »Wirkstoff«-Zusätze betrieben werden. Zahnärzte empfehlen:

○ Zähneputzen nach jeder Mahlzeit, mindestens 2 Minuten morgens und abends.
○ Harte Zahnbürsten verwenden, mit abgewinkeltem Bürstenkopf und V-förmig stehenden, abgerundeten Borsten.
○ In kreisenden Bewegungen von Rot nach Weiß – Zahnfleisch zu Zahn – bürsten.
○ Wenn das Zahnfleisch blutet, noch kräftiger bürsten.
○ Munddusche verwenden.
○ Nicht die Zähne zusammenpressen. Das geschieht oft unbewußt, aus Nervosität.

Tierversuche:
Sterben für die Schönheit

»Was ist der Mensch ohne die Tiere? Wenn alle Tiere dahin wären, würde der Mensch sterben vor Einsamkeit der Seele, denn was immer den Tieren widerfährt, widerfährt auch dem Menschen. Alle Dinge sind miteinander verbunden...«

INDIANERHÄUPTLING SEALTH
AN GOUVERNEUR ISAAC STEVENS (1855)

Sind Tierversuche für Kosmetika notwendig?

Befürworter

Natürlich scheiden sich an dieser Frage wieder die Geister. Der »Industrieverband Körperpflege und Waschmittel« in Frankfurt begründet sein »Ja« so:

○ Ein Verzicht auf Tierversuche wäre »mit einem Verbot der Entwicklung gleichzusetzen... Bedeutende Weiterentwicklungen zum Beispiel auf den Gebieten Antischuppenwirkstoffe, Kämmbarkeitsverbesserung, Deodorant- und Antitranspirantwirkstoffe sowie Lichtschutzfilter, Reaktionen auf geänderte Verbrauchergewohnheiten und auf die bedeutende gesellschaftliche Nachfrage nach kosmetischen Produkten überhaupt wären dann nicht mehr möglich.«
○ Der Verbraucher will gesundheitlich unbedenkliche Produkte, und die Industrie stellt sich ihrer Verantwortung, sichere Produkte anzubieten.

○ »Die Verpflichtung zum Nachweis der gesundheitlichen Unbedenklichkeit im Lebensmittel- und Bedarfsgegenständege-
setz und in der EG-Richtlinie über kosmetische Mittel gehen
ebenfalls von der Notwendigkeit von Tierversuchen aus.«

○ Tierversuche sind durch Selbstversuche am Menschen nicht er-
setzbar: »Versuche zur akuten wie zur chronischen Toxizität
sind am Menschen schon durch die Bestimmungen über Körperverletzung nicht möglich, genausowenig wie histologische
Untersuchungen an bestimmten Organen. Schon aus ethischen
Gründen kann die Industrie die Sicherheit ihrer Produkte nicht
am Menschen erproben, wenn bestimmte Risiken vorhanden
sind... Unmöglich könnten die fünf oder sechs Wissenschaftler einer mittleren Forschungs- und Entwicklungsabteilung im
Jahr zahlreiche Formulierungen an sich selber erproben...«

○ Tierversuche können nicht durch Alternativmethoden ersetzt
werden. Diese Methoden (Prüfung an Zellkulturen, Bakterien
und anderes mehr) können nur als »Vortest« eingesetzt werden.

Gegner

Das »Nein« der Tierschützer läßt sich – basierend auf einer Erklärung des Bundesverbandes der Tierversuchsgegner in Bonn – in
folgenden Punkten zusammenfassen:

○ »Auf dem Markt befinden sich schon mehr als genug ausreichend erprobte Schönheits- und Körperpflegemittel, die sich in
jahrelanger Anwendung bewährt haben und deren Unbedenklichkeit von den zuständigen Behörden bestätigt wurde.«

○ »In Wahrheit tragen Tierversuche nichts oder nur sehr wenig
zur Sicherheit der Verbraucher bei... Gerade bei der Erprobung von Kosmetika erfüllen die Tieropfer vielfach nur eine
Alibi-Funktion: Sie täuschen eine Wirksamkeit und Harmlo-
sigkeit der Produkte vor, die oft nicht bestehen... Mit Tierversuchen lassen sich immer nur Hypothesen erzielen; Vermutungen also, die am Menschen überprüft werden müssen, will man
sie beweisen oder widerlegen. Somit sind wir Menschen die eigentlichen ›Versuchskaninchen‹...«

○ »Die Industrie rechtfertigt sich meist mit der Behauptung, der
Staat schreibe ihr solche und andere grausame Tierversuche

vor, um die Unbedenklichkeit der Waren sicherzustellen. Tatsächlich aber sind Tierexperimente zur Erprobung von Kosmetika vom Gesetzgeber nicht zwingend vorgeschrieben, sondern lediglich vom Bundesgesundheitsamt empfohlen. Die Unternehmen halten sich dennoch an die unverbindlichen Empfehlungen, weil dies das Haftungsrisiko der Hersteller mindert und die Produzenten in Schadensfällen gegen mögliche Ersatzansprüche absichert. Außerdem wird mit Tierversuchen der verkaufsfördernde Eindruck erweckt, Kosmetika seien wissenschaftlich sinnvolle Erzeugnisse, die entsprechend geprüft werden müßten.«

○ Für viele Tierversuche gibt es Ersatzmethoden, die jedoch nur unzureichend eingesetzt und viel zuwenig gefördert werden (zum Beispiel Experimente mit Zell- und Gewebskulturen, isolierten Organen und Bakterien oder durch Computeranalysen).

Alternativen

Die von den Tierschützern angepeilte Ausschaltung von Tierversuchen in der Kosmetik deckt sich weitgehend mit den Ansichten »sanfter Kosmetiker«, die aggressive Wirkstoffe aus ihren Produkten draußen haben wollen. Wenn keine aggressiven Wirkstoffe mehr da sind, braucht man auch keine Tierversuche mehr. Altbewährte Substanzen und Formulierungen müßten nur mehr auf Reinheit und Rückstandsfreiheit überprüft werden.

Es gibt allerdings *Ausnahmen*, nämlich dann, wenn es um den Schutz vor gesundheitlichen Schäden durch ein Kosmetikum geht. In diesem Fall müssen die *gleichen Bedingungen* gelten wie bei einem *Arzneimittel*. Beispiel: Filter für Sonnenschutzmittel. Nehmen wir an, ein neuer Filter wird gefunden. Wie ist zu testen? F. Greiter und E. Oeser haben 1982 folgenden Weg gezeigt:

»Grundsätzlich haben auch für Tierversuche die gleichen Prinzipien zu gelten wie für Versuche am Menschen... Wir haben in den letzten 35 Jahren kaum an lebenden Tieren Versuche durchgeführt. Dafür haben wir an verschiedenen Stellen über 30 000 Versuche an unserer eigenen

oder an fremder Haut durchgeführt. Wir sind der Ansicht, daß Produkte, die wir anderen zumuten, in erster Linie von uns selbst akzeptiert und vertragen werden müssen. Wir plädieren deshalb vor allen Dingen für den Selbstversuch, weil dieser mehr als alles andere zum Nachdenken zwingt und die Responsibilität bedeutend erhöht.«

Nicht nur die Verantwortung – auch die Qualität.

Um die ethischen und gesetzlichen Voraussetzungen zu erfüllen, daß die Versuchspersonen keinen gesundheitlichen Risiken ausgesetzt werden, muß man sich natürlich schon einiges einfallen lassen und sehr gründlich arbeiten.

F. Greiter hat folgendes Vorgehen beschrieben:

○ Studium der Geschichte des Stoffes aus empirischer und wissenschaftlicher Sicht. Sämtliche Literatur wird zusammengetragen.
○ Ausnützung aller technisch-apparativen Bestimmungsmethoden.
○ Nur Substanzen, die als verträglich bekannt sind, werden im Selbstversuch und an Kliniken auf Verträglichkeit geprüft.
○ Da auch bei an sich lange bewährten Stoffen durch veränderte Umweltbedingungen Zweifel bestehen können, wird ein Ames-Test an verschiedenen Instituten durchgeführt. Der an Bakterien vorgenommene Test gibt Aufschluß über eventuell vorhandene Mutagenität.
○ Manches kann an der Haut von Schweinen getestet werden, die unmittelbar nach der Schlachtung (bis zu fünf Stunden) noch reaktionsfähig ist und der menschlichen Haut wesentlich ähnlicher ist als jene von Mäusen, Ratten oder Meerschweinchen.
○ Schließlich wird das Produkt in Extremsituationen – etwa bei Expeditionen – in der Praxis geprüft.

Bei *Versuchen am Menschen* berühren einander wieder einmal Kosmetik und Medizin. Solche Versuche müssen daher den Bestimmungen des Arzneimittelgesetzes unterstellt werden. Zumindest in Österreich sind diese Bestimmungen und die Rechtsprechung streng genug, um zweifelhafte Versuche am Menschen in Zukunft zu unterbinden. Das war vor relativ kurzer Zeit noch nicht der Fall, wie Experimente an Säuglingen in der Kinderklinik

Zweymüller in Wien zeigten. Die Situation in der BRD erscheint kritisch. Wäre es sonst möglich, daß im Zuge der jüngsten Auseinandersetzungen an Studenten die Wirkung von Formaldehyd durch Einatmen getestet wurde?

Neben dem Ames-Test gibt es noch eine Reihe von anderen alternativen Testverfahren.

Im sogenannten *HET-Test* (HET = Hen's Egg Test = Hühnerei-Test) wird die Testsubstanz am fünften Tag nach der Befruchtung ins Ei gespritzt. Zu diesem Zeitpunkt entwickeln sich die Organe des Huhn-Embryos am raschesten und reagieren daher sehr empfindlich.

E. Bossard und Ch. Schlatter vom Institut für Toxikologie der ETH und der Universität Zürich berichten über Zellversuche im Labor, die den Draize-Test ersetzen könnten.

Der LD_{50}-Test, so die beiden Schweizer Toxikologen, werde »heutzutage zu Recht kritisiert«, da sich die Daten »als wenig aussagekräftig erwiesen haben und die einzige Information der akuten Toxizität, die diesem Test zu entnehmen ist, in keinem Verhältnis zum Aufwand der eingesetzten Tiere steht«.

Wer die heute schon verfügbaren alternativen Testmethoden für nicht ausreichend hält, sollte bedenken, daß auch »an Zehntausenden Tieren nach allen Regeln des Wissenschaftswahns« (G. Nenning) ausprobierte Medikamente sich als erbschädigend, Mißbildungen bewirkend, krebserregend oder schlicht tödlich erwiesen: von Thalidomid (Contergan) bis Coxigon (Rheumamittel).

Die Forderung der Tierschützer ist zu unterstreichen: Auch Tiere haben ein Recht auf Leben und Unversehrtheit, das endlich respektiert werden muß.

Der Mensch hat nicht das moralische Recht, sich höher einzustufen als das Tier, nur weil er dazu die Macht hat. Die Tierschützer sollten aber die konventionelle Kosmetikindustrie nicht verteufeln. Sie steht unter Druck und Zugzwang. Nichts wäre ihr lieber, als die teuren Tierversuche einzustellen. Je nach Anzahl des Tests kostet ein Verfahren zwischen 200000 und zwei Millionen Mark! Aber am meisten verhindern das die sogenannten *Positivlisten* in der Europäischen Gemeinschaft, nach denen auch die Prüfung von Altsubstanzen, das heißt von Stoffen, die aufgrund ihrer gesundheitlichen Unbedenklichkeit seit Jahrzehnten eingesetzt werden, verlangt wird. In diese Positivlisten werden Stoffe nur dann aufgenommen, wenn sehr umfangreiche Versuche mit Tieren vorgenommen worden sind. Und außerdem gibt es wie immer ein *internationales Konkurrenzproblem:* Tierversuche für Kosmetika könnten deshalb nur weltweit abgeschafft werden.

H. Tronnier stellte 50 Leuten die Frage: Wenn Sie auf der Pakkung oder im Beipackzettel eines Kosmetikums oder Körperpflegemittels den Aufdruck *»klinisch getestet«* lesen, was bedeutet das für Sie? Die überwiegende Mehrheit der Befragten gab an, daß sie diesen Aufdruck als *Qualitätsnachweis* werten würden, wobei wieder die Mehrheit der Meinung war, der Test müsse sich auf das gesamte Produkt, also seine Verträglichkeit und Wirkung beziehen. Nur einer von den 50 Befragten war der Meinung, das sei »nur so eine Werbemasche«. Umdenken tut not. Auch bei den Konsumenten.

Das Dilemma der Kosmetik

Tierversuche sind in der Tat das Dilemma der Wirkstoffkosmetik. Denn Wirkstoffe müssen, wenn man sich nicht dem Vorwurf des Betruges aussetzen will, auch wirklich wirken. Also müssen auch Tierversuche her – wie bei den Arzneimitteln.

Täglich werden in den Labors der Welt 300 000 bis 400 000 Versuchstiere zu Tode geforscht. Nach Schätzungen der Tierschützer liegt der »Verbrauch« in der BRD jährlich bei sieben bis 14 Millionen Tieren: für die Pharmaindustrie, Sicherheitsgurte, Tabak, Reinigungs- und Waschmittel, für Kosmetika.

Nach einer Umfrage des »Industrieverbandes für Körperpflege- und Waschmittel« beträgt die »Zahl der eingesetzten Tiere« für den eigenen Bereich nur zirka 30 000. In Österreich werden allein an die Universitätsinstitute jährlich 180 000 Tiere geliefert.

In der Schweiz wurden nach einer Mitteilung des Amtes für Veterinärwesen in Bern im Jahr 1983 fast zwei Millionen Tiere der wissenschaftlichen und industriellen Forschung geopfert. 98,5 Prozent der Tiere waren Mäuse, Ratten, Meerschweinchen und Hamster. Der Rest setzt sich aus Hunden, Katzen, Schweinen,

Hasen und Pferden zusammen.

Warum müssen Tiere für die Kosmetik sterben?

Sie müssen eigentlich nicht. Denn die Erprobung von Kosmetika ist – zumindest in Europa (EG) – nicht zwingend vorgeschrieben. Es sind durch einschlägige Gesetze (Lebensmittelgesetze) nur jene Stoffe erlaubt, die bei normaler Anwendung nicht geeignet sind, der menschlichen Gesundheit zu schaden. Da ist natürlich vieles Auslegungssache. Und die Hersteller sichern sich lieber durch Tierversuche ab. In der BRD gibt es außerdem nach der Kosmetikverordnung eine Prüfungsempfehlung.

Neue Produkte werden durch Ermittlung der sogenannten LD_{50} (LD = Letale Dosis = tödliche Dosis) auf akute Toxizität getestet. Ch. Gloxhuber empfiehlt, daß die Zweckprüfung wenigstens an »zwei Tierspezies« vorgenommen werden soll.

»Zweckmäßigerweise an Ratten und Katzen:

Um diese Untersuchungen durchführen zu können, muß das Prüfpräparat in eine applizierbare Form gebracht werden, das heißt, es muß eine solche Zubereitung hergestellt werden – sofern das Präparat als solches nicht applizierbar ist –, daß es mit einer Schlundsonde in den Magen der Versuchstiere verabreicht werden kann. Gruppen von meist zehn Ratten erhalten steigende Dosen des zu prüfenden Stoffes pro Kilogramm Körpergewicht verabreicht. Dann werden die Versuchstiere auf Vergiftungssymptome und Überleben beziehungsweise Todeseintritt beobachtet. Diejenige Dosis, bei der im statistischen Mittel die Hälfte der Tiere stirbt, ist die LD_{50}. Pro Bestimmung der LD_{50} werden meist zirka 50 Ratten benötigt... Bei Katzen wird analog verfahren...« Allerdings mit weniger Tieren. Katzen sind teurer als Ratten.

Ein Stoff, so Gloxhuber, könne in der Regel hinsichtlich akut toxischer Wirkungen als sicher angesehen werden, wenn die maximale pro Kilogramm Körpergewicht zur Resorption gelangende Menge merklich unter ein Prozent der LD_{50} bei Ratten liegt.

Zur Ermittlung von Toxizität bei Applikation auf die Haut werden nach Gloxhuber »wache Ratten« verwendet. Sie werden »auf einem kleinen Tischchen so fixiert, daß ihnen keinerlei Schmerz zugefügt wird«. Dann wird ein großer Bezirk der Bauchhaut enthaart und darauf das Testpräparat aufgetragen. Die Tiere werden dann in gleicher Weise beobachtet wie bei der akuten Toxizitätsprüfung. Da mit verschieden hohen Dosierungen gearbeitet werden kann, »läßt sich eine LD_{50} ermitteln.«

Die Prüfung auf Phototoxizität wird meist an haarlosen Mäusen vorgenommen. Die Tiere werden nach Gloxhuber 48 Stunden ununterbrochen mit ultraviolettem Licht bestrahlt. Bei phototoxisch wirkenden Stoffen entstehen Erytheme, Ödeme, »in schweren Fällen (Bergamottöl) sogar Hautnekrosen«.

Für subakute Toxizitätsprüfungen mit einer Versuchszeit von mehreren Monaten werden meist Ratten und Hunde verwendet. Bei diesen Untersuchungen versucht man herauszufinden, bei welcher Dosierung im Tierexperiment auch bei wiederholter Aufnahme keine Schädigungen mehr auftreten (»no effect level«). Die Verabreichung des Testpräparats erfolgt meist mit der Schlundsonde.

Tiere sterben nicht nur für die Schönheit. Sie werden auch Qualen ausgesetzt. Die Prüfung der Schleimhautverträglichkeit wird fast ausschließlich am Kaninchenauge vorgenommen. Man nennt das Draize-Test. Die Augen der fixierten (»immobilisierten«) Tiere werden mit Metall- oder Kunststoffklammern auseinandergehalten, damit sie nicht blinzeln können. Kaninchen werden deshalb bevorzugt, weil sie keine Tränendrüsen haben...

Dafür sind »Streicheltiere« – zum Beispiel Hasen – jedes Jahr zu Ostern der große Verkaufshit der Tierhandlungen. Gloxhuber erwähnt, daß durch »Anwendung einer Spaltlampe die Empfindlichkeit der Prüfung am Kaninchenauge stark gesteigert werden« kann.

Die Prüfung auf allergisierende Eigenschaften erfolgt meist an Meerschweinchen. Dazu wird die enthaarte Haut mitunter »skarifiziert«: »Das geschieht durch fünf- bis zehnmaliges leichtes Darüberstreichen« mit einer Drahtbürste. »Die Applikationen werden täglich so lange fortgesetzt, bis ausgeprägte Hautreaktionen zu beobachten sind, maximal vier Wochen lang.« Dann kommt eine zwei- bis dreiwöchige Pause, in der es »zu einem ungehemmten Anstieg auf höchstmögliche Werte« kommt. »Dann wird zur Auslösung einer Überempfindlichkeitsreaktion eine erneute Applikation vorgenommen.«

Ja, und dann wird noch die Verträglichkeit bei Inhalation geprüft, zum Beispiel für Haarsprays. »Der Sprühnebel wird in ein Inhalationsgefäß geleitet, in dem sich ein oder mehrere Tiere befinden.« Man nimmt meist Meerschweinchen. Eine »Sektion«

wird nach dem Versuch getötet und histologisch untersucht.

Das nüchterne »Technokratisch«, das die Tier-Tester sprechen, kann die schreiende Realität nicht übertünchen. In einer Stellungnahme des »Industrieverbandes Körperpflege und Waschmittel« in Frankfurt heißt es: »Die Tierschützer behaupten, in den Versuchen würden vorzugsweise Katzen und Hunde, auch Affen eingesetzt. Richtig ist: Für über 95 Prozent der in der kosmetischen Industrie vorgeschriebenen Versuche werden Ratten, Mäuse, Meerschweinchen und Kaninchen eingesetzt. Der Grund liegt darin, daß mit den obengenannten Tierspezies nahezu alle notwendigen Versuchsergebnisse erzielt werden können. Nur in Sonderfällen werden Versuche an Hunden benötigt; Katzen und Affen spielen bei der Prüfung von kosmetischen Mitteln praktisch keine Rolle.«

Was das heißt, »praktisch keine Rolle«, wurde kürzlich in der Talkshow »III nach neun« im Deutschen Fernsehen gezeigt. G. Nenning berichtete über den Ablauf: »In einem Film, während der Talkshow, sah man einen Pavian, wie er beim Anschnallen auf seinen Marterstuhl die Hand ausstreckte nach einem nebenstehenden Menschen. Er irrte sich, es war ein wandelnder weißer Mantel. Zum Wohle der Menschheit schnallten ihn mehrere weiße Mäntel so an, daß er sich nicht mehr bewegen konnte. Dann wurden an ihm Substanzen ausprobiert, die sich Menschenweibchen auf Lippen, Wangen, Augenbrauen und weiß der Teufel wohin schmieren. Bruder Pavian erhält von dem Zeug so viel, daß er immer fast stirbt, aber nie ganz, drei Monate lang. Dann wird er anderswie ermordet, gemäß dem wissenschaftlichen Grundsatz, daß aus Sicherheitsgründen Tiere, die in den riesenhaften Versuchsanstalten zu Hunderttausenden verbraucht werden, diese nie lebend verlassen dürfen.«

Wen wundert's, daß Tierschützer da von »Tier-KZs« reden? Im Juli 1982 wurde in der Zeitschrift »Emma« der Preis der Tiere für die Schönheit so geschildert: »Die Katzen stecken in engen Behältern, die auf extrem hohe Temperaturen gebracht werden. Sie können sich nicht bewegen, sind völlig verängstigt und gestreßt – produzieren genau dadurch besonders viel Schweiß, der dem Parfüm eines bekannten Pariser Kosmetikkonzerns erst seine besondere Duftnote gibt: Exquisites Parfüm.

Aber die Katzen können noch froh sein, daß sie nur schwitzen müssen. Andere Artgenossen werden etwa mit Lippenstiften oder

Make-up zwangsernährt, bis sie Krämpfe und Magenverschlüsse bekommen oder gleich daran sterben. Auch den Kaninchen geht es schlechter: Sie bekommen zum Beispiel Badesalz in konzentrierter Form in die Augen gerieben, bis sie erblinden. Oder dem Hund, dem die Haare ausgerissen werden, um auf der Wunde die Hautverträglichkeit eines Gesichtswassers auszuprobieren. Und der dabei in ein Gestell geschnallt ist, in dem er sich nicht bewegen kann. Und dem vielleicht auch die Stimmbänder vor Beginn des Versuches durchgeschnitten werden, damit sein Jammern und Schreien die Tester nicht belästigt...«

Ein Text des »Bundesverbandes der Tierversuchsgegner« bestätigt diese Schilderung:

»Die Versuchstiere kämpfen oft stunden- oder sogar tagelang mit dem Tod: Sie winden sich in Krämpfen, zucken vor Schmerzen, erbrechen, haben Durchfall, Fieber, Schüttelfrost, Lähmungen und empfinden dauernde Übelkeit, ehe sie verenden oder überleben.«

In vielen Ländern haben sich neben den Tierschutzvereinen Bürgerinitiativen gebildet, die ein Verbot der Tierversuche in der Kosmetik fordern. Sie veröffentlichen auch Listen mit Firmen, die keine Tierversuche durchführen. In Österreich ist die »Initiative gegen Tierversuche« in Salzburg auf diesem Gebiet besonders aktiv geworden. In der BRD der »Bundesverband der Tierversuchsgegner« in Bonn.

Die offiziellen Vertreter der kosmetischen Industrie wollen diese Listen nicht akzeptieren. W. Hainer vom »Industrieverband Körperpflege und Waschmittel« in Frankfurt erklärte dazu:

»Untersuchungen von Produkten auf solchen Listen haben eindeutig gezeigt, daß entweder im Tierversuch getestete Substanzen enthalten waren oder die Produkte von Bakterien befallen waren. Hier wird nicht nur bewußt Irreführung des Verbrauchers betrieben; es wird auch Tierschutz für Werbung mißbraucht.«

Der Hintergrund dieser »starken Worte«: Die Rohstoffe der meisten Kosmetika stammen von Großlieferanten, die ihre Produkte im Tierversuch testen. Offensichtlich bezieht sich die ganze Attacke auf die Konservierungsmittel, die in der Tat auch in der »Naturkosmetik« immer wieder eingesetzt und empfohlen werden.

Dieser Vorwurf ist aber eigentlich ein Bumerang für die Tierversuchs-Eiferer. Denn die Konservierungsmittel sind ja, wie in diesem Buch schon mehrmals dargestellt, geradezu der Pferdefuß der Wirkstoffkosmetik. Sie sind aggressiv und oft auch giftig.

Daß »Produkte von Bakterien befallen« sind, ist übrigens ein recht vages, zu wenig konkretes Argument. Ganz steril ist ja auf diesem Sektor gar nichts, es sei denn, um den Preis der gesundheitlichen Gefährdung des Konsumenten.

Was sollte nun getan werden? Welche Wege führen weg vom Horror der Tierversuche?

○ Kosmetika, sanfte Kosmetika, müssen nicht kompliziert sein. Altbewährtes in neuen Kombinationen bietet faszinierende Möglichkeiten.

○ Wirkstoffe, die häufiger Anlaß für Tierversuche sind, sollten limitiert und eliminiert werden. Besonders der Einsatz von Konservierungsmitteln. Moderne Technologien ermöglichen Formulierungen, die auch ohne Konservierungszusätze genügend haltbar und verträglich sind.

○ Die Polemik Tierschützer–Industrie und umgekehrt sollte beendet werden.

Während die Industrie die Sorgen der Tierschützer verstehen und respektieren sollte, haben die Tierschützer nicht das Recht, einen ganzen Berufsstand zu diffamieren. Das konstruktive Gespräch zwischen entsprechend qualifizierten Vertretern beider Seiten ist sinnvoller als die – vielleicht medienwirksame – Zurschaustellung einiger Profilierungsneurotiker, die der Sache nur schaden. Solche Gespräche sollten folgendes Ziel haben:

○ Gesetzliche Vorschriften oder Empfehlungen sollen so verändert werden, daß Tierversuche weitgehend unterbleiben können. Das betrifft vor allem auch die bakteriologischen Vorschriften.

○ Tierversuche sollen nur dann zugelassen werden, wenn es keine Alternative gibt und wenn die Versuchsergebnisse auf den Menschen projizierbar sind.

○ Wenn Tierversuche durchgeführt werden, muß das in einer Form geschehen, daß die Tiere nicht leiden. Entsprechende tierärztliche Kontrollen sind vorzuschreiben.

In Österreich hat eine Enquete über Tierversuche unter dem Vorsitz des Bundesministeriums für Gesundheit und Umweltschutz, Kurt Steyrer, erste Erfolge gebracht. Unter den versammelten Politikern und Wissenschaftlern herrschte Übereinstimmung, daß es zu einer drastischen Reduzierung der Tierversuche kommen müsse und daß das derzeit geltende Tierversuchsgesetz zu ändern sei. Vier Schwerpunkte wurden herausgearbeitet:

○ Jeder Tierversuch ist zu melden.
○ Sowohl das Arzneimittelgesetz als auch das im Entwurf vorliegende Chemikaliengesetz sehen vor, daß die Ergebnisse aus bereits erfolgten Tierversuchen in internationaler Übereinstimmung voll anerkannt werden.
○ Bei der Bewilligung von Tierversuchen sind strengere Maßstäbe anzulegen.
○ Alternativmethoden zum Tierversuch sind zu forcieren.

Das ist wenigstens ein hoffnungsvoller Ansatz.

Schlankheitsmittel

Ursachen und Folgen
der Fettsucht

Jeder zweite Österreicher ist übergewichtig. 700 000 oder rund 10 Prozent der Bevölkerung sind fettsüchtig. Fettsucht ist kein Schönheitsfehler, sondern eine Krankheit mit bösen Folgen: Fettsüchtige erkranken häufig an Fettherz, bekommen eine Fettleber, leiden an hohem Blutdruck, an Gicht, an Schäden des Stütz- und Bewegungsapparates, an Senkfüßen. Fettsüchtige schwitzen sehr leicht. Es kommt daher eher zu Hauterkrankungen als bei Normalgewichtigen. Ein besonders schwerwiegendes Problem sind auch Zuckerkrankheit, Herzinfarkt und Schlaganfälle. Dadurch ist die Lebenserwartung um etwa 40 Prozent herabgesetzt. Die hauptsächlich von der Fettsucht verursachten Zivilisationskrankheiten stehen an der Spitze der Todesursachen.
Ähnlich sind die Verhältnisse in der BRD und in vielen anderen Industriestaaten.

Dicke sterben früher, Schlanke leben länger. Mit welchem Gewicht ist jemand fettleibig?

Das *Normalgewicht* in Kilo ist gleich der Körpergröße in Zentimetern weniger 100. Wenn man das Normalgewicht mit 100 Prozent ansetzt, dann liegt das »Idealgewicht« bei 90 Prozent, das Übergewicht beginnt bei 110 Prozent, bei 120 Prozent wird's kritisch und bei 130 Prozent beginnt die *Fettsucht.*

Der erwachsene Durchschnittsösterreicher konsumiert pro Tag zirka 3000 Kalorien. Das sind mindestens um 500 Kalorien zu viel. Sie werden als Fett-Depot abgelagert, vor allem dann, wenn Bewegung fehlt.

Erschreckend hoch ist heute bereits die Zahl dicker *Kinder.* Sie sind gesundheitlich enorm gefährdet. Und sie haben es als Er-

wachsene besonders schwer, abzunehmen. Denn wer im Kindesalter schon Speck ansetzt, hat sehr viele Fettzellen, die nie mehr
weggehen. Diese Fettzellen füllen sich dann zum Beispiel nach
Schlankheitskuren sehr leicht wieder auf. Drei Jahre muß man sich
dann konstant an die reduzierte Kost halten, um sein Gewicht zu
halten. Am besten man läßt den Alkohol weg, ißt kaum Süßes und
Mehlspeisen aus Weißmehl, bevorzugt ballastreiche Kost, also vor
allem Gemüse, Obst und Vollkornbrot. Kalorienobergrenze:
1800. Und natürlich Bewegung, Bewegung, Bewegung...

Eine vernünftige Ernährung trägt nicht nur zum allgemeinen
Wohlbefinden bei. Sie ist auch für eine schöne und gesunde Haut
von größter Bedeutung. Denn die Haut wird ja, wie gesagt, von innen ernährt und nicht von außen.

Dicke Versprechen – magere Erfolge – fette Gewinne

Ganz entgegen der Grundregel, daß es ohne Änderung der Ernäh-
rungs- und Lebensgewohnheiten keine echte Gewichtsreduktion
gibt, werden unaufhörlich »Wundermittel« auf den Markt gewor-
fen – und gekauft. Womit sollten die Hersteller von »*Schlankheitspillen*«, »*Magnetpflastern mit Schlank-Wirkung*«, »*Schlankheits-
bädern*« und »*Reizstromgeräten*« sonst ihre teuren Werbeanzei-
gen zahlen?

»Vom Faulsein speckt keiner ab«, so brachten es die Reporter
der Stiftung Warentest in Berlin auf einen Nenner. Sie haben
»Reizstromgeräte« der Firma »Slendertone« und »Nemectron«
getestet. Ein Hersteller versprach: »Durch passive Gymnastik in
Top-Form.« Und das funktioniere so: Durch auf den Körper auf-
gelegte Elektroden werden schwache Stromimpulse gegeben, die
den jeweils »gereizten« Muskel anregen, sich kurzfristig zusam-
menzuziehen. So ließen sich kontinuierliche Zuckungen einzelner
Muskelfasern auslösen, es komme zu einer »Muskelfibrillation«.
Das Ganze wirke gegen Orangenhaut, beseitige Fettpolster und
schlaffe Bäuche, glätte sogar Gesichtsfalten. Das Urteil der Berli-

ner Tester fiel nicht so optimistisch aus: »Die Vorstellung ist traumhaft: Man sitzt behaglich im Lehnstuhl, strickt, raucht Pfeife, liest oder sieht fern, gleichzeitig werden die Muskeln durch leichte, schmerzlose Stromstöße zu intensiver Tätigkeit angeregt. Trainieren, ohne sich zu bewegen: Fettpolster verschwinden, Muskeln und erschlafftes Gewebe straffen sich. In Wahrheit jedoch: Pustekuchen!... Eine Kräftigung oder auch nur Straffung eines gesunden Muskels wird dadurch nicht erreicht, und das Haut- und Fettgewebe bleibt durch diesen Vorgang völlig unberührt. ...die Ergebnisse dieses Versuches waren eindeutig: Weder Gewicht noch Umfangmaße wiesen vor und nach der Behandlung signifikante Unterschiede auf.«

In den USA ist der Verkauf solcher Geräte an Laien seit geraumer Zeit verboten. In Europa darf »Slendertone« weiterhin reizströmen. Nur die Werbung wurde geändert. Der neue Slogan lautet: »Der erfolgreiche Weg zur Wunschfigur: Automatische Gymnastik plus Ernährungskontrolle.«

»Zwanzig Kilo Gewichtsverlust in nur sechs Wochen« versprach ein ärztlich aussehender Herr in Prospekten, die auch in Österreich in Umlauf gebracht wurden. Fette könnten nach Herzenslust weiteressen, wenn sie nur dreimal täglich die neue Pille des »Schlank-Instituts Selekta, Dr. med. natur« zu 290 bis 790 Schilling schluckten. Einzusenden an ein Postfach.

Erstaunlich, daß das immer noch zieht. Der Postfach-Trick ist einer der ältesten. Konsumentenschützer wissen: Die sperren, wenn's brenzlig wird, einen Postkasten zu und den anderen auf. Sehr beliebt ist natürlich die Schweiz. »Madison Trust« ist jedem ein Begriff, der je mit diesem Metier zu tun hatte. Heute sind es Schlankheitspillen, morgen »Potenzmittel« und übermorgen »Computerhoroskope«. Es muß nur die Diskrepanz zwischen Hoffnung und Wirksamkeit ähnlich groß sein wie bei den »Schlankheitspillen«. Auch »Extrakte aus Spirulina-Algen« wurden unlängst als Schlankmacher angepriesen. Der Phantasie sind keine Grenzen gesetzt.

Ebenfalls aus der Schweiz kam kürzlich eine ganzseitige Anzeige in ein auflagenstarkes österreichisches Kleinformat:

»Die unglaublichste, vom Arzt getestete Formel, um Ihnen zu helfen..., dem Fett für immer Lebewohl zu sagen!... Tauschen Sie

Ihren alten Körper gegen einen neuen ein!... Diese bemerkenswerten Reduzierungstabletten wurden in Europa entdeckt. Es waren viele Jahre beharrlicher und mühsamer Forschung nötig, die in den besten Laboratorien Europas durchgeführt wurden. Jetzt ist diese berühmte Fettverbrennungs-Formel auch für Sie erhältlich... Verlieren Sie bis zu drei Kilo... in nur zwei Tagen!... Diese ärztlich getesteten Reduzierungstabletten waren früher nur den ganz Reichen über ihre Privatärzte zugänglich... Der glückliche Leser des Inserats kann sie schon für 350 bis 900 Schilling haben, die ›Diät-Schlank-Tabletten‹. Garantie: ›Absolute Zufriedenheit... oder Geld zurück!‹«

Die Texte sind kabarettreif, für den Kenner. Ebenso geht's mit »*Magnet-Pflastern*«. Neu: »Jetzt mit Schlank-Wirkung! Durch die ›an Wunder grenzenden Wirkungen des Magnetismus und der Akupressur‹ wird man ›schneller schlank‹. Grund: Jedes Magnetpflaster sendet permanent 1000mal mehr magnetische Ströme aus als der natürliche Erdmagnetismus. Durch Auflegen nur eines Magnetpflasters mit dieser konzentrierten Kraft steigt die Löslichkeit des Sauerstoffes im Gewebe, die Durchblutung wird gefördert und der Stoffwechsel ändert sich.« Zehn Magnetpflaster nur 178 Schilling, 20 Magnetpflaster nur 298 Schilling. Das Ganze wirkt natürlich auch gegen Sexualstörungen! (In der Anzeige.) Gegen »unschöne Fettpölsterchen und Orangenhaut« an Hüfte und Oberschenkeln soll »die erprobte Kombination« aus Massage »mit einem speziellen Handschuh« und einer »bi-aktiven Creme mit Efeu- und Ruskus-Extrakt« wirken. Was immer das sein mag...

Und die Hersteller von »So-Bit« versprachen, das Schlankheitsmittel baue überflüssige Kilo ab, ohne daß man hungern müsse – bis sie ein Gerichtsurteil zwang, diese einigermaßen erstaunliche Behauptung zurückzuziehen.

»IRRER GEWICHTSVERLUST
EINER VERZWEIFELTEN FRAU!
36 KILO IN DREI WOCHEN!«

So warb ein Wiener Kaufmann für seine »Quick-Slim-Kur«. Ein ganzes Set wurde angeboten: Meeresalgenbad, Duschbad, Glättungscreme, Algenseife. Man könne essen und trinken, so viel man wolle –, das Zauberelixier »Quick-Slim« ins Badewasser, und schon schmölzen die Kilos dahin wie Butter in der Sonne. Die TV-Konsumentensendung »Argumente« ließ das »Wunderbad« von einem Zwei-Zentner-Mann testen. Mit dem Erfolg, daß dieser fünf Kilo mehr auf die Waage brachte. Bei einem Prozeß stellte sich heraus, daß der gerissene Händler mit Quick-Slim in drei Jahren 5,6 Millionen Schilling »gemacht« hatte. In Österreich, der BRD und in Holland. 1983 wurde er zu zweieinhalb Jahren Haft verurteilt, legte aber gegen das Urteil Nichtigkeitsbeschwerde ein.

Österreichs Lebensmittelpapst und Gutachter, Friedrich Petuely, dem der Händler Probebaden mit »Quick-Slim« nahelegte, damals: »Jedes heiße Vollbad verursacht Gewichtsverlust. Mit Meeresalgen hat das nichts zu tun!«

Da half kein Blödstellen. Der Slim-Spezialist aus Wien war kein unbeschriebenes Blatt. Schon mehrmals hatte er versucht, mit »Wundermitteln« rasch und einfach zu Geld zu kommen. Zum Beispiel mit »QN 7 Neu«, bei dem es sich ebenfalls um ein »Schlankheitsbad« handelte. Aber arbeitet nicht ein guter Teil der ganzen Branche nach dem »Wundermittel«-Prinzip? Manchmal werden schwarze Schafe in die Wüste getrieben...

Schlankheitsinstitute

»Der Geldbeutel wird am schlankesten«, urteilten die Berichterstatter des »Test«-Magazins, Berlin.

Unter die Lupe genommen wurde unter anderem die – auch in Österreich nicht unbekannte – »HCG-Cura Romana«. Benannt nach dem aus dem Harn von Schwangeren gewonnenen Hormon »Human-Choriongonadropin«, das ein gewisser Dr. Simeons vor gut 25 Jahren in Rom erstmals als Schlankheitsmittel einsetzte. Das Hormon wurde ins Gesäß gespritzt. Dazu gehörte eine 500-Tages-Kalorien-Diät, die besonders eiweißreich, aber fett- und kohlenhydratarm ist. In den USA wurde die »Kur« wegen fehlenden Nachweises der Wirksamkeit zeitweilig verboten. Jetzt ist sie nur mit entsprechenden Packungs-Hinweisen zulässig. Angeboten wird »HCG-Cura Romana« ambulant und stationär – in bestimmten »Schlankheitsinstituten«. Fachleute urteilen so: HCG bewirkt überhaupt keine Gewichtsabnahme. Die kommt nur durch die Diät. Unerwünschte Nebenwirkungen sind möglich. HCG erinnert an den »Sekt liebenden und Trompete blasenden

Titanen der Chirurgie« Sauerbruch, von dem H. E. Kleine-Natrop aus Dresden berichtet: »Gab da eine Zeit, als er auf dem Hormontrip war und Studentinnen mit dem Zuruf schockierte: ›Mädchen, nehmt Stutenharn, dann bleibt ihr jung!‹«

Schlankheitsdiäten

»Immer neue, mit sensationellen Wirkungen belegte Schlankheitsdiäten beleben Jahr für Jahr das Geschäft um Fett und Fasten. Doch ihr tatsächlicher Erfolg ist letztlich bescheiden. Nur wenige Kuren halten annähernd, was sich Abmagerungswillige von ihnen versprechen... »Dicke Versprechen –magerer Erfolg...« So steht's im »Sonderheft Kosmetik« des Berliner »Test«-Magazins 1979. Vieles in dieser Analyse ist heute noch gültig. Ein Auszug aus der Beurteilung verschiedener Diätformen ist in der Tabelle auf Seite 247/248 wiedergegeben.

Es ist klar, daß die Bewertung der psychologischen Hilfestellung von der persönlichen Disposition eines Menschen abhängt. Bei allen eiweiß- und fettbetonten Diäten besteht die Gefahr, daß vermehrt Harnsäure gebildet wird, die bei entsprechender Disposition zu Gicht führt. Mit noch mehr Zurückhaltung als die *Null-Diät* werden von Experten sogenannte *Schlaf-Kuren* beurteilt.

Eiweißpräparate, die als Nahrungsersatz für Schlankheitskuren auf den Markt gebracht wurden, konnten jährlich große Umsatzsteigerungen erzielen. Sie haben den entscheidenden Nachteil, daß der Übergewichtige nicht zu einem neuen Eßverhalten motiviert wird. Das ist aber die einzige Möglichkeit, auf Dauer zu einer Gewichtsreduktion zu kommen.

Name	Nährstoffverhältnis	Nachteile	psychologische Hilfestellung	Langzeiterfolg	medizinische Beurteilung
Punkte-Diät (Air-Force, Dr. Teller)	Fett und Eiweiß, wenig Kohlenhydrate, aber Alkohol möglich	rascher Überdruß, Herz-Kreislaufbelastung, erhöhter Cholesterinspiegel	keine	keiner	Außenseiterdiät, gesundheitlich bedenklich
Atkins	Fett und Eiweiß, wenig Kohlenhydrate, kein Alkohol	rascher Überdruß, Herz-Kreislauf-Belastung, erhöhter Cholesterinspiegel, Eiweißabbau im Körper	keine	keiner	Außenseiterdiät, gesundheitlich bedenklich
Hollywood-Diät	Eiweiß, wenig Kohlenhydrate (6 harte Eier pro Tag, etwas Toast, Glas Weißwein)	Fehlen wichtiger Nährstoffe	keine	keiner	überholte Methode
Eiweißreiche 1000-Kalorien-Diät	Fleisch, etwas Gemüse, Joghurt usw.	keine	keine	ungewiß	als Kurzkur geeignet
Kommerzielles Programm (Frauen 1300 Kal., Männer 1600 Kal., z. B. Weight-Watchers)	Eier, Fleisch, etwas Gemüse, kein Alkohol, keine Süßwaren	Programmkosten	Gruppentherapie mit Belohnungen und Erfahrungsaustausch	wahrscheinlich	medizinisch erprobt und bewährt
Apfel-Diät (6 Äpfel pro Tag)	rein kohlenhydrathaltig, Ballaststoffe	rascher Überdruß, fehlende Nährstoffe	keine	keiner	Außenseiterdiät, wenig sinnvoll

Schroth-Kur	Trockensemmeln, Reis, Griesbrei	rascher Überdruß	keine	keiner	naturheilkundliche Trockenkur
Fettarme Mischkost 1000 Kal. (nach Prof. Menden)	Brot, Kartoffeln, etwas Wurst, Fleisch, Eier	keine	keine	möglich	versuchenswerte Diät
Mayo-Diät	wenig Fett, Kohlenhydrate, viel Eiweiß, Weiterentwicklung der Hollywoodkur	keine Dauertherapie	keine	möglich	bewährte Kur
F d H	Halbierung der Kalorienzufuhr	unausgewogene Nährstoffzufuhr	keine	keiner	oft empfohlen, wenig sinnvoll
Computer-Diäten	viel Eiweiß, wenig Fett und Kohlenhydrate; auch andere Gewichtung möglich	relativ hohe Programmkosten	möglich	möglich	nützliche, erfolgversprechende Kur
Formula-Diät	pulverisiertes oder flüssiges Nährstoffkonzentrat, keine Kohlenhydrate und Fette	monotoner Geschmack, kein Lerneffekt, relativ teuer	keine	keiner	als Kurzkur geeignet
Null-Diät	nur Vitaminpillen und Mineralwasser	gesundheitlich nicht ungefährlich. Kein Lerneffekt. Eiweißdepots im Organismus werden angegriffen	hohe Rückfallquote: nach Abschluß oft hohe Gewichtszunahme	nur in vom Arzt empfohlenen Fällen unter klinischer Kontrolle!	

Appetitzügler

BRD werden jährlich etwa acht Millionen Packungen Schlank-heitsmittel verkauft, in Österreich rund 400 000. Jahresumsatz in beiden Ländern zusammen: fast eine halbe Milliarde Schilling. Es wird damit geworben, daß auf jeden Fall Idealgewicht anzustreben sei – »Toll, du trägst ja wieder deine Idealgröße!« Auf dem dritten Weltkongreß über Fettsucht 1980 kamen Fachleute aber zur Ansicht, daß die Formel »Je schlanker, desto gesünder« nicht stimmt. Für Menschen mit leichtem Übergewicht sei sogar eine Verlängerung der Lebenserwartung festgestellt worden. Was bei der Werbung nicht verraten wird:

Die Hoffnung vieler Dicker, mit einer der »Zauberpillen« abzunehmen, erfüllt sich in der Regel nicht. Außer es wird damit eine Änderung der Eß- und Lebensgewohnheiten verbunden. Und dann kann man ja auch ohne Pille schlank werden. Schlimmer noch: Appetitzügler haben sehr unangenehme, mitunter sogar gefährliche Nebenwirkungen. Sie verursachen Herzklopfen, Herzstolpern, Erregung, Abhängigkeit, Sucht, Lungenhochdruck (der tödlich sein kann) und Psychosen.

Bulimie

Vor kurzer Zeit ist eine Krankheit aufgetaucht, die einen starken »kosmetischen« Aspekt hat: die Bulimie.

Bulimie heißt Eßsucht. Betroffen sind vor allem Frauen im Alter von etwa 18 bis 22 Jahren. Der Göttinger Verhaltensforscher Volker Pudel hat kürzlich eine Befragung von 600 Bulimie-Kranken durchgeführt. Hier das Ergebnis:

Die Frauenkrankheit tauchte vor etwa zehn bis 15 Jahren auf. In der Mehrzahl der Fälle (63 Prozent) kommt es täglich oder sogar mehrmals täglich zu einer Heißhungerattacke. Sie dauert manchmal eine Viertelstunde, häufig eine Stunde, manchmal länger als vier Stunden. Nahrungsmittel mit einem Energiepotential von bis zu 10 000 Kalorien werden verschlungen.

Dennoch sind die Bulimie-Kranken nicht dick. Ihr Durchschnittsgewicht beträgt nur 57 Kilogramm. Der Grund: Sie erbrechen regelmäßig nach jedem Freßanfall. Das Motiv ist laut V. Pudel »die Angst, dick zu werden«. Die Bulimie-Kranken versuchen mit aller Gewalt superschlank zu werden. Die strenge Selbstkontrolle wird so lange aufrechterhalten, bis infolge einer Streßsituation der Heißhunger ausbricht und zu einer Eßattacke führt. Fast alle Frauen sind im Anschluß daran deprimiert und leiden unter Schuldgefühlen. Zwei Drittel der Befragten gaben an, sich regelrecht zu hassen. V. Pudel erklärt, es sei wohl ein »kosmetischer Druck«, der die Gewichtsprobleme bewirke. Die Bulimie trete vorwiegend in sozial höheren Schichten auf. 85 Prozent der Befragten besuchen oder besuchten eine höhere Schule. Es ist also anzunehmen, daß das in dieser Gesellschaftsschicht so gut wie zwingend vorgeschriebene Idealbild der schlanken Frau den Druck ausübt. Alle Frauen gaben an, ihre Krankheit streng vor der Umwelt zu verbergen.

Die Bulimie ist nicht ungefährlich: Es kommt zu Zahnschäden, zu einer Verletzung der Speiseröhre und zu einer Störung des Verdauungssystems. Die Folge ist vor allem eine Unterversorgung des Organismus mit Mineralstoffen.

Kosmetik für Mutter und Kind

Kosmetik in der Schwangerschaft

Zwischen höchsten Glücksgefühlen und tiefsten Depressionen: In der Schwangerschaft ist die Frau nicht nur körperlich, sondern auch psychisch in einem besonderen Zustand. Vor allem die *hormonelle Umstellung* wirkt sich sehr stark auf die Psyche aus. In der späteren Phase der Schwangerschaft lebt außerdem das Kind im Mutterleib schon richtig mit. Alles, was beruhigend und sanft wirkt, ist daher in dieser Zeit doppelt willkommen. Dazu gehört sicher auch sanfte Körperpflege, sanfte Kosmetik in jenem umfassenden Sinn, der in diesem Buch angesprochen wurde. Alles Aggressive ist besonders sorgfältig zu vermeiden.

Etwa ab dem vierten Schwangerschaftsmonat werden die Umstellungen stark spürbar. Viele Frauen schwitzen mehr als sonst, bekommen Krämpfe in den Beinen und richtigen Heißhunger.

Gegen die *Krämpfe* helfen Massage und Hochlagern der Beine. Beim Heißhunger muß man aufpassen, daß man nicht zu dick wird. Die *Gewichtszunahme* zur Zeit der Geburt sollte nicht höher sein als 15 Prozent des Gewichts zu Beginn der Schwangerschaft. Richtige Ernährung ist auch für den Fetus sehr wichtig. Möglichst vielseitige Vollwerternährung mit frischem Obst und Gemüse ist das richtige.

Wichtig ist auch, daß genügend getrunken wird, am besten Fruchtsäfte, *kein Alkohol. Auch Tee, Kaffee und koffeinhaltige Getränke* sind möglichst zu meiden. Koffein gelangt über die Plazenta in den Fetus.

Es ist nicht auszuschließen, daß durch Koffein Schwierigkeiten bei der Entbindung und Schädigung des Fetus entstehen.
Sehr schädlich ist Rauchen. Kinder von Raucherinnen haben geringere Überlebenschancen. Die Zahl der Frühgeburten bei Raucherinnen ist bedeutend höher.

Schwangere sollten zu reichliche und zu fette Mahlzeiten vermeiden. Ebenso sehr stark gewürzte. Lieber öfter am Tag kleine Mengen. Leichte Kost, langsam und in Ruhe gegessen. Trockenobst ist gut gegen Verstopfung, die in der Schwangerschaft nicht selten ist. Auch frisches Obst, Gemüse und Vollkornbrot hilft.

Bei einer ausgewogenen *Diät* ist die Einnahme von Vitaminpräparaten nicht notwendig. Ein übermäßiger Gebrauch von Vitamintabletten soll sogar zu Mißbildungen des Fetus führen können (A, D, B$_6$, K). Früher hat man Schwangeren oft salzlose Diät verordnet. Das ist heute – außer in besonderen Fällen – veraltet.

Schwangere sollten möglichst auch keine Medikamente einnehmen, außer sie sind vom Arzt nach reiflicher Nutzen-Risiko-Abwägung verschrieben. Besonders Beruhigungs- und Schlafmittel sind mit größter Vorsicht »zu genießen«. Ebenso Antihistamine (Mittel gegen Allergien), Cortisone, Appetitzügler und Psychopharmaka. Es wird angenommen, daß vier Fünftel aller schweren geistigen Behinderungen auf Schädigungen in der Schwangerschaft zurückzuführen sind. Ein Bericht aus dem Jahr 1977 ließ erkennen, daß laut Umfrage nur 20 Prozent der Schwangeren im ersten Drittel der Gravidität – in dem die Gefährdung besonders groß ist – keine Medikamente einnahmen (J. M. Wenderlein).

Wenn der Bauch größer wird, dehnt sich die Haut. Bei Menschen mit eher schwachem Bindegewebe können dann *Streifen* und Linien entstehen, nicht nur am Bauch, auch an den Brüsten, die ja ebenfalls größer und schwerer werden. Bei den meisten Schwangeren wird die Haut spröde und trocken. In beiden Fällen hilft vor allem ein gutes Hautöl oder eine Hautcreme (W/O-System). Man sollte sie vorbeugend anwenden.

Manche Schwangere leiden unter *Ödemen,* das heißt unter dem Anschwellen des Gesichts, der Hände, Gelenke, Knöchel und Füße. An diesen Stellen sammelt sich vermehrt Wasser im Gewebe. Da helfen Gymnastik und Bewegung. *Vollbäder* sollten nicht zu heiß genommen werden. Höchsttemperatur: 36 Grad.

Die Brustwarzen sondern in der Schwangerschaft ein eiweißreiches Sekret ab, die sogenannte *Vormilch*. Da tägliche Waschungen notwendig sind, sollten besonders milde Seifen und viel frisches Wasser verwendet werden. Massagen mit Bürsten sind eher schädlich, weil dadurch die Haut spröde und rissig werden kann.

Babypflege

Trotz rückläufiger Geburtenrate wird in Mitteleuropa für Babypflege immer mehr ausgegeben. In der Bundesrepublik Deutschland nahmen die Umsätze auf dem »Babymarkt« in den letzten Jahren deutlich zu. 1983 wurden für Babypflegemittel 250 Millionen Mark auf den Tisch gelegt. Dabei darf man allerdings nicht vergessen, daß Baby-Produkte auch von Kindern und Erwachsenen zunehmend bevorzugt werden.

Babys haben eine sehr zarte Haut, die sich erst allmählich der Umwelt anpassen muß. Die Haut von Babys und Kleinkindern besitzt noch keine ausgeprägte Hornschicht. Sie ist etwa zehnmal dünner als die Haut des Erwachsenen, und daher durchlässiger und weniger widerstandsfähig. Reinigung und Pflege müssen daher besonders sanft sein. Tägliches Einseifen – auch mit alkalifreien »Babyseifen« – ist nicht zu empfehlen, weil dadurch der dünne, mühsam aufgebaute Säureschutzmantel beschädigt oder zerstört werden kann.

Die Wassertemperatur des *Babybades* sollte bei etwa 35 Grad liegen. Überwärmungsbäder sind der häufigste Pflegefehler.

Badezusätze – besonders in Form von Schaumbädern – werden am besten überhaupt nicht verwendet. Der *Hauttalg* kann durch kein noch so gutes *Hautöl* ersetzt werden. Das allererste Bad darf das Baby erst dann nehmen, wenn die Nabelwunde ganz trocken ist (etwa zehn Tage nach der Geburt). Bei entzündeter Haut kann man Kamillenbäder mit selbstgemachtem Tee oder Fertigprodukten aus der Apotheke bereiten. Bei trockener, schuppiger Haut nimmt man Ölbäder.

Bei den *Buben* muß auch unter der Vorhaut gereinigt werden. Das Zurückschieben der Vorhaut muß sehr vorsichtig und niemals mit Gewalt vorgenommen werden. Nach dem Bad – vorher muß sehr gründlich abgetrocknet werden (vor allem in den Hautfalten) – wird *Puder oder Creme* verwendet, aber nicht beides zugleich.

Manchmal sieht man, daß die *Ohren* der Babys mit Wattestäbchen gereinigt werden, wobei die Stäbchen in den Gehörgang eingeführt werden. Das ist ganz schlecht, weil dadurch Hautreste und Ohrschmalz tiefer in den Gehörgang geschoben werden und diesen verstopfen. Es kommt dadurch zu einer kosmetisch unerwünschten Verunreinigung des Ohres. Das Ohrschmalz reinigt ja das Ohr automatisch. Seine Bewegung ist von innen nach außen gerichtet: etwa 0,05 Millimeter werden täglich zurückgelegt. Zu reinigen ist daher nur die äußere Ohrmuschel. Ähnliches gilt für die Reinigung der Nase.

Für die *Haarpflege* kann man ein mildes »Babyshampoo« verwenden. Ein- bis zweimal pro Woche. Die Haare werden mit einer weichen Bürste gegen den Strich gebürstet. Das ist gleichzeitig eine gute Massage.

Zu lange *Nägel* sind eine häufige Verletzungsgefahr bei Babys. Finger und Zehennägel sollten einmal wöchentlich geschnitten werden: die Fingernägel rund, die Zehennägel ziemlich gerade, aber nicht schnurgerade, sondern der Zehenform angepaßt.

Zur Körperpflege gehören ebenso *Bewegungsfreiheit, guter Schlaf und frische Luft.* Besonders die empfindliche Genitalzone muß »atmen« können. Riesige Windelpakete, in denen das Baby eingeschnürt ist, verhindern das.

Zur Körperpflege gehört auch, daß der *Zeitpunkt des »Reinwerdens«* richtig angesetzt ist. Jeder Zwang, jede Dressur ist zu vermeiden. Der Zeitpunkt der Kontrolle des Schließmuskels ist nicht künstlich bestimmbar und von Kind zu Kind verschieden. Wenn das Kleinkind zum ersten Mal mit dem »dicken Inhalt« seines Topferls kommt, müssen das die Eltern gehörig bewundern. Es ist ja das erste »Selbstgemachte«. Schon in dieser ersten Lebensphase entscheidet sich, ob das Kind leibfreundlich oder leibfeindlich sein wird. Das hängt ganz von den Eltern ab.

Das Baby braucht sehr viel Hautnähe. Dazu gehört unbedingt auch das Stillen. Der hautnahe Kontakt zu den Eltern ist sehr wichtig. Gefühl und Empfindungsvermögen, Vertrauen und Zuneigung scheinen sehr eng damit zusammenzuhängen. Je weicher und angenehmer die Haut ist, um so stimulierender wirkt sie auf Eltern und Baby.

Kosmetik
für junge Leute

Hauptproblem Hautproblem:
Akne

Über 90 Prozent aller Jugendlichen haben Hautprobleme. Etwa zwei Drittel von ihnen leiden an Akne. Über die Ursachen – soweit sie bekannt sind – wurde in diesem Buch schon berichtet. Was kann man gegen diese »Geißel der Jugend« tun?

Für die Behandlung einer schweren Akne gibt es heute sehr wirksame Medikamente, die aber auch ihre Nebenwirkungen haben. Glukokortikoide – in der Nebennierenrinde gebildete Steroidhormone –, die oft in Akne-Präparaten enthalten sind, können selbst Akne auslösen. Das gleiche wird von bestimmten Antibiotika – Tetrazyklinen – berichtet, die zusätzlich durch Zerstörung der Darmflora und Resistenzwirkung auf Krankheitserreger problematisch sind.

Neuerdings soll es allerdings ein *Tetrazyklin-Derivat* geben, das diese Nebenwirkungen nicht mehr aufweist. Der Dermatologe W. Meinhof (TH Aachen) hat kürzlich darüber berichtet. Gewisse Zweifel bleiben aber ebenso angebracht wie bei *Vitamin B_{12} –, Brom- und Jod-Präparaten, die ebenfalls Akne verursachen können.*

Auch die »Pille« als Anti-Akne-Mittel ist umstritten: Manchmal bessert sich die Akne durch die Einnahme eines hormonellen Schwangerschafts-Verhütungsmittels. Es wurden jedoch auch Fälle beschrieben, bei denen erst nach der Einnahme von Hormonpräparaten akneartige Entzündungen auftraten.

Bedenken bestehen auch bei *Vitamin-A-Säure und Retinoiden* (Ester und Äther von Retinol = Vitamin-A-Alhol; modifizierte Retinsäuren = aromatische Retinoide), die von den Dermatologen als sehr wirksam beschrieben werden.

Der Einfluß von Sonnenlicht kann nach der Behandlung mit Vitamin-A-Säure zu Hautstörungen führen. Bisher ist noch nicht geklärt, ob auch für den Menschen zutrifft, was im Tierversuch beobachtet wurde: Nach der Verabreichung von Vitamin-A-Säure bestand ein erhöhtes Krebsrisiko, sobald die Tiere UV-Strahlen ausgesetzt waren.

Bei der Retinoid-Therapie wurde bei aromatischen Retinoiden beobachtet, daß sie bei Ratten teratogen sein können. Es handelt sich also um eine Substanz, die zumindest bei Frauen im gebärfähigen Alter nur mit äußerster Vorsicht verabreicht werden kann, bis über die Nebenwirkungen auch beim Menschen endgültig Klarheit besteht.

Es gibt Vermutungen, daß auch Schwefel die Bildung von Mitessern fördert. In der BRD wird die Wirksamkeit überhaupt angezweifelt. Der amerikanische Ärzteverband lehnt Schwefel als Bestandteil von Akne-Produkten überhaupt ab. In der BRD und Österreich sind einige schwefelhaltige Medikamente auf dem Markt.

Es gibt auch *hexachlorophenhaltige Mittel.* Über die Bedenken gegen Hexachlorophen wurde in diesem Buch schon mehrmals ausführlich berichtet.

Akne-Präparate werden auch in Apotheken angeboten. Der folgende Ausschnitt aus einem Werbetext für ein Produkt gegen Pickel, Mitesser und andere Hautunreinheiten während der Pubertät zeigt deutlich, daß der Hauptwirkstoff ein Bakterientöter ist: »Die Hautkeime, die Hautunreinheiten bewirken, werden durch die antibakteriellen Wirkstoffe... in ihrem Wachstum gehemmt. Der gestaute Hauttalg und die verstopften Poren werden frei, und die Wirkstoffe können bis zum Kern der Pickel und Mitesser vordringen.«

Von Kosmetik-Salons wird seit kurzem eine neue Methode angeboten: »*Suntronic*«-*Behandlungen*. Sie zielen darauf ab, im Zusammenwirken von elektromagnetischen Feldern und dem Auftragen einer speziellen Flüssigkeit das physiologische Wachstum der Haut so anzuregen, daß sich über den geschädigten Stellen neues Hautgewebe bildet. Angeblich wird so der natürliche Vernarbungsprozeß der Haut stimuliert.

Da muß man sich schon die Frage gefallen lassen, ob mit solchen Methoden nicht nur Symptom- statt Ursachenbehandlung betrieben wird.

Viele Präparate versprechen »porentiefe Reinigung«. Ein Test ergab: 50 Prozent dieser Mittel sind sogar akneauslösend.

Die Jugend-Akne kann auch emotionale Ursachen haben. Streß und andere seelische Belastungen verursachen verstärkte Talgproduktion – und die ist wieder »Öl in die Akne-Flamme«.

Oft wird auch eine bestimmte *Diät zur Akne-Bekämpfung* vorgeschlagen. Bis jetzt konnte jedoch keine Ernährungsweise gefunden werden, die allein Akne verursacht oder verhindert. Andererseits dürfte es aber besser sein, auf verschiedene Nahrungs- und Genußmittel zu verzichten: zum Beispiel auf Schweinefleisch, Wurst, Süßigkeiten, Alkohol, Bohnenkaffee, Nikotin. Auf gute Verdauung ist jedenfalls zu achten, Vollwertkost ist hilfreich. Auch viel frische Luft und kurze Sonnenbäder. Selbstbeobachtung ist wichtig, um festzustellen, was einem guttut und was nicht.

Das *Ausdrücken von Mitessern* sollten nur der Arzt oder speziell ausgebildete Kosmetiker vornehmen. Wenn man selbst herumdrückt, wird die Akne meist nur noch schlimmer. Aron-Brunetière beschreibt die Folgen:

»Keinesfalls darf man eine Mikrozyste auspressen, ehe man sie geöffnet hat, und sobald man sie öffnet, muß man sie vollständig ausdrücken. Wenn man diese Regel nicht befolgt, ist das Ergebnis eine Katastrophe: Sobald man eine geschlossene Mikrozyste auspreßt, verteilt sich der größte Teil des Fetts in der Haut; es entstehen Entzündungen mit tiefreichenden Pusteln, die erst nach Wochen verschwinden. Deshalb sind Kranke, die ihre Mitesser oder Pickel immer wieder ausdrücken, nicht zu heilen, was immer man auch tun mag; und deshalb ist der Komedonenquetscher (Mitesserentferner) das schlimmste Instrument, das ich kenne. Er gehört in den Mülleimer, nicht auf den Toilettetisch…«

Der französische Hautarzt schreibt auch, daß gewisse Formen der Seborrhöe und der Akne vom Dermatologen in Zusammenarbeit mit einem Psychologen oder Psychoanalytiker behandelt werden sollten. Womit sich wieder zeigt, wie komplex und multidisziplinär das Thema Kosmetik eigentlich ist.

Viele Frauen bekommen vermehrt Akne, wenn sie von einer (teuren) Kosmetikserie zur anderen wechseln; immer mit dem Bestreben, etwas noch Besseres zu finden.

Wer Akne hat, sollte folgendes berücksichtigen:

○ nur schonende, sanfte Reinigung der Haut
○ viel Bewegung
○ autogenes Training, um die Streßfaktoren in den Griff zu bekommen
○ Hände weg vom Gesicht! Das dauernde Herumdrücken führt zu immer neuen Infektionen
○ sparsame Pflegekosmetik: nur so viel man braucht, damit die Haut nicht spannt. Einfache Kosmetika verwenden, die nicht »komedogen« sind, also keine Mitesser verursachen. Nach A. Kligman (Philadelphia) und W. Plewig (Düsseldorf) verursachen vor allem teure Kosmetika Akne
○ leichte Ernährung, die wenig Fett und Gewürze enthält.

Schönheit muß nicht leiden: Die sanfte Kosmetik

Vorbild Natur

Ein Kosmetikum ist sanft, wenn sich seine Bestandteile schon bisher in der Evolution des Lebens bewährt und eine sanfte, schützende Wirkung gezeigt haben. Synthetische, künstliche Substanzen, die in der Natur in dieser Form nicht vorkommen, bringen immer die Gefahr mit sich, daß der Organismus sich dagegen wehrt. Unverträglichkeit und Allergien sind die Folge. Sanfte Kosmetik macht's der Natur nach. So werden zum Beispiel für Cremes Weizenkeimöl, Lanolin, Bienenwachs, Ceresin, Kakaobutter, Olivenöl und viele andere Stoffe, die sich seit Hunderten von Jahren bewährt haben, verwendet.

Ein typisches Beispiel für ein naturnahes Kosmetikum ist eine Creme, die der Vernix caseosa des Neugeborenen abgeschaut wurde. Dieser grauweiße, fettige Schutzmantel der dünnen und empfindlichen Haut des Neugeborenen stammt aus den Talgdrüsen des Kindes, vermischt mit Teilen abgestoßener Haut und der Fruchtblase. Diese natürliche Schicht findet sich an allen Stellen des Körpers, am stärksten in der Nacken- und Kreuzgegend. Sie schützt die Haut des Fötus gegen die aufweichende Wirkung des Fruchtwassers. Die Auswirkungen der Entfernung dieser Schutzschicht durch das erste Bad beschreibt der Kinderarzt Hans Czermak so: »Die Haut des neugeborenen Kindes ist nach dem Abwaschen der Vernix caseosa von zarter, samtiger Beschaffenheit sowie von rosiger, manchmal auffallend roter Farbe. Man spricht von der Neugeborenenrötung (Erythem). Nach etwa 24 Stunden geht diese Rötung deutlich zurück, und die Haut nimmt eine normale Färbung an. Nun stellt sich nicht selten eine zarte Schuppung an einzelnen Teilen oder am ganzen Körper ein, insbesondere bei Kindern, deren Hautoberfläche rauh und trocken ist. Es kann auch vorkommen, daß die oberste Hautschicht in großen Fetzen abgestoßen wird. An den Handgelenken und auf Brust und Bauch können querlaufende (sogar leicht blutige) Sprünge auftreten.« Heute weiß man, daß dieser natürliche Schutz des Neugeborenen nicht beseitigt werden soll, da neben der notwendigen Hautfettung auch ein Infektionsschutz vorliegt.

Ähnlich steht es um die nur zu oft unsanft behandelte Haut des Erwachsenen.

Erfahrungen mit einem der Vernix caseosa entsprechenden Produkt in der BRD haben gezeigt, daß selbst Frauen, die zu Unverträglichkeit gegenüber Kosmetika schon konditioniert sind, mit diesem Präparat gut zurechtkommen. Soviel Natürlichkeit bedeutet natürlich auch Verzicht auf »unnatürliche« Konservierungsmittel und Emulgatoren. Das heißt aber auch, daß die Stabilität und Haltbarkeit wie bei allem Natürlichen limitiert sind.

In diesem Buch wurden in den speziellen Kapiteln über Reinigung, Pflege, Schutz und Dekoration meist am Ende alternative Möglichkeiten zur aggressiven Kosmetik angeführt. Dennoch scheint es sinnvoll, die Grundlage der sanften Kosmetik in der Praxis zusammenfassend darzustellen:

Milde Reinigung und Pflege

Das Grundelement der Reinigung ist reines Wasser. Wasser allein genügt aber heute nicht mehr. Je nach den Umweltbedingungen ist die Haut mehr oder weniger stark schmutzig. Zusammen mit Schweiß und abgestoßenen Zellen der obersten Hornschicht der Haut würden die Poren im Laufe der Zeit so verstopft werden, daß Mitesser und Mikrozysten Entzündungen verursachen würden. Die Haut hat zwar durch das Abstoßen der Hornschicht die Möglichkeit, sich laufend selbst zu reinigen. Unter den heutigen Umweltbedingungen, die fettreiche Verunreinigungen an die Haut bringen, ist die gute alte Seife noch immer unentbehrlich. Zugegeben, ihre alkalischen Eigenschaften sind nicht besonders hautfreundlich. Die Lauge löst den natürlichen Fettfilm der Haut auf, und das macht nach entsprechend reichlichem Gebrauch die Haut sensibler. Besondere Zurückhaltung ist bei empfindlicher Haut zu empfehlen. Meist wird in solchen Fällen zur Verwendung von *alkalifreien Seifen* geraten. Aber alkalifreie Seifen enthalten in der Regel als waschaktive Substanzen Tenside, die den schützenden Fettfilm der Haut ebenso auflösen und die Haut austrocknen. Mit einer entsprechenden Rückfettung kann dies wiedergutgemacht werden. Trotzdem gehören viele Tenside, speziell jene, die in billigen Shampoos verwendet werden, zu den aggressiven Stoffen. Unter bestimmten Bedingungen können sogar krebserregende Nitrosamine entstehen. Tenside haben außerdem den Nachteil, daß sie – wenn man nicht sehr gründlich nachspült – auf der Haut bleiben.

Wie also sanft reinigen bei empfindlicher Haut?

Am besten mit einer Reinigungscreme oder einem Reinigungsöl. Im Prinzip eignet sich jedes Hautpflegemittel auch als Hautreinigungsmittel. Es kann aber auch eine alkoholfreie Lotion oder eine Gesichtsmilch verwendet werden.

Hier das Rezept für eine Reinigungsmilch zum Selbermachen:

REINIGUNGSMILCH O/W

		Gew. %
a)	Cetyl-Stearylalkohol	3,00
	Palmitin-Stearinsäure-Glycerid	5,00
	Paraffinöl	14,00
	Ölsäure	8,00
b)	Prophylenglycol	3,00
	entmineralisiertes steriles Wasser	66,80
c)	Parfum	0,20
		100,00

HERSTELLUNG

Phase a) nacheinander einwägen, erwärmen auf 70°C; Phase b) nacheinander einwägen, erwärmen auf 70°C; Phase b zu Phase a) unter Rühren zugeben, weiterrühren, kühlen; bei 35°C Phase c) zugeben.

Alle Bestandteile sind in Apotheken und Drogerien erhältlich. Da diese Milch keine Konservierungsmittel enthält, muß sie rasch verbraucht werden. Haltbarkeitsgrenze bei kühler Lagerung: 6 Monate. Nicht im Bad aufbewahren (Idealklima für Bakterien).

Bei *normaler, weniger empfindlicher Haut* sind milde, *fettreiche Seifen* durchaus angebracht. Die Seife ist Jahrtausende alt. Die älteste Seife, von der wir bis jetzt wissen, ist etwa 2500 v. Chr. von den Sumerern im Euphrat-Tigris-Gebiet des heutigen südlichen Iraks hergestellt worden. Aus Öl und Pottasche, der Asche des Seifenkrautes, die reichlich kohlensaures Natrium enthält, entstanden die ersten Seifen. Der Mensch ist an Seife gewöhnt. Er verträgt sie normalerweise recht gut, sparsame Verwendung vorausgesetzt. In der Regel wird es jeder selbst spüren, welche Reinigungsform für ihn die beste ist. Zuviel Reinigung ist jedenfalls ein Eingriff in das »Ökosystem« der Haut, macht sie dünner und anfälliger für Aggressionen aus der Umwelt. Es setzt dann eine Konditionierung zur empfindlichen Haut ein. Das heißt, die Überempfindlichkeit ist auch dann gegeben, wenn die ursprüngliche Ursache, das aggressive Reinigungsmittel, gar nicht mehr verwendet wird.

Beim Waschen mit Seife ist wichtig, die Einwirkungszeit möglichst kurz zu halten. Zwei Minuten reichen, um den auf der Haut liegenden Schmutz zu emulgieren, wodurch er mit Wasser abspülbar wird. Wenn eine Bürste erwünscht ist, sollen weiche Naturborsten verwendet werden. Dann wird warm und kalt geduscht. Gründliches, aber zartes Abfrottieren wird zur Massage an allen Stellen des Körpers. Damit kann gleich eine kurze Gymnastik verbunden sein. Durch jedes Waschen wird der Haut Fett und Wasser entzogen. Die müssen wieder ersetzt werden. Nach der Reinigung ist daher das Einmassieren eines fetthaltigen Pflegemittels notwendig. Auch das hat seine uralten Traditionen. In der »Odyssee« heißt es: »Alsdann ließ ich ihn waschen, mit Öl auch ließ ich ihn salben...« Das bedeutet Waschen mit Seife und Salben mit Olivenöl. Optimal deshalb, weil es sich um überfettete Seifen und um kaltgepreßtes Olivenöl gehandelt hat. Was damals gut war, ist auch heute nicht zu überbieten.

Das Geheimnis der schützenden und pflegenden Kosmetik ist nämlich ganz einfach: Es geht eigentlich nur darum, die äußerste Hornschicht der Haut gut durchfeuchtet und damit geschmeidig und glatt zu erhal-

ten. Dazu dient natürlicherweise der feine Fettfilm auf unserer Haut, der vor allem aus den Talgdrüsen gebildet wird. Wird dieser Film ganz oder teilweise abgetragen, dann verdunstet mehr Feuchtigkeit aus der Haut. Sie wird brüchig und spröde. Mit Hilfe eines leichten Fettüberzuges kann eine übermäßige Abdunstung vermindert werden. Diese Unterstützung von außen ist notwendig, weil der Aufbau einer natürlichen Fett-Feuchtigkeit-Balance durch die Haut selbst unter den heutigen Umwelt- und Lebensbedingungen meist nicht mehr richtig funktioniert. In der sanften Schönheitspflege werden vorteilhafterweise nur kaltgepreßte Öle verwendet. Das schließt allerdings auch die Anwendung künstlicher Konservierungsmittel aus. Die Haltbarkeit solcher Produkte wird dadurch limitiert. Kühles Lagern bei Temperaturen zwischen +5 und +15 Grad Celsius verbessert die Haltbarkeit.

Wer Wohlgerüche beim »Salbungsritual« schätzt, kann dem *Olivenöl* – es kann auch *Avocado-, Mandel-, Sesam-, Soja-, Sonnenblumenkern- oder Weizen- und Maiskeimöl* sein – auch Kräuter und natürliche Aromen zusetzen. Zum Beispiel:

○ *Arnika* (blüht von Juni bis August, nur auf Bergwiesen, auf saurem Boden)
○ *Ringelblume* (gepflanzt oder wild)
○ *Johanniskraut* (blüht von Juni bis August auf Bergwiesen).

Die Blütenblätter und -knospen 14 Tage lang an einem warmen Ort im Öl ausziehen lassen, abseihen und fertig ist das Kräuteröl.

Es gibt Menschen, die bestimmte Kräuter schlecht vertragen, vor allem Arnika und Johanniskraut. Arnika wird – besonders von Gegnern der »Naturkosmetik« – als Top-Allergen angeprangert. Der deutsche Kosmetikfachmann Gustav A. Nowak erklärte dazu vor kurzem, nach seiner Kenntnis seien vor allem alkoholische Arnika-Tinkturen für Allergien verantwortlich. Bei wäßrigen, propylenglykolhaltigen Extrakten, aber auch bei öligen Auszügen aus Arnikablüten seien keine Allergien bekannt geworden. Dessen ungeachtet hat das Gesundheitsministerium in der 2. Novelle der Kosmetikverordnung (21. August 1986) Arnika-Tinktur und Arnika-Öl aus der Liste der zugelassenen »pharmakologisch wirksamen Stoffe« gestrichen. Dabei waren diese Produkte ursprünglich nicht einmal – wie etwa verschiedene Repellents oder Lichtschutzstoffe – nur befristet zugelassen! Man wird das Gefühl nicht los, daß hier ein Exempel statuiert werden sollte, nach dem Motto: Seht her, auch die »Natur« kann aggressiv und giftig sein, nicht nur die »Chemie«. Eine gänzlich unseriöse Vorgangsweise.

Während Hautöle zur Pflege des ganzen Körpers nach der Reinigung ideal sind, haben *Fettcremes* vor allem für den Schutz stark beanspruchter Hautpartien – besonders im Gesicht und an den Händen – die besten Voraussetzungen.

Dabei sind Wasser-in-Öl-Systeme (W/O), welche die Haut mit einem feinen Fettfilm überziehen, den Öl-in-Wasser-Systemen (O/W) oder sogenannten »Feuchtigkeitscremes« vorzuziehen. Neuere Forschungen haben ergeben, daß »Feuchtigkeitscremes« der Haut sogar Feuchtigkeit entziehen, wodurch die Haut spröde und trocken wird. Es wird also genau das Gegenteil des gewünschten Effektes erzielt. Dazu kommt, daß die in der Regel wasserreichen Feuchtigkeitscremes Konservierungsmittel und Emulgatoren brauchen, die in zunehmendem Maß Hautprobleme verursachen.

Fettcremes ohne Konservierungsmittel kann man sich entweder in Apotheken anrühren lassen oder auch selbst machen. Zwei Formeln seien hier angegeben:

W/O-CREME	Gew. %
a) Lanolin	5,00
Vaseline	15,00
Bienenwachs	10,00
Paraffinöl	30,00
b) Wasser (entmineralisiert und sterilisiert)	40,00
c) Aroma (zum Beispiel Rosenöl)	0,30
	100,00

HERSTELLUNG

Phase a) einwägen, auf zirka 70°C erwärmen, bis sie aufgeschmolzen ist; Phase b) bei zirka 70°C dazurühren; zuletzt Phase c) bei zirka 40°C zugeben.

W/O-CREME	Gew. %
a) Olivenöl	10,00
Mikrowachs (= Paraffinwachs)	10,00
Lanolin	15,00
Vaseline	10,00
Avocadoöl	10,00
b) Wasser (entmineralisiert und sterilisiert	45,00
c) Aroma (zum Beispiel Lavendelöl)	0,30
	100,00

HERSTELLUNG

Phase a) einwägen und auf zirka 70°C erwärmen, bis sie aufgeschmolzen ist; Phase b) bei zirka 70°C dazurühren; zuletzt Phase c) bei zirka 40°C zugeben.

Achtung! Cremes in denen keine Konservierungsmittel enthalten sind, sollten bei etwa +5 bis +15 Grad Celsius aufbewahrt und bald verbraucht werden. Das Butterfach des Eisschrankes eignet sich besonders gut dafür. Das feuchtwarme Klima eines Badezimmers reduziert die Stabilität besonders schnell. Produkte dieser Art zeigten bei einer Untersuchung bereits nach fünf Monaten Lagerung bei Zimmertemperatur einen weitgehenden Mikrobenbefall. Die Anwendung beginnt ab diesem Zeitpunkt gesundheitlich bedenklich zu werden. Es empfiehlt sich daher, nur kleine Mengen herzustellen, kühl zu lagern und bald zu verbrauchen.

Alle Bestandteile der in diesem Buch angegebenen Formulierungen sind in *Apotheken und Drogerien* erhältlich. Falls es mit der Beschaffung Probleme geben sollte, steht der Verfasser gerne zur Verfügung.

Wenn Parfumöle dazugegeben werden, sollte zuerst ein Verträglichkeitstest auf der Hand vorgenommen werden. Parfums sind oft allergene Substanzen, besonders in Verbindung mit Sonnenlicht. Wenn die Haut nach zwei aufeinanderfolgenden Applikationen an zwei aufeinanderfolgenden Tagen an derselben Stelle keine Reaktionen zeigt, kann das Parfum ohne Bedenken verwendet werden.

In der Kosmetik hat sich im Laufe der Zeit eine verwirrende Einteilung in verschiedene *Hauttypen* entwickelt. Im Grunde genommen kann man sie alle vergessen. Eine Unterscheidung in fette, trockene und normale Haut genügt. Was Pflege und Schutz angeht, ist die Situation denkbar einfach. Alle Hauttypen brauchen das gleiche, nämlich nach der Reinigung das Auftragen einer Fettcreme (Wasser-in-Öl), die eine übermäßige Verdunstung der hauteigenen Feuchtigkeit verhindert. Die einzige Ausnahme ist eine besonders fette Haut, die sehr rasch eigenen Hauttalg aufbaut.

In seinem Buch »Das Geschäft mit der Schönheit« notiert der Hautarzt Aron-Brunetière dazu:

»Die Wasser-in-Öl-Cremes, die mehr Fettstoffe als Wasser enthalten, überziehen die Epidermis mit einer undurchlässigen Schutzschicht, die das von der Hornhaut aufgenommene Wasser am Verdunsten hindert... Sie können von Leuten mit fetter Haut verwendet werden... Sie sind auch als Vorbeugungsmittel für Menschen mit normaler Haut geeignet, ebenso als Heilmittel für ausgetrocknete Haut. Sie sind in der Kosmetik tatsächlich das »Mädchen für alles«. Leider gibt es nur wenig solcher Cremes auf dem Kosmetikmarkt... Die Kosmetikfirmen bevorzugen die sogenannten Feuchtigkeitscremes vielleicht aus geschäftlichen Erwägungen. Fettstoffe sind selbstverständlich teurer als reines Wasser, und je weniger Fettstoffe eine Creme enthält, desto niedriger sind ihre Herstellungskosten und desto höher die Gewinnspanne.«

Nur bei Männern mit krankhaft gesteigerter Absonderung der Talgdrüsen (Seborrhöe) empfiehlt Aron-Brunetière Wasser-in-Öl-Cremes nicht anzuwenden und die Haut nur zu reinigen. Bei einem Kongreß der »International Federation of the Societies of Cosmetic Chemists« über die wissenschaftlichen Grundlagen der Hautpflege (September 1981), meinte der amerikanische Dermatologe A. Kligman lapidar, *zur Feuchthaltung der Haut genüge reinste Vaseline.* Dieser Ansicht ist auch R. Marks.

Nun, eine *Reihe von Menschen verträgt Vaseline nicht.* Außerdem ist es für den Laien schwer, den notwendigen Reinheitsgrad festzustellen und nicht jedermann liebt diese klebrige »Salbe« auf der Haut.

Vaseline mit einem *entsprechenden Reinheitsgrad* eignet sich aber gut für kosmetische Formulierungen. Das Verhältnis von natürlichen Fetten, Ölen und Vaseline muß sorgsam abgestimmt sein, damit keine komedogene Wirkung eintritt. Hier eine entsprechende Formel:

W/O-CREME

	Gew. %
a) Vaseline	30,00
Paraffinöl	20,00
Lanolin	12,00
Cholesterin	0,80
b) Wasser (entmineralisiert und sterilisiert)	36,90
c) Aroma	0,30
	100,00

HERSTELLUNG

Phase a) einwägen, auf zirka 70°C erwärmen, bis sie aufgeschmolzen ist; Phase b) bei zirka 70°C dazurühren; zuletzt Phase c) bei zirka 40°C zugeben.

Bezüglich Beschaffung der Zutaten und Haltbarkeit gelten die gleichen Angaben wie oben.

Unter extremen Bedingungen – Sonneneinstrahlung und Kälte zum Beispiel – genügt ein auf die Haut applizierter einfacher Fettfilm nicht mehr. Dazu müssen eigene *Sonnen- und Kälteschutzmittel* eingesetzt werden, die sich ebenfalls an der Natur orientieren. Die Filter gegen ultraviolette Strahlen der Sonne, die in Sonnenschutzmitteln enthalten sind, sind den Filtern in jenen Pflanzen ähnlich, die sich gegen Sonnenstrahlung schützen müssen: etwa in der Roßkastanie, im Zimtstrauch, im Weinlaub oder in verschiedenen Kakteen.

Kosmetika, wir haben es schon betont, haben sich deutlich von Medikamenten zu unterscheiden. Sie haben keine Pseudo-Pharmaka zu sein. Nach dem Willen der Gesetzgeber endet kosmetische Aktivität an der Papillarlinie der Haut, dem Übergang zwischen Epidermis (Oberhaut) und Dermis (Lederhaut). Diese Ansicht ist in der Praxis überholt, weil eben zur Kosmetik zum Beispiel auch die Bewegung gehört, die den ganzen Organismus erfaßt – und alle Schichten der Haut. Ähnliches gilt ja auch für die Ernährung und für alle Aktivitäten, die über das Nervensystem ablaufen.

Insofern gehört jener Grundsatz, den Henri de Mondeville im Jahr 1300 im Kosmetikzentrum Montpellier in der »doctrina decorationis« formulierte und der offenbar noch heute wirksam ist, endlich zum alten Eisen. Für Mondeville war die Kosmetik eigentlich bloß Dekoration, reine Oberflächenbehandlung der menschlichen Haut.

Kosmetik kommt von Kosmos

Alternative Kosmetik ohne alternative Lebensweise wäre nur eine vorübergehende Modeerscheinung. Wer sanfte Kosmetik praktiziert, hat ohnehin genug Selbstbewußtsein, um zu wissen, daß Kosmetik nicht nur aus Reinigung, Pflege, Schutz und Dekoration besteht. Kosmetik kommt von Kosmos – Weltordnung, harmonisch geordnetes All. »Zurück zur Natur« heißt in diesem Zusammenhang auch Besinnung auf die Naturgesetze. Wir haben in den letzten Jahrzehnten bei all dem zweifelhaften »Fortschritt« erlebt, was es heißt, gegen diese Gesetze zu verstoßen. Der Hauptfehler war jene eindimensionale, kurzsichtige Denkweise, welche die ökologischen Systeme der Natur vollkommen mißachtete.

Eine mehrdimensionale Denkweise, die eine Synthese von Fortschritt und natürlichem Gefüge versucht, ist auch die Grundlage der sanften Kosmetik.

Alles, was auf die Haut wirkt, muß dabei berücksichtigt werden. Auch die Seele, die Bewegung und die Ernährung.

Kosmetik und Seele

Wenn deine Haut schreit, daß die Seele nicht in Ordnung ist, dann halte nicht den Mund.

Peter Altenberg

Dermatologen und Kosmetiker sehen in der *Haut einen »Spiegel der Seele«.* Kein Wunder: Alles, was wir an der Haut sehen, ist eine Rückmeldung vielfacher Reaktionen des gesamten Organismus, des Nervensystems, dessen feinste Enden in der Haut sitzen, des Blutkreislaufes und des Hormonhaushaltes. Die Haut ist der sichtbare Ausdruck des Gesundheitszustandes eines Organismus. Hautprobleme sind die Ausdrucksform eines mehr oder weniger pathologischen Zustandes, der in der Regel vom vegetativen – dem nicht dem Willen unterliegenden – Nervensystem verursacht wird.

Kürzlich wurde berichtet, daß in den Vereinigten Staaten auf jeden Hautarzt sieben Patienten kommen, die auf eine klassische Therapie nicht ansprechen. Nur *psychotherapeutische Behandlungsmethoden* führen bei diesen Fällen zum Erfolg. Mit Hypnose, Selbsthypnose und Aktivierung des Vorstellungsvermögens, dem *Autogenen Training*, werden verhältnismäßig gute Resultate erzielt (Großbart). Streß führt nicht nur zu emotionalen Konflikten, er wird auch an der Haut sichtbar. Eine Befragung unter mehr als 4500 Patienten ergab, daß eine starke emotionale Belastung wesentlich an der Entstehung von Hautkrankheiten beteiligt ist. Bei jenen Patienten, die unter starkem Schwitzen zu leiden hatten, standen nahezu alle unter dem Druck von emotionalen Streßfaktoren.

Ist es da abwegig, die Zunahme der Hautkrankheiten in unserer Zeit auch mit der Zunahme der Streßfaktoren in Verbindung zu bringen?

Nach einer amerikanischen Studie wird als schwerste *Streßsituation* die Trennung vom Partner angegeben, gefolgt von Krankheit, Verlust des Arbeitsplatzes, Pensionierung, Berufswechsel, Streit mit dem Ehepartner, Wohnungs- und Schulwechsel. Die Liste kann natürlich beliebig erweitert werden: Lärm, Hektik am Arbeitsplatz und in der Freizeit, angstmachende Eindrücke, denen wir heute über die Medien täglich ausgesetzt sind, die Doppelbelastung der Frau in Beruf und Haushalt. Generell kann man sagen, daß mit zunehmender Zivilisation auch die Streßfaktoren zunehmen.

Durch Streß wird die Funktionsfähigkeit des Immunsystems des Körpers, zu dem ja auch die Haut gehört, stark belastet. Was an der Haut sichtbar wird, ist ein Signal für eine Abwehrreaktion oder Mangelerscheinung des gesamten Organismus. Das gilt natürlich auch für eine Reihe innerer organischer Erkrankungen, nicht nur für den psychosomatischen Bereich. Ein typisches Beispiel ist die Addisonsche Krankheit, die nach dem englischen Arzt Thomas Addison (1793 bis 1860) benannt ist. Durch ein Versagen der Nebennieren wird im Körper zuwenig Cortison produziert. Die Haut färbt sich tiefbraun. Deshalb wird sie auch Bronzehautkrankheit genannt. Früher waren Addisonkranke zum Tod verurteilt. Heute kann Cortison durch Injektionen ersetzt werden.

Wie kompliziert die Beziehungen zwischen Haut, Seele (Nervensystem) und Krankheit sein können, zeigte eine psychiatrische und psychologische Untersuchung von Urtikaria-Patienten, deren Nesselhaut, die sich mit stark juckenden Quaddeln auf der Haut manifestiert, nicht auf eine Kontaktallergie zurückzuführen war. Die Patienten neigten zu Passivität in zwischenmenschlichen Beziehungen, waren sehr verletzlich, unsicher, zeigten ein starkes Bedürfnis nach Liebe und Bewunderung, das nicht befriedigt wurde. Diese Form der Urtikaria wurde als ein »unterdrücktes Schreien«, als ein Hilfeschrei der Seele interpretiert. Ähnliches ist beim psychogenen Juckreiz zu beobachten. Besondere Kennzeichen dieser Patienten sind starker Kontakthunger, Unfähigkeit zum Ausleben von Aggressionen und oft auch zwanghafte Ordnungsliebe. Unterdrückte Aggressionen, Haß, Angst und Wut lösen den Juckreiz auf der Haut aus. Das Kratzen ist ein Befreiungsversuch.

Ilse Rechenberger, Dermatologin und Psychoanalytikerin von der Universitätshautklinik Düsseldorf, sagte kürzlich in einem Interview über den Zusammenhang zwischen Hautkrankheiten und Seele: »Gute Beispiele dafür sind Ekzeme und Schuppenflechte, die beiden häufigsten Hauterkrankungen. Beide sind biologisch verankert, das heißt, die Neigung dazu ist ererbt. Bei beiden sind aber oft seelische Faktoren ganz ausschlaggebend dafür, wie schlimm oder schwierig die Sache wird... Andere häufige Hautveränderungen, die erheblich von seelischen Faktoren mitbestimmt werden, sind Herpes, Nesselausschlag, organisch unerklärbarer Juckreiz oder auch allergische Reaktionen... Jeder Mensch hat Gründe, manche Konflikte und Ängste zu verdrängen. Verdrängung aber erzeugt Druck, und durch Umleitung auf ein schwaches Organ kann sich die Seele offenbar entlasten...«

Die *sanfte Kosmetik* kann bei der *Streßbekämpfung* eine wesentliche Rolle spielen. Sie arbeitet nicht mit Wunderwirkstoffen, die nach der Desillusionierung bei den Enttäuschten zusätzlichen Streß verursachen.

Friseur- und Kosmetiksalon könnten hier sehr hilfreich eingeschaltet werden. Durch Entspannung in einer angenehmen Atmosphäre, das Bewußtsein des Verwöhntwerdens und der Möglichkeit, nach dem stereotypen Tagesablauf etwas Außergewöhnliches für sich zu tun. Ein angenehmes Gespräch, Sauberkeit, zarte Berührungen, Streicheln, Massage, angenehme Gerüche sowie ein wenig Luxus spielen dabei eine große Rolle. Eine Konsumentenbefragung hat ergeben, daß ein modernes Hautpflegemittel vor allem beruhigend, warm, luxuriös, sanft und schön sein muß. Diese Eigenschaften umschreiben auch die sanfte Kosmetik im allgemeinen. Vereinfacht zusammengefaßt, wünscht man sich von der Kosmetik »Liebe«, »Anerkennung« und »Geborgenheit«. Der springende Punkt ist die Erhöhung des Selbstvertrauens gegenüber der Umwelt. Jeder Mensch will schön sein, weil er sich selbst akzeptieren möchte, aber auch um von anderen anerkannt zu werden. Die Kosmetik hat also auch eine wichtige soziale Aufgabe.

Autogenes Training

Gute Erfolge zur Therapie von Streßerscheinungen können mit dem Autogenen Training erzielt werden. Das Autogene Training ist eine Art Selbsthypnose oder *Selbstkonditionierung*. Als erstes lernt man die *Beherrschung von Entspannung und Spannung* und die *Kontrolle des Atmens*. Das Autogene Training ist Selbstentspannung durch Konzentration, eine Selbstversenkungsmethode. Durch einen fortschreitenden Lernprozeß kann man auch die *Herzfrequenz*, die *Bauchorgane* (»Sonnengeflecht«), das *Nervensystem* und das *Gehirn* beeinflussen. Es ist der Sinn des Autogenen Trainings, sich ruhig mit den aktuellen Problemen auseinanderzusetzen und alle Abwehrkräfte des Organismus so zu dirigieren und zu konzentrieren, daß aus eigener Kraft zumindest ein Großteil der Probleme gelöst wird. Man lernt, *Prioritäten zu setzen*. Und das ist wichtig, weil Streß vielfach auch das Ergebnis des vergeblichen Lösungsversuches von zuviel scheinbar gleichrangigen Aufgaben darstellt. Wenn man gelernt hat, Wichtiges von Unwichtigem zu unterscheiden und Unwichtiges zu unterlassen, sind schon eine Reihe von *Streßfaktoren ausgeschaltet*. Man nimmt die Dinge nicht mehr so »tierisch ernst«.

Nicht ohne Grund schwören viele Sportler auf das Autogene Training, weil es Konzentration und Leistungskraft steigert. Außerdem ist es ein wertvolles Hilfsmittel zur *Beseitigung von nervösen Störungen und Schlaflosigkeit.* Die Entspannung wirkt sich natürlich auch auf der Haut aus. Übrigens kann man Autogenes Training auch zur Bewältigung der Probleme bei *Schlankheitskuren* und zum *Abgewöhnen des Rauchens* anwenden.

Das Autogene Training ist dem Prinzip nach seit Jahrtausenden bekannt. Napoleon Bonaparte konnte dank dieser Fähigkeit die ungeheuren Strapazen bewältigen, die er sich selbst ebenso aufbürdete wie seinen Soldaten. Das wissenschaftliche Fundament stützt sich auf Hypnosespezialisten wie die Gehirnforscher Oskar Vogt (1870 bis 1959) und seinen Schüler Johannes Heinrich Schultz (1894 bis 1970). Die Konditionierungsforschungen des Russen I. P. Pawlow (1849 bis 1936) machten die Wirkungsmechanismen des Autogenen Trainings verständlicher. Yoga und Zen waren ebenso Vorbilder wie abendländische Praktiken der Psychotherapie. In den Lehrbüchern wird zwar darauf hingewiesen, daß man sich Autogenes Training nur unter Anleitung eines erfahrenen Lehrers aneignen sollte. Aber heute wird durchaus auch der Selbstunterricht akzeptiert, wozu sich auch spezielle Lernkassetten eignen.

Kosmetik und Erotik

Erst kürzlich publizierte Arbeiten haben gezeigt, daß Frauen Kosmetika, vor allem dekorative Kosmetika wie Make-up, in erster Linie deshalb verwenden, um Gesicht, Beine, Oberkörper, Sexualorgane und Brüste attraktiver und femininer zu machen. Eine jahrtausendealte Tradition ist also auch heute noch stark wirksam. Das zunehmende Interesse der Männer an der Kosmetik deutet darauf hin, daß diese erotische Ausstrahlungskraft durchaus nicht rollenklischeehaft zu sehen ist. Kosmetik macht selbstbewußt.

Die sanfte Kosmetik fördert das Verwöhnen und Sich-verwöhnen-Lassen, das Streicheln, ein bißchen Sünde, den Abbau von Streß, Entspannung, Ausbrechen aus dem Alltagstrott ebenso wie die Sexualität.

Sexualität gehört zur sanften Kosmetik. Verführungskunst, schöne Far-
ben und Formen, Massage, Baden, angenehme Musik, Berührungen,
Gerüche spielen eine große Rolle. Alle Sinnesorgane sind beteiligt.
Das Bewußtsein der Attraktivität erhöht den Reiz.

Im *Gegensatz* dazu stand und steht die *puritanische Tradition* einer körperfeindlichen Zeit. Aus ihr stammt auch das Sprichwort
»Schönheit muß leiden«. Schönheit war Sünde. Schönheitspflege
wurde den weiblichen Verführungskünsten zugeordnet und als
ebenso lasterhaft abgestempelt wie Sexualität, gleichgesetzt mit
Putzsucht, Eitelkeit, Täuschung, Betrug, »Hexerei«. Immer dann,
wenn Kriege, Gegenreformationen und Inquisitionen in Vorbereitung oder im Gange sind, ist die Körper- und Sexualitätsfeindlichkeit am Zug. Schönheitspflege wird zum Verbrechen.

Simone de Beauvoir schrieb in ihrem Buch »Das andere Geschlecht«: »Frauen sind als Hexen verbrannt worden, einfach weil
sie schön waren...« Mitgespielt hat wahrscheinlich, daß viele
Frauen kräuterkundig waren und sich auf die Herstellung von ge-
heimnisvollen Schönheitselixieren und Empfängnisverhütungs-
mitteln verstanden.

Kosmos, das Stammwort von Kosmetik, bedeutet Ordnung
und Schmuck. Aus diesem Zusammenhang, aus der ursprünglich
magischen Dimension, haben Körperfeindlichkeit und Oberfläch-
lichkeit etwas bloß Äußerliches gemacht, erkennbar schon an Re-
dewendungen: »Kosmetische Korrekturen« zum Beispiel täuschen etwas vor, verbergen die Wahrheit, verändern nichts am
Wesentlichen. Im Gegenteil dazu heißt es: Etwas ungeschminkt
darstellen. Maquillage, die französische Bezeichnung für
Schminke im Sinne von Make-up, bedeutet auch Betrug; entsprechend der Applikation von Schminke und Puder auf ungewasche-
nen Gesichtern im Barock und Rokoko.

Erst Ende der sechziger Jahre unseres Jahrhunderts setzt eine
massiv gegenläufige Entwicklung zur puritanischen Sittenstrenge
ein. Die Einstellung zur Körperlichkeit, zur Sexualität wird positiver – und damit auch das Verhältnis zur Kosmetik.

Das zentrale Objekt der Kosmetik ist die Haut. Wie sensibel sie
auf Streicheln und Liebkosen zu reagieren vermag, kann man
schon allein daraus erkennen, daß in der Haut des Erwachsenen
etwa zehn Millionen Sinneskörperchen sitzen. Wie wichtig die

sanfte *Sensibilisierung der Haut* schon für das Neugeborene ist, beschreibt Ernest Bornemann in seinem Buch »Reifungsphasen der Kindheit«: »Da sich in diesem Alter noch keine Erogenzonen gebildet haben, reagiert die ganze Hautoberfläche des Neugeborenen in gleicher Weise auf sensorische Stimuli – einerlei, ob es sie selbst verursacht oder ob andere Menschen es tun. Meine Mitarbeiter und ich haben diese Phase deshalb vor vielen Jahren bereits als kutane Phase bezeichnet (vom griechischen Kytos, lateinisch: cutis: Haut)... Die von der Psychoanalyse vertretene Ansicht, daß die erste Erogenzone der Mund sei, weil die Lippen, der Gaumen und die Zunge des Säuglings durch die Lust der Nahrungsaufnahme vom ersten Gestilltwerden an sensitiviert werden, ist zweifellos korrekt... Die Filme, die Frédéric Leboyer und andere Vertreter einer »sanften« Geburtshilfe gedreht haben, zeigen in eindrucksvoller Weise, wie neugierig das Neugeborene ist und wie unmißverständlich »erotisch« seine Zuwendung zum Körper der Mutter ist. Andererseits zeigen die Filme, die Spitz und seine Mitarbeiter gemacht haben, wie die Hände der Mutter dem Neugeborenen eine Unzahl taktiler Reize vermitteln und wie diese Reize das Kind dazu bewegen, seine eigene Orientierung einzuüben und seine Wahrnehmungsfähigkeit zu stärken. Durch lustvolle Stimulierung verführt die Mutter das Kind zur Erprobung seiner Hauterotik, seiner Tiefensensibilität...«

Dieser undifferenzierte Zustand der kutanen Phase geht dann, so Bornemann, im Laufe der sexuellen Entwicklung des Kindes in eine fortschreitende Aufteilung der Körperoberfläche in *Erogenzonen* über.

Bei *sexuellen Störungen*, die in letzter Zeit stark zugenommen haben, ist eine der Ursachen ein tiefer Mangel an Sinnlichkeit. Zahlreiche Praktiken zur Behebung dieser Störungen versuchen diese Sinnesfreude wiederherzustellen.

Die Psychologin und Psychotherapeutin Lonnie Garfield Barbach beschreibt den Anfang einer solchen Praxis so: »Achten Sie darauf, wie es sich anfühlt, wenn die Haut Ihres Partners mit der Ihren in Berührung kommt. Saugen Sie die Wollust auf wie ein Schwamm... Verbringen Sie die Stunde an den ersten beiden Tagen mit der Wiederholung des Liebkosungserlebnisses, indem Sie einander informativ massieren... Wenn Ihr Partner beschlossen hat, sich die Hände massieren zu lassen, fassen Sie die Hände sanft und vorsichtig an. Erkunden Sie sie sorgsam in allen Einzelheiten, untersuchen Sie die Nägel, Finger, Handflächen, streichen Sie zart über die Adern und alle winzigen Linien auf der Haut. Halten Sie möglichst viel von Ihrer Haut in Berührung mit der Ihres Partners. Verwenden Sie die Außen- und Innenseiten Ihrer Hände zur Aufrechterhaltung des physischen Kontaktes. Tragen Sie ein wenig Öl auf und massieren Sie es tiefer ein, machen Sie sich mit den Gelenken, den tieferliegenden Muskeln und Knochen vertraut. Denken Sie daran, die – oder der – Massierende tut es zu Ihrer – oder seiner – eigenen Befriedigung und um Ihre – oder seine – Kenntnisse zu erweitern. Der Massierte braucht sich nur zu entspannen und zu genießen... Die dritte Übung ist auf ein totales körperliches Sinneserlebnis angelegt. Sammeln Sie möglichst viele Requisiten – Federn, Flanell, Wolle, Samt, Satin, Pinsel, Öle, Puder. Untersuchen Sie den Körper Ihres Geliebten überall, mit Ausnahme der Genitalien und der Brust. Das Sondieren dieser beiden Bereiche führt oft zur Erwartung von Geschlechtsverkehr und veranlaßt manche Frauen, verkrampft und übervorsichtig zu sein, so daß sie die Übung nicht in vollem Ausmaß genießen können...«

Nicht nur Auge und Tastsinn spielen in der Erotik und Sexualität eine große Rolle. Ganz wichtig ist auch der Geruchssinn. Die meisten ätherischen Öle und Pflanzen, aber auch Duftstoffe von Tieren – zum Beispiel Moschus – sind sehr anregend. Leute mit empfindlicher Haut müssen allerdings aufpassen, weil ätherische Öle mitunter Allergien verursachen können. Dies gilt vor allem unter Sonnenstrahlung. Orangensaft zum Beispiel kann braune Flecken auf der Haut zurücklassen. Deshalb soll man auch nie an der Sonne Eau de Cologne verwenden, weil die darin enthaltenen Zitrusextrakte starke Verfärbungen verursachen, die Jahre bleiben können. Man spricht dann von der *Berloque-Dermatitis.*

Parfums sollten niemals dazu verwendet werden, um den eigenen Körpergeruch zu überdecken. Hygiene und Sauberkeit vorausgesetzt, kann dieser spezifische Körpergeruch für den richtigen Partner erotisch überaus anziehend sein. Wenn man sich »nicht riechen« kann, ist es sowieso besser, nicht in intimen Kontakt zu kommen.

Kosmetik und Bewegung

Bewegungsmangel und Überernährung ergeben in den Industrieländern zunehmend kranke Menschen und eine zunehmend kranke Gesellschaft. Trotz der großen Erfolge der Medizin in unserem Jahrhundert ist es in letzter Zeit nicht mehr möglich, die Lebenserwartung weiterhin zu erhöhen. Zivilisationskrankheiten wie Rheuma, Gicht, Diabetes, zu hohe Blutfette, zu hoher Blutdruck breiten sich immer mehr aus. Herzinfarkt und Schlaganfälle stehen als Todesursache an der Spitze. Das Leben vieler Menschen ist nur noch abhängig von Medikamenten und medizinischer Technologie. Medikamentensucht und -abhängigkeit greifen um sich. Sogar Babys werden schon mit Beruhigungsmitteln gefüttert, die suchtmachende Wirkstoffe enthalten.

Allzu vieles ist dem natürlichen Bewegungsdrang des Menschen entgegengesetzt: Das Auto, sitzende Berufe, »mechanische Aufstiegs- und Fortbewegungshilfen« wie Rolltreppen, Rollstraßen, Lifte, Seilbahnen, sitzende Freizeitgestaltung vor dem Fernsehgerät.

Um dieser *Erstarrung*, dieser *krankmachenden Bequemlichkeit* zu entgehen, empfehlen verantwortungsbewußte Ärzte mehr Bewegung; Wandern, Laufen, Schwimmen, Sport, Gymnastik, Treppensteigen – überhaupt jede Form einer Dauerleistung. Das stärkt nicht nur die Muskeln, sondern verbessert auch den Kreislauf und fördert die Verdauung, wirkt der Darmträgheit entgegen, unter der heute besonders Frauen zu leiden haben. Durch die bessere Entgiftung, das Schwitzen und die bessere Hautdurchblutung profitiert auch die Haut. Der ganze Organismus wird verstärkt mit Sauerstoff versorgt. Einer der Väter des modernen Lauftrainings, der leider kürzlich verstorbene Ernst van Aaken, gründet darauf seine Therapie und *Vorbeugung gegen Herzinfarkt und Krebs:*

»Die Prophylaxe gegen den Herzinfarkt beginnt schon im Kindesalter… Das Kind muß vor allen Dingen in der Eigenschaft der Ausdauer erzogen werden, und dazu gehört nur, daß man es frei laufen, spielen und herumtollen läßt, eben ›spielerisch‹, wie auch heute Weltspitzenkönner herangezogen werden. Ein so spieltüchtig erzogenes Kind

*kann mit sechs Jahren Strecken im Lauf bewältigen, wie die Marathon-
strecke von 42,2 Kilometer, und legt im Spiel selbst jeden Tag etwa
zwölf Kilometer zurück... Ein Jugendlicher, der mit 16 Jahren niemals
viel gespielt hat und keinen Sport trieb, ist dann schon eine menschliche Ruine, vor allem wenn er, wie es in den letzten Jahrzehnten Mode
geworden ist, zu gut gefüttert wurde... Genauso geht es den Erwachsenen bis zum Greisenalter. Wer sich nicht ausdauernd bewegt, wer
dazu nicht die Möglichkeit hat, ist schwer gefährdet, früher an Herzinfarkt und Krebs zu erkranken als Gleichaltrige, die sich einer regelmäßigen Ausdauerübung gewidmet haben... Der Mensch muß sich für
seine Gesundheit täglich anstrengen, im Schweiße seines Angesichts,
er darf nicht in Sauerstoffschuld geraten und nicht zu Wasserstoffüberschuß gelangen.«*

Der *Herzinfarkt* ist der Gewebstod eines Herzmuskelbezirkes infolge Herabsetzung oder völliger Unterbrechung seiner Blutver-
sorgung, das heißt der Sauerstoffzufuhr. Die Atmung bewirkt die
Verbrennung des Wasserstoffs durch Sauerstoff zu Energie. Nur
so bleiben die 60 bis 100 Billionen Zellen unseres Organismus am
Leben. *Wasserstoff* ist im Weltall allgegenwärtig. So auch in unserem Körper. Er hat allein *200 Fermente*, die nichts anderes zu tun
haben, als den Wasserstoff aus der Nahrung und dem Organismus
herauszulösen, ihn über die Atmungskette zum Sauerstoff zu führen und als energiereiche *Phosphorverbindung*, als *Adenosintriphosphat* (ATP) zu speichern.

*Wird nun zuwenig Sauerstoff zugeführt, kann der Organismus nicht ge-
nug Wasserstoff verbrennen. Es entsteht ein Überschuß, der sich als
Übersäuerung manifestiert. Van Aaken berichtet über einen Vergleich
von sechs Krebskranken mit sechs Weltspitzensportlern im Langstrek-
kenlauf. Die Krebskranken hatten durchschnittlich dreimal soviel Milch-
säure im Blutserum wie die Langstreckenläufer, die Langstreckenläufer hingegen mehr als zehnmal soviel Adenosin-Mono-Phosphorsäure
(AMP), das nicht nur Kreislauf und Fermente reguliert, sondern auch
die Eiweißsynthese. Die AMP-Werte sind nach Van Aaken ein »Maß für
Gesundheit und Leistungsfähigkeit«.*

Was van Aaken über das *Laufen von Kindesbeinen* an schon seit
vielen Jahren predigte, machte jetzt – zumindest in Österreich – in
den Zeitungen Schlagzeilen. Als die 12jährige Salzburgerin Mo-

nika Frisch am Nationalfeiertag 1983 österreichische *Marathonmeisterin* wurde, hieß es sofort: »Armes, gequältes Kind«, »Wahnsinn«, »falscher Ehrgeiz der Eltern«. Nicht sachverständige Mediziner ließen alle möglichen Bedenken laut werden. Doch siehe da, Sportärzte bestätigten: »Das Kind is pumperlg'sund.« Ebenso gesund ist der gleichfalls 12jährige Grazer Michael Kratzer, der beim Wiener City-Marathon 1984 als jüngster Läufer unter rund 1000 Teilnehmern im guten Mittelfeld landete…

In solchen Fällen ist das Laufen meist Familientradition. Michaels Vater zum Beispiel bevorzugt Langstrecken über 50 und 100 Kilometer: »Man genießt die Natur und hat Zeit, nachzudenken. Das Laufen ist nicht nur Streßabbau, sondern auch Bewußtseinserweiterung.«

Übrigens: Kinder haben eine natürliche Bremse. Sie laufen nie bis zur Erschöpfung. Wenn sie nicht mehr wollen, hören sie einfach auf. Außerdem muß es ja nicht gleich Marathon sein. Alles muß Spaß machen und darf nicht zum Zwang werden. Wenn Kinder Marathonstrecken laufen, gehören sie aber – wie auch bei anderen Spitzenleistungen – unter *sportärztliche Kontrolle*. Wenn übergewichtige Kinder lange Strecken laufen, muß man besonders vorsichtig sein, da es leicht zu Überanstrengung kommen kann. Das gilt natürlich auch für Erwachsene. Joggen kann man übrigens bis ins hohe Alter.

Was ist besonders zu beachten?

Um einen nachhaltigen Effekt für die Gesundheit zu erzielen, muß eine gewisse Mindestbelastung erreicht werden. Leichte Atemnot, Herzklopfen und Müdigkeit sind die Anzeichen. Der Puls schlägt dann wenigstens 110- bis 120mal pro Minute.

Für den Puls, den man beim Langlaufen nicht wesentlich überschreiten sollte, gibt es eine einfache Formel: 180 weniger Lebensalter. Bei einem 40jährigen soll er also 140 Schläge nicht überschreiten. Zehn bis 20 Schläge darüber sind aber noch nicht beunruhigend.

Wie mißt man den Puls am einfachsten?

An der Halsschlagader. Man mißt 15 Sekunden lang und rechnet dann mal vier. Während eines Laufes steigert sich der Puls von zirka 20 Schlägen in 15 Sekunden (Ruhezustand) auf 160 Schläge nach fünf Minuten Laufzeit und eventuell noch etwas darüber nach zehn Minuten. Dann sinkt er bei trainierten Läufern wieder ab. Fünf Minuten nach dem Lauf sollte der Puls schon wieder fast normal sein (etwas über dem Normalpuls von 20 Schlägen in 15 Sekunden).

Der mittlere Energieverbrauch liegt beim Joggen bei neun Kalorien pro Kilogramm Körpergewicht in der Stunde. Das heißt, daß ein Jogger mit 70 Kilogramm Gewicht 630 Kalorien in der Stunde verbraucht. In dieser Zeit werden etwa neun Kilometer zurückgelegt.

Ein Jogger, der zwölf Kilometer in der Stunde läuft, verbraucht schon 9,35 Kalorien pro Kilogramm Körpergewicht, und einer, der 20 Kilometer pro Stunde läuft, 57,6 Kalorien.

Wenigstens zwei- bis dreimal die Woche sollte man laufen, »gehen«. Hauptregel: Nichts übertreiben, wohl fühlen ist alles! Dann in die Dusche und sich wie neugeboren fühlen. Woher kommt eigentlich dieses Supergefühl?

So erstaunlich das fürs erste klingen mag: vom Schmerz, den man in der ersten Laufphase deutlich spüren kann. Aber die Überwindung lohnt sich. Schmerzforscher haben entdeckt, daß sich bei Läufern und anderen Ausdauersportlern im Blut vermehrt *Endorphine* nachweisen lassen. Endorphine sind – vereinfacht gesagt – natürliches, vom Gehirn abgesondertes Morphium, das schmerzunempfindlich macht und eine Art »Glücksgefühl« vermittelt. Der zweite Grund: Vermehrte Bewegung verbessert die Durchblutung, auch der Haut. Das aktiviert nicht nur körperlich, sondern auch seelisch und hebt das sexuelle Interesse. Außerdem schläft man nachts besser!

Tips fürs Joggen

Nur dann laufen, wenn man wirklich gesund ist. Leichte, bequeme Schuhe mit einer stoßabsorbierenden Sohle sind unentbehrlich. Knöchel und Gelenke werden – besonders auf harter Unterlage – sehr stark beansprucht, vor allem bei Übergewichtigen. Daher: Mindestens auf Normalgewicht abnehmen (Körpergröße minus 100 in Zentimeter = Normalgewicht) und wenn irgendwie möglich, auf Naturboden im Wald und auf der Wiese laufen. Richtige Atemtechnik ist wichtig. Kinder beherrschen sie automatisch. Erwachsene müssen sie oft wieder lernen. Einmal Aus- und Einatmen pro Doppelschritt bedeutet schon höchste Belastung. Je drei

Schritte pro Ein- und Ausatmen genügen bei mittlerer Belastung. Seinen ganz persönlichen Rhythmus von Atmung und Schrittfolge muß jeder Läufer selbst finden.

Wer mit dem Joggen beginnt, sollte sein Tempo und die Laufstrecke nur behutsam steigern. Beginnen kann man bei voller Gesundheit mit ein bis zwei Kilometern. In Abhängigkeit vom Alter und vom Trainingszustand sind sechs bis zwölf Kilometer pro Stunde schon eine recht beachtliche Leistung. Schweißsaugende Kleidung (Wolle, Baumwolle) verwenden! Im Winter geht es nicht ohne leichte Kopfbedeckung (dünne Wollmütze). Ab minus sechs Grad Celsius muß man schon auf seine Bronchien aufpassen. Dabei hilft die Nasenatmung, die auch sonst vor Verkühlung schützt. Das heißt, es wird nur durch die Nase ein- und ausgeatmet, der Mund bleibt möglichst geschlossen.

Joggen kommt übrigens von »to jog«: anstoßen, aufrütteln, traben, sich auf die Beine machen.

Ab dem 40. Lebensjahr ist, auch ohne Beschwerden, etwa einmal im Jahr eine *sportärztliche Untersuchung* zu empfehlen.

Daß man diesen Punkt nicht genug betonen kann, belegen neueste Untersuchungsergebnisse von Klaus Jung an der Universität Mainz: Bei vielen Sporttoten seien schon lebensgefährliche Erkrankungen festzustellen gewesen, bevor sie den Freizeitsport begannen.

Als Beispiel für ähnliche Fälle schildert Klaus Jung das Schicksal eines 53jährigen, bei dem die nachträgliche Untersuchung mehrere Risikofaktoren für Herz und Kreislauf ergaben: leichten Bluthochdruck, erhöhte Cholesterin- und Harnsäurespiegel, 15 Kilogramm Übergewicht und beruflichen Streß. Um für seine Gesundheit etwas Gutes zu tun, habe sich der Mann einer Läufergruppe angeschlossen, langsam sein tägliches Trainingsprogramm gesteigert. Nach 14 Monaten habe er nachts Schmerzen bekommen, die er als Nierenkolik deutete. Da die Beschwerden am nächsten Morgen verschwunden waren, sei er wie gewohnt auf seine Tour gegangen. Ohne Vorwarnung sei nach wenigen Minuten der tödliche Zusammenbruch gekommen.

Ein Fall, der die Gefahren der Selbstdiagnose von Laien drastisch darlegt. Unter ärztlicher Kontrolle sieht die Sache anders aus. Nicht nur Ernst van Aaken hat nachgewiesen, daß sich ein langsam aufbauendes Lauftraining sogar nach einem Herzinfarkt günstig auswirkt. Kürzlich ergaben auch Untersuchungen von Ulrich Gleichmann und seinen Mitarbeitern in Bad Oeynhausen, daß ein ärztlich überwachtes, dosiertes, regelmäßiges Ausdauertraining die Sterblichkeit nach Infarkten verringern hilft.

Mit gesunden Menschen haben diese Überlegungen nichts zu tun. Noch nie ist ein »kerngesunder, sportgestählter Jogger plötzlich tot umgefallen«, wie uns manche Schwarzmaler weismachen wollen.

Mit dem Langlaufen verwandt ist das *Skilanglaufen*. Gut fürs Umsteigen im Winter, wenn Schnee und Eis das Laufen erschweren oder unmöglich machen. Der Kalorienverbrauch ist gleich wie beim Joggen. Je nach Alter und Kondition sind acht bis 14 Kilometer pro Stunde schon gute Leistungen. Man kann der Einfachheit halber mit NoWax-Ski beginnen und dann auf Wax-Ski umsteigen. Das richtige Verhältnis von Abstoßen und Gleiten kann man relativ schnell lernen. Sonnen- und Kälteschutz sollten nicht vergessen werden.

Neben Laufen, Joggen und einigen anderen Sportarten ist auch das *Schwimmen* ein wunderbarer Ausgleich zu Hektik und Streß und damit ein willkommener Teil der sanften Kosmetik.

Der Energieverbrauch liegt beim Schwimmen ungefähr bei sechs bis zwölf Kalorien pro Kilogramm Körpergewicht und Stunde. 30 bis 35 Minuten pro Kilometer sind – in Abhängigkeit von Alter, Kondition und Stil – schon beachtliche Zeiten. Das Schwimmen kräftigt nicht nur Muskeln, Herz, Kreislauf und Atmung, es durchfeuchtet auch die Hornschicht der Haut und massiert das darunterliegende Gewebe. Dabei gibt es aber schon ein großes *Problem:* Das *Poolwasser* der meisten Schwimmbäder ist nicht frei von Bakterien und Viren. Es wird daher in der Regel chloriert. Das *Chlor* verursacht unangenehmes Brennen in den Augen. Außerdem reagieren relativ viele Menschen auf Chlor allergisch. Trotzdem hindert das Chlor verschiedene Pilze nicht daran, noch verschont gebliebene Füße zu befallen. Außerdem wird Chlor meist nicht richtig dosiert. Die Bademeister handeln nach dem Motto »lieber ein bisserl mehr als zuwenig«. Eigentlich müßte man mit einer fetten Creme ins Wasser steigen. Und mit Brillen, die wirklich dicht sind. Besser wäre es, wenn sich die Bäder-Erhalter zu einer weniger problematischen Hygienemaßnahme als dem Chloren durchringen könnten. Sie wurde schon vor mehreren Jahren entwickelt und erprobt, zum Beispiel im Solebad »Bad Hall« in Oberösterreich im Zusammenwirken mit der chemischen Abteilung des Paracelsus-Institutes in Bad Hall. Das allgemein zugängliche Hallenbad wird dort mit Hilfe von *Ozonisierung* keimfrei gehalten. Ein Verfahren, das man durchaus auch in Bädern, die keine natürliche Jodsole zur Verfügung haben, anwenden könnte. Allerdings bedarf es dazu großen Sachverstandes und geeigneter Steuerungsanlagen, die in Bad Hall entwickelt wurden.

Auf jeden Fall muß man sich nach dem Schwimmen in einem öffentlichen Bad gründlich abduschen, sich gut abtrocknen und eincremen, vor allem die Füße.

Schwimmen hat nur dann einen Trainingseffekt, wenn man genügend lange unterwegs ist. Etwa 300 bis 500 Meter sind das Minimum eines »Durchgangs«. Besser sind 1000 Meter.

Kosmetik und Ernährung

Die Ernährung der Haut ist nur über die Nahrung möglich, nicht von außen. Von den Grundnährstoffen – Kohlenhydraten, Eiweiß- und Fettstoffen – wird heute in den industrialisierten Ländern zuviel aufgenommen, wie die Entwicklung der Übergewichtigkeit beweist.

Der Energiebedarf des ruhenden Organismus, der Grundumsatz, ist nämlich erstaunlich niedrig: zirka 1500 Kalorien pro Tag. Eine Kalorie ist jene Energiemenge, die erforderlich ist, um ein Gramm reinen Wassers von 14,5 auf 15,5 Grad Celsius zu erwärmen. Wer Kalorien in Joule umrechnen will, muß mit der Zahl 4 (abgerundet) multiplizieren.

Durch Muskelarbeit wird der tägliche *Kalorienbedarf* eines Menschen natürlich entsprechend erhöht. Für Büroarbeit reichen etwa 2000 Kalorien pro Tag aus. Das entspricht zum Beispiel 280 Gramm Kohlenhydraten, 100 Gramm Eiweiß und 50 Gramm Fett. Sportlich Aktive brauchen zirka 2500 Kalorien, Leistungssportler und Schwerarbeiter bis zu 6000 Kalorien.

Die Haut ist das Spiegelbild richtiger Ernährung. Denaturierte Nahrungsmittel und Zivilisationskost – zuviel Fett, Eiweiß und Zucker, zu-

wenig Vitamine, Spurenelemente und »Vitalstoffe« – zeigen sich daher auch an der Haut. Sie wird fahl und schlaff, ist leichter zu schädigen, während die richtig ernährte, gesunde Haut gut durchblutet, fest und glatt ist.

Die Wirkstoff-Kosmetik versucht, diese Mängel von außen her gutzumachen. So wird zum Beispiel Nikotinsäure, die zum Vitamin-B-Komplex gehört, in Kosmetika mit gefäßerweiternder und durchblutungsfördernder Wirkung verwendet.

Pantothensäure (B_5) ist in verschiedenen Haarlotionen, Lippenstiften und Cremes enthalten. Angeblich, weil sie den Glanz des Haares erhöht, die Lippen gegen Umwelteinflüsse schützt und auf der Haut »heilende Kraft« entfaltet: bei Wunden, Dermatosen, Sonnenbrand und anderen Schäden. Vielfach wird behauptet, daß eine »Intensivierung der Bräunung« stattfindet. Sicher ist Vitamin B_5 unentbehrlich für Stoffwechsel und Hautaufbau. Mangelerscheinungen führen zum Ergrauen der Haare und zu Hautveränderungen. Aber zu Pantothensäure-Mangel kommt es nur bei ernsten Erkrankungen im Magen-Darm-Trakt oder bei schweren Vergiftungen. Normalerweise genügt daher die über die Nahrung aufgenommene Menge. Reich an Vitamin B_5 sind Leber, Eidotter, Bohnen, Pilze und Erdnüsse.

Man sieht an diesen Beispielen, daß sich die Kosmetik hier wieder einmal in Grenzgebiete zur Medizin vorwagt, in denen sie eigentlich nichts verloren hat. Vorausgesetzt, daß die Vitamine überhaupt in pharmakologisch wirksamem Ausmaß durch die Haut in den Organismus aufgenommen und dort aktiv werden, was global keineswegs als gesichert gilt.

Außerdem sorgen richtige Ernährung, Sport und sanfte Kosmetik ganz von selbst für eine gut durchblutete, schützende, gesunde Haut.

Vitaminmangel durch falsche Ernährung wird meist auch an der Haut sichtbar. Ein *Defizit an Ascorbinsäure (Vitamin C)* – besonders reichlich in grünem Paprika, Zitrusfrüchten, Kartoffeln, Karfiol, Tomaten, Weißkohl, Äpfeln, schwarzen Johannisbeeren, Erdbeeren, Petersilie und vielen anderen Obst- und Gemüsesorten enthalten – führt an der Haut zu verzögerter Wundheilung und Narbenbildung. Vitamin C ist, neben zahlreichen anderen Funktionen, auch für die Bildung des Bindegewebes wichtig.

Der *Mangel an essentiellen Fettsäuren (»Vitamin F«)*, die beispielsweise reichlich in kaltgepreßten Pflanzenölen enthalten sind, wird mit Ekzemen bei Säuglingen in Verbindung gebracht. *Biotin-Mangel* (Vitamin-H-Mangel) führt neben Muskelschmerzen und Anstieg des Cholesterinspiegels im Blut auch zu trockener Haut. Biotin ist vor allem in Hefe, Leber, Nieren, Herz, Eigelb, Milch, Schokolade, Gemüse, Johannisbeeren, Haselnüssen und Pilzen enthalten. Zu Mangelerscheinungen kommt es vor allem dann, wenn größere Mengen von rohen Eiern gegessen werden, denn Eiklar enthält eine Substanz, die das Biotin zerstört.

Pyridoxin-Mangel (Vitamin-B$_6$-Mangel) äußert sich in Störungen des Nervensystems, in einer dauernden Reizung der Augen und in Hautveränderungen, besonders im Gesicht. Alle Funktionen des Pyridoxins sind bis heute nicht bekannt. B$_6$ ist vor allem in Hefe, Getreide, Sojabohnen, Muskelfleisch, Leber, Nieren, Fisch und Geflügel enthalten.

Vitamin-D-Mangel führt durch eine Störung des Phosphor-Kalk-Stoffwechsels zu einer Entmineralisierung des Organismus. Vitamin D (Calciferol) entsteht durch ultraviolettes Sonnenlicht in der Haut. Der Vitamin-D-Bedarf des Organismus kann aber auch über eine richtige Ernährung gedeckt werden. Das ist nicht immer der Fall, weshalb eine mäßige Sonnenexposition auch aus dieser Sicht nützlich erscheint. Besonders reich an Vitamin D sind Lebertran, Milch und Eigelb. Aufzeichnungen aus dem Jahr 1917 dokumentieren, daß in Wien 90 Prozent aller Kinder »rachitisch« waren, das heißt, daß verzögerte Knochenbildung der Knorpelsubstanz und Wucherungserscheinungen in den Langwachstumszonen vorlagen. Seit einigen Jahren ist auf den Kinderabteilungen wieder eine Zunahme dieser Erscheinungen festzustellen, die wahrscheinlich auf Fehlernährung zurückgeht. Säuglinge und Kleinkinder brauchen ja viermal soviel Vitamin D wie Erwachsene, in einer Menge also, die mit der heutigen Ernährung nicht mehr zu bewältigen ist. Daher wird Vitamin D den Säuglingen vom Arzt in Tropfenform verschrieben. Die Nahrung der Mutter und des Kindes enthält außerdem in der Regel zuwenig *Kalzium*, das vor allem in Milch und Milchprodukten, Gemüse, Vollkornprodukten, Obst, Haferflocken, Fisch, Hülsenfrüchten und Nüssen enthalten ist. Ähnliches gilt für *Phosphor*, der besonders in Milch und Milchprodukten, Gemüse und Kartoffeln vorkommt.

Mangelerscheinungen sind auch bei *Kalium* und *Magnesium* festzustellen, vor allem weil zuwenig Milch und Milchprodukte konsumiert werden. *Eisenmangel*, der zu Blutarmut führt, entsteht durch Vitamin-C-Defizit in Verbindung mit dem Fehlen von Vollkornprodukten auf dem Speisezettel. Vor allem Frauen haben darunter zu leiden, speziell in der Schwangerschaft und beim Stillen.

Claude Aubert, ein französischer Agrar- und Ernährungsspezialist, meint:

»Die Zeit als unparteiischer Zeuge beginnt ihr Urteil zu fällen: Die Lebenserwartung sinkt in einigen Industrieländern, und es ist abzusehen, daß dieser Prozeß weiterhin anhält. Die Zunahme an Krebs- und anderen Degenerationserkrankungen zeigt, daß die Ernährungsfehler, zurückgehend auf die letzten beiden Generationen, sowie andere Schadstoffe und eine ungesunde Lebensweise bereits die ersten bitteren Früchte tragen... Die heute Zwanzigjährigen wurden von Geburt an mit Supermarktkost großgezogen, sie leben umgeben von Beton und Verschmutzung unserer Großstädte. Wer weiß, was aus ihnen wird? Ich bin Pessimist: Ich glaube nicht, daß diese Generation älter als 50 Jahre wird, wenn sie sich weiterhin so ernährt, wenn sie weiterhin so lebt.«

Zur Untermauerung fügt Aubert einige Daten aus den Vereinigten Staaten hinzu, wo die Auswirkungen der falschen Ernährung durch den Zivilisations-»Vorsprung« bereits früher erkennbar waren und den Weg zeigen, auf dem sich in der Folge auch die europäischen Industrieländer befinden: 49 Prozent der Gesamtbevölkerung in den USA, inklusive Kinder, sind chronisch krank. 54 Prozent der Todesursachen sind Herz- und Gefäßkrankheiten, davon ein Drittel im Alter zwischen 35 und 44 Jahren. An zweiter Stelle liegt Krebs. Er fordert jährlich 400 000 Tote.

Häufig, so Aubert, komme in den USA, vor allem auch bei der jüngeren Generation, Vitamin-A-Mangel vor. Ebenso in Kanada.

Vitamin A (Retinol), auch »Schönheitsvitamin« genannt, ist für die Funktion unserer Haut von besonderer Bedeutung, vor allem für ihre Widerstandsfähigkeit und Geschmeidigkeit. Mangelerscheinungen verursachen unter anderem Haut- und Kopfschuppen, Hautschäden und sogar Haarausfall. Streß erhöht den Vitamin-A-Bedarf. Und Vitamin A ist wichtig für die

Sehfunktion des Auges.

Vitamin A kommt vor allem in Milch, Butter, Eigelb, Leber, Lebertran, Karotten, Tomaten, Spinat, Grünkohl und Kopfsalat vor. Auch Vitaminmangel ist sehr stark verbreitet.

Nach Harald Lohmann gehören die Vitamin-A-Vorstufe *Beta-Carotin*, die *Carotinoide* im allgemeinen sowie Vitamin E (Tocopherol) zu jenen Stoffen, die das Erbmaterial der Zellen (DNS) vor Chemikalien- und strahleninduzierten Schäden schützen. Sie wirken als Antioxidantien und können vermutlich schädliche Sauerstoffradikale abfangen. In der Wissenschaft wird das Thema derzeit noch diskutiert. Es besteht die Möglichkeit, daß es sich dabei um »Krebsschutzstoffe« handeln könnte. Auch Vitamin C gehört zu den Antioxidantien.

Weit verbreitet ist auch Vitamin-B_1-Mangel. *Vitamin B_1 (Thiamin)* ist besonders reichlich in den Randschichten und im Keim des Getreidekorns enthalten, die beide im Vollkornbrot erhalten bleiben. Durch das Ausmahlen des Mehls für Weißbrot und -gebäck werden diese wertvollen Bestandteile weitgehend entfernt. Ein guter Teil des B_1-Mangels geht darauf zurück.

Eine Studie des Wiener Hygieneinstituts hat schon in den siebziger Jahren gezeigt, daß bei mehr als der Hälfte aller Wiener Schulkinder B_1-Mangel festzustellen war. Die Folgen von B_1-Mangel sind unter anderen Konzentrationsschwäche, Appetitlosigkeit und Leistungsabfall.

Unter die Vitamin-B-Gruppe fällt auch das hautfreundliche *Nicotinamid*, auch *Vitamin PP* genannt. Es schützt vor Allergien und ist wichtig für den Kohlenhydrat- und Fettstoffwechsel. Mangelerscheinungen führen zu nervösen Störungen und Hautveränderungen. Seit langem weiß man, daß Nicotinamid *Pellagra* heilt, die überall dort auftreten kann, wo die Nahrung der Menschen fast ausschließlich aus Mais besteht. Sie kann aber auch bei Alkoholismus und Drogensucht auftreten. Zu den Symptomen der Pellagra gehören entzündliche Hautveränderungen, Schuppung und Überpigmentierung.

Vitamin PP ist vor allem in Leber, Fleisch, Seefisch, Hefe, Pilzen und Vollkornbrot enthalten. Schon bei diesen Angaben muß man freilich aufpassen. Auch bei Tieren ist die *Leber das Entgiftungsorgan*. Es muß also mit *Rückständen verschiedener Gifte* gerechnet werden. Ernährungsfachleute empfehlen daher einen sparsamen

Leberkonsum. Ähnliches gilt für Seefisch und Pilze. Hier spielen vor allem Quecksilber und chlorierte Kohlenwasserstoffe, die über giftige Spritzmittel in die Nahrungskette gelangen, eine Rolle.

Chlorierte Kohlenwasserstoffe sind »fettliebend« und werden daher auch im Fettdepot der Haut gespeichert.

Am besten, man hält sich an Produkte aus biologischem Anbau, der »sanften Landwirtschaft«. Die Bio-Produkte sind zwar auch nicht immer ganz rückstandsfrei, aber die Rückstände sind in der Regel wesentlich geringer, wie selbst Kritiker zugeben müssen.

Die Vitaminmangelerscheinungen zeigen, wohin einseitige und denaturierte Ernährung führen kann. Das Kochen der Speisen bei zu hohen Temperaturen zerstört den letzten Rest von Natürlichkeit. Zuviel Fett, Zucker und tierisches Eiweiß werden zur lebensbedrohlichen Belastung. Die unausgewogene Ernährung verursacht auch Spurenelementmangel. Es fehlen vor allem Magnesium, Mangan, Kobalt, Jod, Eisen und Kupfer. Die Folgen sind schwerwiegend. Magnesium etwa ist ein Schutzfaktor gegen Krebs, Herz- und Gefäßkrankheiten und Depressionen. Am besten kann man Mangelerscheinungen durch Vollwertkost ausweichen.

Hier einige Grundregeln: Reichlich frisches Obst und Gemüse, wenig Fleisch, Fett und Zucker; wenn Fleisch, dann möglichst nicht aus der Massentierhaltung; wenn Fett, dann in Form von hochungesättigten Fettsäuren; wenn Zucker, dann am besten in Form von Honig. Wertvoll sind auch Milchprodukte wie Butter, Käse, Topfen und Joghurt, aber womöglich aus nicht pasteurisierter Frischmilch. Milchsäurevergorene Gemüse wie Sauerkraut sind der Konservenkost vorzuziehen. Besser als Konserven sind auch tiefgefrorene Produkte. Frische Waren sind unersetzlich.

Alkohol soll mäßig und keinesfalls als Durstlöscher genossen werden. Natürlicher, möglichst ungespritzter Wein ist am besten. Würziger Kräutertee ist das ideale Alltagsgetränk. Gegen Kaffee ist nichts einzuwenden, solange man nicht übertreibt und er einem gut bekommt. Rohe, ungesalzene Nüsse, Sonnenblumen-, Kürbiskerne und Sesam gehören ebenfalls zu den »Geheimnissen« der Vollwertkost.

Es gibt heute schon eine ganze Bibliothek von Büchern über die Vollwertkost, und vor allem auch Kochbücher, die beim Umsetzen dieser Grundlagen in die Praxis hilfreich sind.

Übrigens: Wer sich so ernährt, hat weniger Probleme mit dem Gewicht. Man erspart sich Schlankheitsdiäten, die meist nur vorübergehende Erfolge bringen. Von den gefährlichen Appetitzüglern, die schon Medikamentenskandale heraufbeschworen haben, gar nicht zu reden.

Vollwertküche und viel Bewegung: Sie gehören untrennbar zur sanften Kosmetik. Gesundheit, gutes Aussehen, Jugendlichkeit kommen nicht von außen über »Nährcremes« oder »Antifaltencremes«, sondern von innen. Das hängt unter anderem mit dem »Wunder« zusammen, das wir Haut nennen (vgl. Kapitel »Die Haut«).

Schlußwort

Dieses Buch enthält viel Kritik. Naturgemäß, denn in der Kosmetik dominieren aggressive Tendenzen. Nicht nur zum Schaden des Verbrauchers, sondern auch der Hersteller selbst. Mangelhafte Produkte, falsche oder nicht gehaltene Versprechen schädigen den Verbraucher einmal oder zweimal, aber für immer den Ruf jener Firmen, die sich täuschend verhalten. Auch hier gilt der alte Spruch: »Lügen haben kurze Beine...« Sicher ist Unwahrheit keine Spezialität der Kosmetik, sondern ein allgemeiner Mangel im zwischenmenschlichen Verhalten. Auch das moderne Marketing, das sehr oft mit Vermarkten verwechselt wird, ist nicht frei davon. Dazu hat John Naisbitt in »Megatrends« einige wesentliche Aussagen gemacht, welche unsere Problematik deutlich darstellen:

○ »Während der letzten Dekaden entstand die Gefahr eines kurzsichtigen Denkens. Dadurch kam die Umweltverschmutzung zustande.«
○ »Zu viele Manager fühlen sich unter Druck gesetzt. Sie müssen schnelle Erfolge haben und Gewinne machen. (Anders die japanischen Manager, die eine Langzeitstrategie verfolgen.)«
○ »Je mehr wir uns moderner Technologien bedienen, um so wichtiger ist es, intensiv zu kommunizieren und Gefühl zu vermitteln...«

Gerade in dieser Hinsicht hat die Kosmetik eine bedeutende Aufgabe.

Zum Kommunizieren gehören keine sinnlosen Wirkstoffversprechen oder das Spiel mit den Träumen von der ewigen Jugend, sondern eine aufrichtige Aussage, die zwar emotionell sein soll, aber gleichzeitig auch Aufrichtigkeit ausstrahlen muß.

Diesbezüglich sollte sich auch der Verbraucher besinnen und vermehrt an sich selbst und die Regenerationsfähigkeit seines Organismus glauben. Die sanfte Kosmetik unterstützt dieses Selbstvertrauen. Sie ist nicht spektakulär. Ihr Angebot ist nicht unüberschaubar wie das Übermaß von Waren in einem Supermarkt. Einige gute und bewährte Kosmetika und viel gesunde Lebensweise, Heiterkeit und ein bißchen philosophische Milde genügen.

Andere können uns nur vorübergehend helfen. Die wirkliche Lösung muß jeder für sich selbst bringen.

Der Wissenschaftstheoretiker E. Oeser hat das erst kürzlich drastisch zum Ausdruck gebracht: »...Neue Tendenzen in der Kosmetik (Greiter und andere) führen zu einem ›Paradigmawechsel‹. Es ist nicht mehr die dekorative Kosmetik, die im Vordergrund steht, sondern die physiologisch adäquate Körperpflege. Es wird nicht mehr nach dem Stein der Weisen, dem Lebenselixier, dem Jungbrunnen oder nach Wunderwirkstoffen gesucht. Dieser Traum ist ausgeträumt. Krankheit, Altern und Tod müssen als Bestandteil des Lebens akzeptiert werden. Aber die Krankheit ist nur zu einem geringen Teil ein unentrinnbares Schicksal. Sie läßt sich durch vernünftiges Leben und bewußte Körperpflege weitgehend vermeiden. Das Altern ist zwar unvermeidlich, aber seine Folgen lassen sich drastisch verschieben. Es geht in der modernen Kosmetik weder um die Utopie der »Verjüngung« noch um das ebenso utopische Ideal der ewigen Erhaltung der Jugend. Denn Altern hat nichts mit Häßlichkeit zu tun. Nur wer sich selbst und sein Äußeres haßt, hat sich verloren. Die moderne Kosmetik unterstützt nicht jene, die nicht alt werden können, sondern diejenigen, die sich selbst in jeder Phase ihres Lebens akzeptieren.«

Das ist ein großes Kompliment für die Kosmetik. Sie sollte diesen Ruf aufnehmen und alles daransetzen, damit die unnötigen, ohnedies von niemandem wirklich akzeptierten Übertreibungen und Versprechungen immer mehr verschwinden.

Nach entsprechender Kritik scheint es aber auch nötig, sich Gedanken zu machen, wie solche Unzulänglichkeiten vermieden werden können.

Kosmetik ist ja grundsätzlich positiv. Sie ist vermutlich die einzige wirkliche Präventive, welche neben dem Sport existiert. Alles andere ist doch zu sehr in der Pathologie verhaftet. Damit Kosmetik für alle Beteiligten effizient wird, ist folgendes wesentlich: Jeder, der Kosmetik betreibt, soll dies mit Freude und aufrichtigem Engagement tun.

Dabei sind einige Gesichtspunkte zu respektieren:

○ Schutz vor der Umwelt, speziell vor übermäßiger Sonnenbestrahlung, sollte Priorität haben. Alles, was dank entsprechenden Schutzes vermieden wird, bedarf keiner Reparatur.
Im Hinblick auf den Schutz vor Sonnenstrahlung ist die Kosmetik weit gekommen. Dank moderner Sonnenschutzmittel und der Deklaration des Sonnenschutzfaktors. Man ist heute so weit, daß ein Sonnenschutzmittel nur einmal in der Früh nach der Morgentoilette aufgetragen werden muß. Man ist dann den ganzen Tag geschützt und setzt damit eine ganz wesentliche Präventive gegen eine vorzeitige Hautalterung.

○ Ein Fortschritt sind auch Kälteschutzmittel. Produkte, die bis minus 20 beziehungsweise minus 30 Grad Celsius die Haut vor Kälte schützen, sind auf dem Markt. Der Schutz vor Kälte ist nicht nur für extreme Situationen von Bedeutung. Er ist ebenso wichtig für den Alltag, etwa für Mutter und Kind bei einem morgendlichen Spaziergang. Beim Kälteschutz sind ja nicht nur tiefe Temperaturen maßgeblich. Bei einer Außentemperatur von nur 0 Grad Celsius und hoher Windgeschwindigkeit kann eine Temperatur von minus 10 Grad Celsius an der Haut entstehen.

○ Wenn jemand Aufwand liebt – und viele Frauen schätzen das –, ist nichts gegen »goldene Tiegel« und aufregende Parfüms einzuwenden. Vielfach wurde nachgewiesen, daß ein und dasselbe Produkt, verschieden aufwendig verpackt, verschieden intensiv wirkt. Das sind eben die Emotionen, welche auch in der Kosmetik eine bedeutende Rolle spielen. Hier hat Kosmetik mitunter auch eine Art »Trostfunktion«. Man möchte sich verwöhnen und dagegen ist so lange nichts einzuwenden, als die gekauften Produkte ihren Preis wert sind. Das ist dann der Fall, wenn ein problemloser, gut verträglicher, angenehmer Inhalt in einer aufregenden Verpackung dargeboten wird – ohne Wirkstoffversprechen.

○ Die Hautpflege soll alle jene Stoffe enthalten, welche der Haut fehlen können. Das sind in erster Linie Fett und Wasser. Produkte, die eher »natürlich« aufgebaut sind und möglichst keine Konservierungsmittel sowie künstliche Emulgatoren enthalten, sind vorzuziehen.

Für die Pflege gilt im Gegensatz zum Schutz: je weniger, desto besser! Jeder muß durch Erfahrung lernen, wieviel Pflege er betreiben muß. Pflege soll ja nicht zur Last und zur Verpflichtung werden. Man muß spüren, daß man sie braucht und daß ihre Anwendung einem guttut. Im Moment, wo die Haut unliebsam reagiert, weiß man, daß man zuviel getan hat. Es ist nicht immer die Unverträglichkeit eines Produktes, welche zur Belastung führt, sondern sehr oft auch ein gutgemeintes Zuviel.

○ Die dekorative Kosmetik genießt im Ansehen des kosmetikbewußten Verbrauchers einen hohen Stellenwert. Das kann man prinzipiell nur begrüßen. Die dekorative Kosmetik soll ja nicht nur die natürliche Schönheit betonen, sondern sie schützt auch gegen Umweltschäden, speziell auch gegen die Sonnenstrahlung. Dekorative Kosmetika enthalten vielfach mineralische Bestandteile, welche die Sonnenstrahlung zum Teil abhalten. Die dekorativen Kosmetika haben vor allem deshalb Anlaß zur Kritik gegeben, weil sie schädliche Farben enthielten. Dank einer modernen Gesetzgebung wird das zunehmend verhindert. Dennoch sollte man besonders im Lippen- und Augenbereich weiterhin vorsichtig sein. Man weiß, daß verhältnismäßig viel Lippenstiftmasse in den Magen gerät. Wimperntusche und Augen-Make-up können in die Augenhöhlen kommen, weshalb auch hier Sparsamkeit angezeigt ist. Natürlich entsteht immer wieder die Frage, ob ein Make-up verwendet werden soll. Soweit es einem Spaß macht, ist gegen Make-ups nichts einzuwenden. Der eine wird ein »lauteres«, der andere ein »ruhigeres« Make-up lieben. Natürlichkeit ist im Moment Trumpf.

○ Die Reinigung der Haut ist kein so ernstes Problem, wie es vielfach dargestellt wird, aber es sind einige Gesichtspunkte dabei besonders wichtig:
Weniger ist auch hier besser als zuviel. Gereinigt soll nur dann werden, wenn die Haut schmutzig ist oder wenn man ein Make-up entfernen will. Wir nehmen durch das konstante Reiben und Rubbeln Hautschichten ab und reduzieren dadurch die Schutzfähigkeit der Haut.
Reinigung in Verbindung mit heißen Bädern kann zwar recht entspannend sein. Aber wenn übertrieben wird, sind negative Auswirkungen auf den Kreislauf möglich. Kreislauflabile sollen also mit Bädern sehr vorsichtig sein. Es ist auch zu beden-

ken, daß gerade heiße Bäder und intensive Sauna Teile der Hornhaut ablösen. Dadurch wird ebenso die Schutzfunktion der Haut vermindert. Und es schadet der Urlaubsbräune, die man möglichst lange behalten will. Der braune Badewannenrand ist ein Zeichen von abgelöster, gebräunter Hornhaut.

Das Duschen ist sicher die moderne Reinigungsform. Die übermäßige Anwendung von waschaktiven Substanzen soll bei jeder Reinigungsform unterbleiben. Seifen oder moderne Duschzusätze sollen nur dann angewendet werden, wenn eine starke Verschmutzung dies erfordert.

Vorsicht ist vor allem bei allzu billigen stark schäumenden Bade- oder Duschzusätzen geboten. Zuviel Schaum ist oft gleichbedeutend mit starker Aggression. Sogenannte Ölbäder oder Ölduschen beziehungsweise milde Duschgels sind vorzuziehen.

Natürlich wird die Frage entstehen, wie und wo Kosmetika sinnvoll gekauft werden. Auch das ist eine Frage des persönlichen Geschmacks und Bedürfnisses. Während der eine die sachliche Atmosphäre eines Supermarktes vorzieht, wird der andere die Parfümerie, Drogerie oder Apotheke aufsuchen. Während man im Supermarkt selbst entscheidet, was man möchte, wird in der Luxusparfümerie ein Fachgespräch stattfinden. Leider wird man mitunter so manipuliert, daß man mehr kauft, als man eigentlich braucht. Das Verkaufen, das heißt der Verkaufserfolg wird nicht selten prämiert. Es gibt sogar Firmen, die Verkäufern für jedes verkaufte Stück in irgendeiner Form eine Prämie geben. Diese »Animation« ist nur schwer verständlich. Sie führt auch zu »sozialen Zwängen«, weil der Verbraucher sich einfach nicht mehr traut, nein zu sagen. Trotzdem haben auch elegante Fachgeschäfte eine ganz wesentliche Funktion im Hinblick auf den Erlebniswert, der geboten wird. Sie vermitteln »den Hauch der großen Welt«. Es ist ja zunehmend das Bedürfnis zu beobachten, sich eben zu verwöhnen. Die Funktion solcher Geschäfte besteht in viel Kompensation und Streßabbau. Das ist so wie mit der Mode. Der eine liebt eben das Extravagante im Luxusgeschäft, und der andere bevorzugt eine eher vernünftige Bekleidung im Durchschnittsgeschäft. Ob Luxus oder Standard – einige Punkte sollten in jedem Fall beachtet werden:

○ Wählen Sie beim Sonnenschutz im Zweifelsfalle immer einen höheren Sonnenschutzfaktor. Sie brauchen dann weniger, sind besser geschützt und auch finanziell besser dran. Es gibt Sonnenschutzmittel, die nur einmal am Morgen aufgetragen werden müssen. Vertrauen Sie nicht allen jenen Niedrigpreisprodukten, die irgendeinen Phantasiefaktor versprechen. Solche Produkte sind in der Regel nicht wasserbeständig, werden in riesigen Behältern angeboten und verschmutzen schon allein deshalb die Umwelt, weil zwei Drittel davon weggeschwemmt werden.

○ Bei den Pflegemitteln sollten Sie sich in der Regel an Markenprodukte halten. Aber werden Sie mißtrauisch, wenn irgendwelche Wunderversprechen oder Verjüngungsaussagen gemacht werden. Glauben Sie eher Produkten, die eine Inhaltsangabe haben und sich einer gemäßigten Aussage bedienen. Wählen Sie aber ruhig etwas aus, das in einer Verpackung angeboten wird, die Ihnen gefällt, denn auch die äußere Aufmachung und das Parfüm sind wichtig.

○ Kaufen Sie eher kleine Mengen. So haben Sie immer frische Produkte. Außerdem fördern kleine Mengen die Sparsamkeit.

○ Reinigungskosmetika (Seifen, Badezusätze, Duschmittel usw.) sollten ebenfalls sparsam angewendet werden. Bei der Auswahl sind bewährte Markenprodukte vorzuziehen. Alles, was zuviel Waschkraft und zuviel Schaum verspricht, ist mißtrauisch zu betrachten.

○ Dekorative Kosmetika sollen individuelle Bedürfnisse befriedigen und dementsprechend ausgewählt werden. Bei der Farbauswahl kann man sich an Modejournalen orientieren oder in Parfümerien und Drogerien beraten lassen. Das Schminken muß allerdings gelernt werden, damit es auch wirklich im Sinne des »Stärken-Betonens« und »Schwächen-Kaschierens« zu einem besseren Aussehen beitragen kann. Denn im Prinzip ist jeder Mensch schön, der zu seiner Originalität gefunden hat.

○ Denken Sie nicht nur an das Gesicht, sondern vor allen Dingen auch an das Dekolleté, die Arme, Hände, Beine und Füße. Gerade sie werden oft vernachlässigt. Das sieht man an manchen älteren Menschen. Die Haut wird fleckig. Es entstehen Altersflecken. Das muß aber nicht sein, wenn man von frühester Jugend an auch diese Hautbereiche sorgfältig schützt und pflegt.

Wenn man das tut, wird es nicht mehr heißen: an den Händen und am Dekolleté erfährt man das wahre Alter...

Dieses Buch wird da und dort Entsetzen hervorrufen. Mit Recht! Jene, die sich betroffen fühlen, sollen ruhig entsetzt sein. Vielleicht hilft es ihnen, den richtigen Weg zu finden. Denn zu allen Zeiten hat gegolten, daß nur eine aufrichtige Leistung auf lange Sicht Erfolg haben kann. Alles kurzfristige Erfolgsdenken ist zum Scheitern verurteilt.

Die Kosmetik hat eine bedeutende Funktion in unserer modernen Umwelt, die mit zunehmender Belastung gleichzusetzen ist. Sie ist nicht nur eine nützliche Präventive im Sinne von Schutz, Pflege, Reinigung und Dekoration, sondern dient auch zur Streßbekämpfung. Sinnvolle Kosmetik motiviert und entspannt, fördert das Selbstbewußtsein und macht einfach Spaß. Sie gehört zu den Schönheiten unseres Lebens.

Literaturverzeichnis

Die arme Haut

Harald Lohmann: Giftküche Natur. Betrachtungen eines Überlebenden. Chemie Report 5/1984, Wien.

Tom Conry (Koordinator), David Frey, Nancy Frey, Alan Okagaki: Consumer's Guide to Cosmetics. Hrsg. v. The Science Action Coalition. N. Y., 1980.

K. Langbein, H. P. Martin, P. Sichrovsky, H. Weiss: Bittere Pillen. Nutzen und Risiko der Arzneimittel. Ein kritischer Ratgeber. Köln, 1983.

John Cairns: Cancer: Science and Society. San Francisco, 1978.

Peter Koeppe: Krebs als Industrieprodukt? Medical Tribune, 14. 5. 1982.

Egmont R. Koch: Krebswelt. Krankheit als Industrieprodukt. Köln, 1981.

D. Kastner: Das Dilemma der Kosmetik. Parfümerie und Kosmetik 3/79.

Bruce N. Ames: Dietary Carcinogenes and Anti-Carcinogenes, Oxygen radicals and degenerative diseases. Science, Vol. 221, 23. 9. 1983.

Franz Greiter: Moderne Kosmetik. Ein Lehr- und Lernbuch für eine zeitgemäße Präventive. Heidelberg, 1985.

H.-J. Dohmeier, E. Janson: Zum Töten von Fliegen und Menschen. Dioxin – das Gift von Seveso und Vietnam und wie wir täglich damit in Berührung kommen. Reinbek b. Hamburg, 1983.

Dioxin in der Umwelt. Chemie und Fortschritt 1/1985. Hrsg. v. Verband der chem. Ind.; Frankf./Main.

Hans Werner Mackwitz, Barbara Köszegi: Zeitbombe Chemie. Strategien zur Entgiftung unserer Umwelt. Wien, 1983.

Nikolaus Becker, Rainer Frentzel-Beyme, Gustav Wagner: Krebsatlas der Bundesrepublik Deutschland. Berlin–Heidelberg–New York, 1984 (zitiert nach »Spiegel«, 27. 8. 1984).

Kurt Langbein, Hans-Peter Martin, Hans Weiss: Wo man schneller stirbt. (Krebsatlas von Österreich) Profil, 22. 10. 1984.

Raimund Hoghe: Unser Kind stirbt an Krebs. Die Zeit, 2. 4. 1982.

Verbraucherrundschau 3/1981: Kosmetika. Hrsg. v. d. Arbeitsgemeinschaft der Verbraucher e. V. Bonn.

Hagen Tronnier: Zur Frage der Deklaration von Kosmetikprodukten. Parfümerie und Kosmetik 5/1974.

Sabine Rosenbladt: Schöne Geschäfte. Konkret 4/1982.

Reif für den Test. Der Spiegel, 1. 10. 1984.

Anatomie und Physiologie der Haut

H. G. Schwarzacher, W. Schnedl: Histologie. Wien, 1982.

Manfred Köhnlechner: Erfolgsmethoden bei Erkrankungen der Haut. Mü., 1975.

F. Greiter: Moderne Kosmetik. Heidelberg, 1985.

W. Pschyrembel: Klinisches Wörterbuch. Berlin−New York, 1982.

Wirkstoffe in der Kosmetik. Tischgespräch anläßlich des 27. Therapiekongresses in Karlsruhe, 1976. Ärztliche Kosmetologie 6/1976.

W. Umbach: Aspekte zur Wirkstoffkosmetik. Ärztliche Kosmetologie 11/1981.

P. Ude: Hautturgor und Wirkstoffe. Ärztliche Kosmetologie 9/1979.

A. Zesch: Externa-Trägerstoffe und Wirkstoffverfügbarkeit in der Haut. Fette, Seifen, Anstrichmittel 1/1979.

Alice Ritter: Erwartungen gegenüber Kosmetika-Qualitätsanforderungen. Parfümerie und Kosmetik 11/1981.

L. Prokop, F. Greiter: Die Bedeutung der Grundlage als »Carrier« für gefäßaktive Substanzen. Parfümerie und Kosmetik 55/1974.

R. A. Eckstein: Neue Tests und Ergebnisse über die Aufnahme von Wirkstoffen in die Haut. Angewandte Kosmetik.

G. A. Nowak: Werbung und Wirkung bei kosmetischen Mitteln. Parfümerie und Kosmetik 5/1979.

Kosmetische Mittel: Wirkung − Nachweis − Darstellung. Kosmetologie, Karlsruhe 1978.

H. Schaefer, A. Zesch: Das Problem der Hauternährung durch besondere Inhaltsstoffe in Salben und Cremes. Ärztliche Kosmetologie 4/1975.

Forum-Diskussion »Ernährung der Haut«. Ärztliche Kosmetologie 4/1976.

F. Gramlich: Ernährung der Haut. Ärztliche Kosmetologie 4/1975.

Chris Stadtlaender: Natürlich schön durch Bio-Kosmetik. Düsseldorf, Juli 1984.

F. Grimalt-Sancho: Allergologie der Kosmetika und Grenzgebiete. Ärztliche Kosmetologie 10/1980 (Teil 1 und 2).

Gero und Boehm: Abwehrbefehl aus dem Gehirn. Die Zeit, 25. 3. 1983.

W. Sandritter: Allgemeine Pathologie, Freiburg.

Das Märchen von den Wunderwirkstoffen

F. Greiter: Moderne Kosmetik. Heidelberg, 1985.

F. Greiter, E. Oeser: Die sanfte Wirkung. Manus, 1981.

F. Greiter, E. Oeser: Kosmetologie, Manus.

Die Behandlung mit Kollagen. Forum-Diskussion. Kosmetik-Tage Karlsruhe, 1975. Ärztliche Kosmetologie 5/1975.

P. Michailov, B. Bajdekoff, S. Georgieva, D. Dogramadjiev, P. Golijski: Klinische und experimentelle Untersuchungen über den Einfluß von Kollagencremes auf die Haut. Ärztliche Kosmetologie 8/1978.

Hagen Tronnier: Zur dermatologischen Wirksamkeit einer Kollagensalbe. Ärztliche Kosmetologie 6/1976.

M. Nagelschmidt, H. Struck: Kollagen als Cosmeticum? Arch. Derm. Forschung 250/1974.

Nowak/Stepka: Kosmetische Wirkung von Elastin. Internat. IFSCC-Kongreß, Venedig 1980 (IFSCC = International Federation of the Societies of Cosmetic Chemists).

Collagen (Lösliches Collagen contra unlösliches Collagen. Berlin, Chemisches Laboratorium Dr. Kurt Richter).

F. Grimalt-Sancho: Allergologie der Kosmetika und Grenzgebiete. Ärztliche Kosmetologie 10/1980.

S. J. Stegmann, Th. A. Tromovitch: Die Implantation von Kollagen bei eingesunkenen Narben. The Journal of Dermatologic Surgery and Oncology, 1980.

A. A. Blank, F. Eichmann: Xenogenes Kollagen zur Implantation

298

bei der Behandlung eingesunkener Narben und kutaner Atrophien. Aktuelle Dermatologie, Oktober 1983.
Zyderm – Collagen Implant. Informationsmaterial Essex Pharma, München.
Gutachten Klaus Wolff (Sunflavin und Biomelanogen), Manus 30. 1. 1981.
Gutachten Josef Washüttl, Manus 25. 8. 1977.

Verjüngung – oder Das Geschäft mit dem Traum von der ewigen Jugend

R. Aron-Brunetière: Das Geschäft mit der Schönheit. Wien–Hamburg 1975.
Forum-Diskussion »Ernährung und Haut«. Ärztliche Kosmetologie 4/1975.
W. Pschyrembel: Klinisches Wörterbuch. Berlin–New York, 1982.
Egmont R. Koch: Krebswelt – Krankheit als Industrieprodukt. Köln, 1981.
Sabine Rosenbladt: Schöne Geschäfte. Konkret 4/1982.
Kosmetische Chirurgie: Gespannte Gesichter. Wochenpresse, 12. 6. 1984.
Elisa Gregor: Michelangelo des Fleisches. Profil, 24. 10. 1983.
Haarausfall. Keine Angst mehr vor der »Glatze«. In: Ihr Einkauf 11/1974.
Haar- und Potenzmittel. Reibach mit Null-Wachstum. DM 8/1984.
Jochen Mitschka: Aloe – Extrakte mit oder ohne Aloin? Parfümerie und Kosmetik 11/1981.
F. Greiter: Moderne Kosmetik. Heidelberg, 1985.
Josef Bahn: Die Stellung der Akupunktur in der ärztlichen Praxis. Der Praktische Arzt – Zeitschrift für Allgemeinmedizin. Januar 1984.
Josef Bahn: Acht Jahre Erfahrung mit Lasertherapie. Akupunktur – Theorie und Praxis 1/1983.

Hautschutz

Die Verteufelung der Aerosolsprays war voreilig. Chemie-Report 4/1974, Wien.

W. Hingst: Die Spray-Revolution. Help Extra ORF, 8. 3. 1978.

Franz Greiter: Sonne und Gesundheit. Stuttgart, New York, 1984.

Fritz Gschnait: Haut und ultraviolettes Licht. Österreichische Ärztezeitung 35/12 (1980).

Erwin Brunner: Burn, baby, burn. Zeit-Dossier, 5. August 1983.

Hagen Tronnier: Hautbräunung durch Sonne, Solarien und Dihydroxyaceton. Ärztliche Kosmetologie 10/1980.

Test-Sonderheft »Kosmetik«, 1/1979, hrsg. v. d. Stiftung Warentest, Berlin.

Bräunen ohne Risiko, Test-Verbraucherzeitschrift 19/1984.

Franz Greiter: Sonnenschutzfaktor (SPF) – Methode »Greiter«. Parfümerie und Kosmetik 4/1982.

After-Sun-Produkte. Test-Verbraucherzeitschrift 7/1976.

Research in Photobiology. Ed. by Amleto Castellani. New York, London, 1977.

F. Greiter, R. Maderthaner, H. Bauer, N. Bachl, L. Prokop, G. Guttmann: Die Wirkung künstlichen und natürlichen Sonnenlichtes auf einige psychosomatische Parameter des menschlichen Organismus. Deutsche Dermatologische Zeitschrift, 1980.

F. Greiter: Die Problematik künstlicher Lichtstrahlung. Manus.

Kein eitel Sonnenschein. Test-Verbraucherzeitschrift 12/1977.

Solarien: Gute Farbe – schlechte Haut? DM-Magazin 10/1978.

F. Greiter: Moderne Kosmetik. Heidelberg, 1985.

Hautreinigung

Test Feinseifen. Sparsam und problemlos. Test-Verbraucherzeitschrift 8/1984, Berlin.

Test Duschbäder. Wichtig ist nicht nur der Schaum. Test-Verbraucherzeitschrift 8/1984, Berlin.

Fred Bertrich: Kulturgeschichte des Waschens. Düsseldorf, Wien 1966.

Wie sauber sind wir Österreicher? Forum-Gespräch 1967.

Sauberkeit. Studie des Fessel-Institutes und der Gesellschaft für Konsummarkt- und Absatzforschung, April 1977.

Hanswerner Mackwitz, Barbara Köszegi: Zeitbombe Chemie. Wien 1983.

T. Conry u. a.: Consumer's Guide to Cosmetics. New York 1980.

H. Römmelt, A. Zuber, K. Dirnagl, H. Drexel: Zur Resorption von Terpenen aus Badezusätzen. Münchner medizinische Wochenzeitschrift 116/1974.

Johannes Bühler: Die Kultur des Mittelalters. Stuttgart, 1954.

Rudolf Kohoutek, Michael Loudon: Das Badezimmer: Luxus und Mangel. Umriß 1/1982.

Stephanie Faber: Das Rezeptbuch der Naturkosmetik. Wien, München, Zürich, 1974.

Maurice Mességué: Das Mességué-Heilkräuter-Lexikon. Wien, München, Zürich, 1976.

Meyers Konversationslex., 2. Band (Stichwort Bad). Leipzig, 1974.

Franz Greiter: Fitneß für moderne Menschen. Stuttgart, New York, 1983.

Franz Greiter: Moderne Kosmetik. Heidelberg, 1985.

Hautpflege

Test-Sonderheft »Kosmetik«, 1/1979, hrsg. von der Stiftung Warentest, Berlin.

Konsument 12/1978, hrsg. v. Verein für Konsumenteninformation, Wien.

Stephanie Faber: Das Rezeptbuch für Naturkosmetik, Wien, München, Zürich, 1974.

Chris Stadtlaender: Natürlich schön durch Bio-Kosmetik. Düsseldorf, 1984.

Barbara Hofer: Das große Buch der Biologischen Schönheitspflege. Wien, 1980. T. Conry u. a.: Consumer's Guide to Cosmetics. New York, 1980.

R. Aron-Brunetière: Das Geschäft mit der Schönheit. Wien, Hamburg, 1975.

Intimpflege – eine Frage der Kosmetik? Symposium, Wien 1973.

H. Mackwitz, B. Köszegi: Zeitbombe Chemie. Wien, 1983.

Egmont R. Koch: Krebswelt – Krankheit als Industrieprodukt. Köln, 1981.

Test Hautcremes und -lotions. Test-Verbraucherzeitschrift 8/1984, Berlin.

Marietta Riederer: Erst Schatten macht die Augen schön. Die Zeit, 9. 1. 1976.

Spieglein, Spieglein an der Wand. Solidarität (Zeitschrift des Österr. Gewerkschaftsbundes) 1976.

Test-Sonderheft »Kosmetik«, 1/1979, hrsg. v. d. Stiftung Warentest, Berlin.

R. Aron-Brunetière: Das Geschäft mit der Schönheit. Wien, Hamburg, 1975.

A warning on cosmetic risks. Chemikal Week, 30. 3. 1977.

T. Conry u. a.: Consumer's Guide to Cosmetics. New York, 1980.

Hanswerner Mackwitz: Kommt der Tod durch die Hintertür? Auf den Spuren der krebserregenden Nitrosamine. National-Zeitung, Basel, 27. 11. 1976.

Egmont R. Koch: Krebswelt. Köln, 1981.

H. Mackwitz, B. Köszegi: Zeitbombe Chemie. Wien, 1983.

Reinhard Seraphim: Die Bedeutung des Bleis als Schadstoff der Außenluft und seine biologische Wirkung. Diss. am Medizinischen Institut für Lufthygiene und Silikoseforschung an der Universität Düsseldorf, 1969.

R. F. L. Maruna, H. Ballczo: Essentielle Spurenelemente und Schadstoffe in Zähnen. Manuskript, Wien.

R. F. L. Maruna, H. Maruna: Vergleichende Untersuchungen der unterschiedlichen Bleibelastung verschiedener Berufsgruppen aus dem Raume Wien. Manus.

Thomas Till: Schach unserem Gebißverfall. Wien, 1982.

Egmont R. Koch, Fritz Vahrenholt: Seveso ist überall. Die tödlichen Risiken der Chemie. Köln, 1978.

Egmont R. Koch, Uwe Lahl: Wehe, wenn die Wände dünsten. Formaldehyd: »Krebserregend« oder nur »krebsverdächtig«? Die Zeit, 1. 6. 1984.

Formaldehyd. Ein gemeinsamer Bericht des Bundesgesundheitsamtes, der Bundesanstalt für Arbeitsschutz und des Umweltbundesamtes. Veröffentlicht v. Bundesministerium f. Jugend, Familie und Gesundheit. Berlin, 1. Oktober 1984.

G. A. Nowak: Werbung und Wirkung bei kosmetischen Mitteln. Parfümerie und Kosmetik 5/1979.

Charlotte Wolff: Die Hand als Spiegel der Psyche. Bern, 1983.

Kosmetika mit spezieller Wirkung

Hagen Tronnier: Hautbräunung durch Sonne, Solarien und Dihydroxyaceton. Ärztliche Kosmetologie 10/1980.

Erwin Brunner: Burn, baby, burn. Die Zeit, 5. 8. 1984.

Ungleich verteilt, macht es Flecken. Test Selbstbräunungsmittel. Konsument, hrsg. vom Verein für Konsumenteninformation Wien.

Verbraucherrundschau: Kosmetika. Hrsg. von der Arbeitsgemeinschaft für Verbraucher, Bonn, 1981.

T. Conry u. a.: Consumer's Guide to Cosmetics. New York, 1980.

J. Stephan Jellinek, H. G. Schlabritz, W. Reichert: Wie mißt man Parfüm-Charakter? Parfümerie und Kosmetik 6/1977.

U. Harder: Physiologisch-psychologische Hintergründe der Duftkreation. H & R.

Wolfgang Bruhn: Qualitätskontrolle – Sensorik und Analytik. Dragoco-Report 9/1979.

Test Deo- und Antitranspirantroller. Test-Verbraucherzeitschrift 8/1984, Berlin.

H. P. Fiedler: Mikrobiologische Probleme der Hautpflege unter besonderer Berücksichtigung der Desodorierung. Ärztliche Kosmetologie 10/1980.

F. Greiter: Moderne Kosmetik. Heidelberg, 1985.

H. Mackwitz, B. Köszegi: Zeitbombe Chemie. Wien, 1983.

F. G. Grimalt-Sancho: Allergologie der Kosmetika und Grenzgebiete. Ärztliche Kosmetologie 10/1980.

Das Haar

F. Greiter: Moderne Kosmetik. Heidelberg, 1985. Shampoos und Schaumbadmittel. 2. Symposium der Gesellschaft für Kosmetologie in Bad Pyrmont 1973.

F. G. Grimalt-Sancho: Allergologie der Kosmetika und Grenzgebiete. Ärztliche Kosmetologie 10/1980.

T. Conry u. a.: Consumer's Guide to Cosmetics. New York, 1980.

K. Langbein u. a.: Bittere Pillen. Köln, 1983.

H. Mackwitz, B. Köszegi: Zeitbombe Chemie. Wien, 1983.

Egmont R. Koch: Krebswelt, Köln, 1981.

Fritz Griepentrog: Kosmetika. Verbraucherrundschau, hrsg. v. d.

Arbeitsgemeinschaft für Verbraucher, 1981.

R. Aron-Brunetière: Das Geschäft mit der Schönheit. Wien, Hamburg, 1975.

Viele zwingen Grau nicht raus. Test Haartönungs- und Färbemittel. Test-Verbraucherzeitschrift, 2/1981.

Otakar Fertek: »Eine Tätigkeit, genannt Kosmetik«, Manuskript.

Uterine Blutungen bei älterer Frau: Fragen Sie nach ihren Kosmetika. Medical Tribune, 22. 10. 1984.

H. G. Meiers: Ernährung und Haarwachstum. Ärztliche Kosmetologie 4/1975.

Jolanta Schmidt: Das hilft bei Haarausfall. Kurier, Wien, 2. 3. 1983.

Zahn- und Mundpflege

Thomas Till: Schach unserem Gebißverfall. Leitfaden für »Noch-Zahnbesitzer«. Wien, 1982.

Chemie in Lebensmitteln. Hrsg. v. d. Katalyse-Umweltgruppe Köln e. V. 5. Aufl., Köln, Juli 1982.

Tierversuche: Sterben für die Schönheit

Christian Gloxhuber: Zur Methodik der toxikologischen Prüfung von Kosmetika. Journal of the Society of Cosmetic Chemists 21/1970.

F. Greiter, E. Oeser: Tierversuche für die Kosmetik. Österr. Chemie-Zeitschrift, Juni 1982.

E. Bossard, Ch. Schlatter: Was ist für den Menschen schädlich? Chemische Rundschau, 28. 10. 1981.

Günther Nenning: Bruder Pavian. Profil, Wien.

Anna v. Münchhausen: Geopfert für die Schönheit. Die Zeit, 11. 11. 1983.

Unsere Verantwortung: Sicherheit für den Verbraucher. Unser Ziel: Weniger Tierversuche. Hrsg. v. Industrieverband Körperpflege und Waschmittel e. V., Frankfurt.

Hagen Tronnier: Klinisch getestet. Was versteht man darunter? Vortrag beim Marbert-Symposium, Düsseldorf 1975.

Schlankheitsmittel

Test-Sonderheft 1/1979. Hrsg. v. d. Stiftung Warentest, Berlin.
Sabine Rosenbladt: Schöne Geschäfte. Konkret 4/1982.
Wolfgang Hingst: Schlanke leben länger. Wir-Almanach, hrsg. v.
ORF, Wien 1984.
H. E. Kleine-Natrop: Dermatica, mente medica: Medikamente in
Berlin. Dermatologische Monatsschrift 167/1981.
K. Langbein u. a.: Bittere Pillen. Köln, 1983.
Bulimie: Krankhaft schlank bleiben. Ernährung aktuell. Hrsg.
v. d. Gesellschaft für zeitgemäße Ernährung, 25. 2. 1984.

Kosmetik für Mutter und Kind

Unser Körper – unser Leben. Ein Handbuch von Frauen für
Frauen. Band 2. Hrsg. v. The Boston Women's Health Book Col-
lective. Reinbek b. H. 1980.
Warenkunde Babypflegemittel. Große Geschäfte mit kleinen
Preisen. Test-Verbraucherzeitschrift 7/1974, Berlin.
E. Fiedler: Mutter und Kind. Hrsg. v. Österr. Roten Kreuz/Ju-
gendrotkreuz. 1. Aufl. 1976.

Kosmetik für junge Leute

K. Langbein u. a.: Bittere Pillen. Köln, 1983.
R. Aron-Brunetière: Das Geschäft mit der Schönheit. Wien,
Hamburg, 1975.
F. Greiter: Moderne Kosmetik. Heidelberg, 1985.
Eleonore Thun: Akne – Krankheit der Jugend. Wochenpresse,
Wien, 16. 11. 1982.
Retinoid-Symposium Wien, 17. Juni 1982. Zusammenfassung der
Referate. Manuskript.

Sanfte Kosmetik

Hans Czermak: Die erste Kindheit. Ein ärztlicher Ratgeber für
das erste und zweite Lebensjahr. Wien, 1982.
Fred Bertrich: Kulturgeschichte des Waschens. Düsseldorf, Wien
1966.

Barbara Hofer: Das große Buch der biologischen Schönheitspflege. Wien, 1980.

Maurice Mességué: Das Mességué-Heilkräuter-Lexikon. Wien, München, Zürich, 1976.

Stephanie Faber: Rezeptbuch für Naturkosmetik. Wien, München, Zürich, 1974.

R. Aron-Brunetière: Das Geschäft mit der Schönheit. Wien, Hamburg 1975.

T. A. Grossbart: Die Haut – Spiegel der Seele. Psychologie heute, 1982.

Lonnie Garfield Barbach: For Yourself. Die Erfüllung weiblicher Sexualität. Berlin, Frankfurt, Wien, 1977.

F. Greiter: Moderne Kosmetik. Heidelberg, 1985.

F. Greiter, E. Oeser: Kosmetologie. Manus.

Johannes Heinrich Schultz, D. Langen: Übungsheft für das autogene Training. Stuttgart 1974.

Pawel, Rotkiewicz, Franz Greiter: Autogenes Training – Selbstlehrgang mit Musik. Hrsg. v. Österr. Institut für Sportmedizin, Wien.

F. Greiter, L. Prokop: Fitneß für moderne Menschen. Stuttgart, New York, 1983.

Simone de Beauvoir: Das andere Geschlecht – Sitte und Sexus der Frau. Reinbek b. Hamburg, 1980.

Gunnar Heinsohn, Otto Steiger: Die Vernichtung der weisen Frauen. Herberstein, 1984. (Zitiert nach Der Spiegel, 22. 10. 1984.)

Ernest Bornemann: Reifungsphasen der Kindheit. Sexuelle Entwicklungspsychologie. Bd. 1, Wien, München 1981.

Ernst van Aaken: Schonungslose Behandlung der Angina pectoris und des Herzinfarkts sowie orthopädischer Erkrankungen des Sportlers durch funktionelle Behandlung. Celle, 1978.

Ernst van Aaken: Theoretische Biochemie der gestörten Proteinsynthese durch Elektronenüberschuß als eigentliche Ursache des Krebses. Vortrags-Manuskript.

F. Greiter: Kosmetik und Sport. Österr. Journal f. Sportmedizin 2/1981.

Dieter Dietrich: Trimmen und Joggen können auch tödlich enden. Frankfurter Rundschau, 12. 4. 1984.

H. Deutinger-Skrube, G. Pfeil: Über die Aufbereitung jodreicher Mineralwässer unter selektiver Herabsetzung ihres Jodgehalts zur

Nutzung für ein allgemein zugängliches Hallenbad. Zeitschrift für angewendete Bäder- und Klimaheilkunde 10/1976.

Claude Aubert: Das große Buch der biologisch gesunden Ernährung. Wien, 1979.

Harald Lohmann: Giftküche Natur. Chemie-Report 5/84, Wien.

Jane Fonda: Jane Fondas Fitneß-Buch: Ich fühle mich gut! Frankfurt, 1983.

Alfred Stamm: Vitamine. Hrsg. v. d. Österr. Apothekerkammer, Wien.

Das Vitamin A B C, Hrsg.: Apothekervereine von Bremen, Saarland und Westfalen-Lippe sowie der Landesapothekerverein Niedersachsen.

Silke Schwartau: Schöner, stärker, schlanker. Werbung und Wirklichkeit. Reinbek b. Hamburg, August 1984.

G. A. Nowak: Natur-Kosmetik – Erwartung und Wirklichkeit. Parfümerie und Kosmetik, 65. Jg. Nr. 2/84.

Register

Aaken, Ernst van 277
Abwehr von Krankheiten 128
Aceton 54, 171
Acetylcholin 117
Acetyltetramethyltetralin 191
Acne cosmetica 73
Acridin 91
Addisonsche Krankheit 270
Adenosin-Mono-Phosphorsäure (AMP) 277
Adenosintriphosphat 277
Adler, Robert 74
Aerosol-Emissionen 126
After-Sun-Produkte 134
Agree Cream Rinse and Contitioner 212
Agree Shampoo 212
Ägypter 79, 120, 168
Akne 13, 39, 56, 64, 72, 103, 116, 117, 255
Aknebakterien 73
Aknenarben 88
Akupunktur 116, 118
Alaun 203
Alchemie 79
Aldehyd 192
Algemarin Duschbad 148
Algenbad 221
Algenmasken 119
Algenpräparate 119
Algenseife 244
Algologie 89
Alkohol 54, 171, 198, 251
Alkoholkonsum 19
Alkydharz 184
Alkylformiat 219
Allergene 11, 21, 68, 181, 190, 196, 208, 215, 219
Allergien 21, 36, 74, 88, 210, 212
Allergische Prozesse 26
Allergische Reaktionen 27, 117, 189, 201, 212
Aloe 119
Aloe ferox 120

Aloe vera 120
Alopezie 222
Alpha-Globuline 74
Alternativmethoden 230
Altersfalten 87
Altershaut 57, 65, 160
Altenberg, Peter 268
Aluminiumchlorhydrat 196, 197
Aluminiumchlorid 196
Aluminiumhydroxychlorid 203
Aluminiumlactat 203
Aluminiumverbindungen 164
Amalgamfüllungen 225
Ambra 191
Ambre Solair Sonnenmilch 130
Aminosäuren 187
Ammoniak 187
Ammonium-Thioglykolate 213
Ammonium-Peroxyddisulfat 218
Ammoniumsalze 210
Androgene 220
Anophelesmücke 204
Antibabypille 105
Antibiotika 53
Antifaltencremes 66, 108
Antigen 68
Antigen-Antikörper-Reaktion 68
Antihistamine 252
Antikörper 68
Antioxidantien 286
Anti-Schuppen-Mittel, schwefelhaltig 209
Anti-Schuppen-Shampoos 208
Antischuppenwirkstoffe 229
Antitranspirants 194, 201
Antitranspirantwirkstoffe 229
AOC Körperlotion Mandelmilch 159
Apothekenkosmetik 29
Apotheker 120
Appetitzügler 249
Araber 79
Arden, Elisabeth 175, 180

Arnika 263
Arsen 12, 23, 78, 174, 175, 178, 179, 180
Arsenik 209
Ascorbinsäure (Vitamin C) 283
Astor, Margret 175
Ästher 171
Äthylquecksilberthiosalicylat 176
Aufenthaltsdauer in der Sonne, maximale 129
Ausdrücken von Mitessern 257
Auslösungsphase (Allergie) 68
Autogenes Training 152, 202, 271, 272
Avitaminose 57
Avon 12, 174
Azulen 54

Babypflege 253
Babyseifen 253
Badekultur 149
Badeseen 100
Bakterienflora 40
Bakterienflora der Haut 143
Barbiere 79
Barium 12, 78
Barium, säurelösliches 179, 181
Bariumsulfid 201
Barrierefunktion der Hornschicht 34, 54, 55
Basaliom 124
Basalschicht 87, 118
Basalzellen 32
BASF 182, 183
Beauvoir, Simone de 273
Beiersdorf (Nivea), Wien 173
Belastungstest, mikrobiologischer 158
Benzidin 217
Benzin 54
Benzoylperoxid 104
Bergamott-Frucht 93
Bergamottöl 75, 93, 180, 190
Bergapten 94, 134
Bergasol 93, 94
Berloque-Dermatitis 275
Beta-Carotin 286
Betrix, Ellen 175, 179
Bhopal 27
Bindegewebeschwäche 76
Bio-Kosmetik 60, 82
Biologischer Anbau 287
Biomaris Hautcreme 158
Biomelanogen 90
Bio-Miracle- Cream 159

Biotin-Mangel (Vitamin-H-Mangel) 284
Bithionol 208
Blei 12, 23, 78, 154, 174, 175, 179, 180, 215
Bleiverbindungen 177
Blutgefäße 123
Blutzucker 74
Bogmoletz-Serum 107
Borsäure 127, 210
Bräunungskosmetika 131
Bräunungspillen 187, 188
Bräunungsstudio 137
Bremsen 203
Bristol-Myers 12, 216
Brom-Präparate 255
Bronchialkrebs 178
Brustkorrektur 112
Brustkrebsrisiko 216
Brustoperation 113
Buer 93
Bulimie 249
Butan-Propan-Gemisch 197
Buttermilchbäder 152

Cadmium 12, 23, 78, 175, 178
Cadmiumsulfid 208, 209
Cadmium-Vergiftungen 178
Calcium 227
Kampfer, synthetischer 202
Candida-Mykose 164
Canthaxanthin 189
Capsaicin 54
Capsium-Tinktur 218
Carotin 188, 189
Carotinoide 286
Castalia Duschbad 148
CD Duschbad 148
CD Duschbad 148
Zellulitis-Salbe 221
Chaconin 19
Champignons 19
Chanel 174
Chemikaliengesetz 183
Chemische Chirurgie 102
Chemo-Peeling 103
Chicago 174, 175
Chlor 66, 164, 281
Chloracetamid 183
Chloralhydrat 219
Chlorgas 18
Chlorthymol 219
Cholesterin 74

Chrom 11
Chromosomenveränderung 93
Chromoxyde 179
Clairol 217
Cohen, Nick 74
Coiffeure 79
Colgate-Palmolive 12
Collagen 82, 111
Collection Lip Colour 180
Contergan 24
Cortison 252, 270
Cortisonsalbe 98
Coxigon (Rheumamittel) 233
Cremedas – Die Softcreme 158
Creme 21 =
    Hautregulant 159
Creme 21 =
    Hautregulant Körperlotion 158
Cumarine 190,
    siehe auch Furocumarine
Cuticula 45, 52, 162, 185
Cyclophosphamid 74

Dauerwellen 212
Dekonditionierung 26
Delial Sonnenmilch 132
Delmeson-Schaum 110
Dentalfluorose 226
Deodorants 194, 201
Deodorantwirkstoffe 229
Deoseife 143
Depilation 200
Dermatitis eczematosa 85
Dermatitis, polymorphe 72
Dermatologen 120
Dermatosen 117
Desinfektion 123
Destillation 79
Diaminoanisol 214
Diaminophenyl 215
Diaminotoluol 214
Diätformen 246
Diäthanolamine 146, 161, 173, 210
Diäthanolnitrosamine 172
Dibutylphtalat 196
Dichlorphenol 196, 208, 227
Diäthyltoluamid 204
Dihydroxyaceton (DHA) 187, 188
Dimethyläther 197
Dimethylbenzylammoniumchlorid 211
Dior, Christian 174, 180

Dioxin 14, 197
DNS (siehe Erbmaterial der Zellen) 136
doctrina decorationis 267
Döderleinsche Bakterien 164
Doris Duschbad Meeresalgen 148
Draize-Test 233, 236
Drogisten 120
Drüsen, apokrine 195
Drüsen, ekkrine 195
Duftdrüsen 38, 39
Duftkombinationen 191
Duftstoffe 189
Duchblutungsförderer 53
Duschbäder 143, 148
Duschbad Sportfrisch 148

Eau de Cologne 275
Efeu-Extrakt 244
Effektorzellen 69
EG-Richtlinien 23
Eigenschutzzeit 129
Eisen 287
Eiweißstoffe 58
Ekzeme 57, 103, 117, 197
Ekzeme, chronische 13
Elasco Duschbad Kräuter Woolworth 148
Elastin 37, 82 86, 111
Elastose 122
Elisabeth I, Kaiserin von Österreich 150
Ellocar 175
Embryo 107
Embryo-Extrakte 105, 119
Embryo-Maske 110
Embryo-Präparate 16
Embryo-Skandal 105
Emulgatoren 54, 66
Endorphine 117, 279
Enkephaline 117
Entbindungsabfälle 106
Enthaaren mit Harz 199
Enthaarungsmittel 185, 200
Enzyme 108
Epidermin 111
Epilation 200
Epilieren 199
Eosine 180
Erbglatze 221
Erbmaterial der Zellen (DNS) 286
Erbschäden 226
Ernährung 282
Ernährung der Haut 58

Erogenzonen 274
Erotik 275
Erythemdosis, minimale 123, 128, 136, 140
Erytheme 236
Estradiol 13, 116
Evolution 222
Eugenol 190
Eukalyptusöl 55
Exfoliation 33

Face-Lifting 85, 112
Factor, Max 172
Fairgirl 174
Falten 117
Faltenbildung 122
Faltenbildung, verfrühte 123
Falten der Oberlippe 115
Faltentiefe 120
Fenjala Duschcreme 149
Fenchelöl 190
Fentichlor 196
Fertek, Otakar 104
Fettalkoholäthersulfate 146
Fettalkoholsulfate 146
Fettcreme 55, 64, 264
Fettfilm 157
Fettfilm der Haut 142
Fettgewebe 38
Fettleibige 143
Fettsäure, essentielle 57, 284
Fettsäure, freie 74
Fettsucht 241, 249
Feuchtigkeitscremes 55, 64, 213, 266
Fibrillen 37, 45
Fibroplasten 37
Fichtenduft-Schaumbad 146
Firmengeheimnis 121
Fitzpatrick, T. B. 129
Flecken im Nagelkeratin 52
Fliegen 203
Fluor 226
Fluorchlorkohlenwasserstoff 125, 197
Fluoridierung von Zahnpasta 226
Fluormetholon 110
Follikel 73
Follikulitis 57
Formaldehyd 11, 12, 16, 111, 123, 146, 181, 182, 183, 196, 210, 219, 233
Forschung, russische 135
Fötus 106, 107
Freon 11 197

Freon 12 197
Freon, flüssiges 86
Frischzellenpräparate 16, 105
Furocumarine (Psoralene) 71, 94, 190
Furunkulose 57

Gebärmutterhalskrebs 167
Geheimrezepte 131
Gelatine 221
Genetische Disposition 61, 73
Genmaterial 92
Gesichtsfalten 116, 242
Gesichtsmasken 162
Gesichtsmilch 66, 261
Gesichtsraffungen 112
Gesichtswasser, alkoholhaltiges 161
Gewürznelkenöl 190
Gilette 12
Ginseng 83
Gitterfasern 37
Glabella 87
Glatzenoperation 113, 114
Glukokortikoide 13, 110, 255
Glutardialdehyd 183
Goupil 93
Granulome 197
Grenzwerte 24
Greiter, Franz 129
Guanin 184
Guttmann, Giselher 74

Haarausfall 49, 209
Haarausfall, androgenetischer 222
Haarausfall, diffuser 223
Haarbalggeflecht 42
Haarbleichmittel 213, 218
Haar-Conditioner 210
Haarfarbe 50
Haarfärbemittel 213
Haarfärbemittel zur Hausanwendung 217
Haar, fettes 208
Haarfollikel 39
Haar, normales 209
Haarpflege 145
Haarschaft 45
Haarsprays 211, 236
Haartonika 213, 218
Haartransplantationen 220
Haar, trockenes 208
Haarverpflanzungen 114
Haarwässer, hormonhaltige 218

Haarwuchsmittel 220
Haarwurzel 45
Habersche Regel 225
Hall, Nick 74
Halsfalten 116
Harnstoff 53
Harvard-Greiter, Methode 131
Hautalterung 86
Hautaustrocknung 171
Hautcreme 155
Hautdurchblutungsfaktor 53
Haut, empfindliche 62, 82, 92, 122, 142, 147, 151, 159
Haut, fette 160
Hautflora, natürliche 145
Hautglättende Wirkung 159
Hautirritationen 143
Hautkeime 164
Hautkrebs 123, 124, 135, 223
Hautkrebskongreß 127
Hautkrebsrate 124
Hautnekrosen 236
Haut, normale 66
Hautöl 155
Hautreaktionen, allergische 161
Hautreaktionen, entzündliche 69, 200
Hautreizungen 151
Hautrezeptoren 117, 141
Hautschäden 96, 134
Hautschäden, chronische 138
Haut, trockene 160, 162
Hauttumore 177
Hautturgor 54
Hauttyp 123, 139, 147, 160, 162
Hauttyp, dunkler 127
Hautunverträglichkeit 21
HCG-Cura Romana 245
Heimsonnen 123, 135
Henna 213, 219
Herpes 88, 270
Herzinfarkt 277
Herzinfarkt – Vorbeugung 276
HET = Hen's Egg Test 233
Hethiter 79, 168
Hexachlorophen 14, 15, 24, 53, 163, 164, 196, 208, 226, 256
Hexachlorphenol 196
Hippokrates 222
Höchstmenge 23
Hollywood-Biolifting 111
Homöopathie 9, 25, 26, 62

Hormon-Creme 105
Hormone 13, 36, 53, 74, 104, 108, 109, 221
Hormone, androgene 72
Hornplättchen 32
Hornschicht 24, 32, 33, 55, 58, 80, 86, 87, 104, 128, 142, 151, 152, 158, 187, 197, 206, 262
Hornsubstanz 185, 200
Hufeland, Christoph Wilhelm von 150
Hufschmiede 79
Hühneraugenpräparate 185
Human-Choriongonadropin (HCG) 245
Hydrazinderivate 19
Hydrochinon 215
Hydrocortison 53
Hydroxyprogesteron 221
Hyperkeratose 57
Hypervitaminose 189
Hypoallergene Produkte 22

Idealgewicht 241
Immunabwehr 74, 123
Immunologie der Haut 36
Immunsystem 68, 85, 102, 269
Indigo 219
Industrie, kosmetische 21
Infrarotstrahlung 122
Intimspray 165
Irgasan DP 300 196, 227
Irischer Frühling 148
Isomucase, Zellulitis-Salbe 221
Itai-Itai 178

Jod 287
Jod-Präparate 255
Joggen 278, 279
Johanniskraut 263
Johnson & Johnson 212
Juckreiz 95, 204, 207
Juckreiz, psychogener 270
Juvena 93, 134

Kahlköpfigkeit 222
Kakao 19
Kakaobutter 73
Kakteen 267
Kalium 285
Kaliumhydroxid 201
Kaloderma Creme 158
Kaloderma Körperlotion für normale Haut 158

Kalorienbedarf 282
Kältereize 42
Kälterezeptoren 43, 141
Kälteschutz 66
Kälteschutzmittel 140, 267, 291
Kalzium 54, 178, 284
Kalziumbildung 128
Kalziumglykolat 212
Kalziumsulfid 154, 201
Kalziumthioglykolat 154, 201
Kamille, unechte 213
Kampfer 55
Karbolsäure 98
Karies 225
Kariesprophylaxe mit Fluor 225
Karotinkapsel 187
Karottensaft 134
Kartoffel 19
Karzinogene 19
Kaukasoide 48
Keilschrift, sumerische 142
Keimflora, natürliche 194
Keimschicht 52
Keratin 32, 187, 200
Keratinozyten 32
Kilofort 221
Kinderklinik Zweymüller 232
Klärschlamm, giftiger 18
Kleidung 64
Kleie-Molke-Bäder 151
Kobalt 12, 215, 287
Kochsalz 149
Kochsalzlösung 88
Koffein 19, 251
Kohlendioxyd 197, 202
Kohlenhydrate 108
Kohlenmonoxid 64, 124
Kohlensäureschnee 104
Kohlenwasserstoffe, chlorierte 287
Ko-Karzinogene 102
Kollagen, denaturiertes 85
Kollagen 37, 82, 83, 84, 85, 117
Kollagene Fasern 37
Kollagen-Hydrolysat 84
Kollagen, implantiertes 87
Kollagen, natives lösliches 84
Komedonen (Mitesser) 64, 73
Komedonenquetscher 257
Konditionierung 26, 36, 43, 45, 75, 262
Konditionierung zur Überempfindlichkeit
  158

Konditionierung zur Unverträglichkeit 75
Konservierung 158
Konservierungsmittel 62, 66, 156, 163,
  198, 238
Konsumentenmagazin »Test« 130, 134
Konsumentenschützer, amerikanische 148
Kontaktdermatitis 184, 190
Kontaktekzem, chronisches 11
Körpergeruch 38, 194, 275
Körperwärme 203
Kortikoide 54
Kosmetik, alternative 268
Kosmetika, dekorative 292
Kosmetika, teure 258
Kosmetikverordnung 28, 166, 175, 235
Kosmetologen 120
Krankheiten, chronische 26
Krankheiten, psychosomatische 26
Kräuter-Badeöle 151
Kräuteröl 263
Krebs 14, 17, 18, 26, 93, 105, 119, 177, 179,
  182, 216, 226, 277, 285
Krebsschutzstoffe 286
Krebsverdacht 209
Krebs – Vorbeugung 276
Kreuzzüge 79
Kribbelmücken 203
Kriegsbemalung 168, 170
Kron 175
Krotonöl 54, 102
Kupfer 23, 215, 287
Kunstfasern 64
Kwashiorkor 57

Labormethode nach Schulze-Ippen 131
Lancaster 174, 180
Lancôme 181
Langerhanszellen 26, 36, 65, 69
Langstreckenlauf 277
Lanugohaar 47
Lawsonia 213
L-Cystin 221
LD50-Test 233
Lebenselixier 79
Leberkrebs 172
Leberschäden 197
Lichtschutzfilter 229
Lichtschutzmittel 92
Lidocain 88
Lidschatten 175
Linolsäure 57

β-Lipoproteine 74
Lippenstifte 179
Lippenstift, kußechter 180
Lorien Goods 219
Lotion, alkoholfreie 261
Lungentumore 177
Lymphgefäße 36
Lymphknoten 69
Lymphozyten 69
Lysabinsäure-Tenside 210

Madison Trust 243
Magnesium 285, 287
Magnet-Pflaster 244
Magnetpflaster mit Schlank-Wirkung 242
Make-up 171
Malachit 79, 168
Malaria 204
Manesse-Handschrift 150
Mangan 287
Marathon 277
Marbert 174
Massage 46, 104, 244, 251, 271
Massentierhaltung 109, 287
Mastzellen 37, 50
Matrix 52
Mäuse, haarlose 131
Maybelline Nail Color 182
Meeralgen 148
Meeresalgenbad 244
Meißnersche Tastkörperchen 41
Melanin 35, 38
Melaninbildung 92, 123, 125, 128
Melanogenese 35
Melanom, bösartiges 94, 124
Melanosome 35
Melanozyten 35, 39, 65, 69, 91, 93, 123
Memoryzellen 68
Menthol 55, 102
Mercurius 80
Merkelsche Tastscheiben 42
Merkelsche Zellen 36
Metallsalze 195, 196
Metalnikow, Samuel 74
Methyl-Isocyanat 27
Methylsalizylat 227
Milchbäder 151
Mikrozyste 257, 260
Milchprodukte 287
Minamata-Krankheit 176
Mindestmenge 23

Mineralbäder 152
Mineralöl 73
Mischhaut 160
Mißbildungen 14
Misslyn 174
Mitesser 64
Mondeville, Henri de 267
Mongolide 46
Monoxid 18
Monteil, Germaine 160
Morphium, natürliches 279
Moschus 190
Mutagene 19
Mutagenität 92, 214
Muttermale 119

Nachgeburtbanken 81
Nacht- und Tagescremes 73
Nagelbett 52
Nagelbild 186
Nagelhäutchen 52, 185
Nagelhautentferner 184
Nagellacke 181
Nagellacke, hypoallergische 184
Nagellackentferner 181
Nagelpflege 181
Nagelplatte 52
Nagelwurzel 52
Nährcreme 58, 119, 288
Napoleon Bonaparte 272
Narutin N 221
Nasenkorrektur 112
Nasenlippenfurche 87
Nasenoperation 114
Natrium-Aluminium-Chlorhydroxylactat 203
Natriumfluorid 227
Natrium, kohlensaures 262
Natriumsulfid 201
Naturhaarbürsten 143
Naturkosmetik 82, 124, 162
Neet Cream Hair Remover 201
Negativliste 15, 28, 209
Negroide 48
Nemectron 242
Neomycin 13, 110, 196
Neon-Helium-Softlaser 117
Nervenendigung 117
Nervenendigungen, freie 42
Nice'n Easy 217
Nickel 12, 30

Nicotinamid 286
Nicotinsäurebenzylester 55
Nierenkrebs 177
Night Repair 79, 120
Nikotinsäure 154, 283
Nitrate 18
Nitrite 18
Nitrosaminbildung 198
Nitrosamine 16, 18, 146, 162, 172, 173, 210, 213
Nivea-Milk 173
Normalgewicht 241
Null-Diät 246
Nutzen-Risiko-Abwägung 103, 189, 205

Oberflächenspannung des Wassers 142
Obstessig 211
Ödem 108, 236
Odyssee 262
Ökofaktor 133
Ökologie der Haut 164
Ökosystem der Haut 262
Ölbäder 55, 143
Öl-in-Wasser-Emulsion 138, 140, 159, 160, 171, 264
Olivenöl 73, 134
Olivenöl, kaltgepreßtes 262
Operationen in der Achselhöhle 198
Orangenhaut 76, 116, 117, 146, 188, 244
Östrogen 16, 76, 105
Oxidationsfarben 214
Ozon 125
Ozongürtel 122, 197
Ozonisierung 220

Palmolive Körperlotion mit Olivenöl 158
Panthothensäure 54
Panthothensäure (B_5) 283
Papillen 37
Papyrusrollen, ägyptische 142
Parabene (para-Hydroxybenzoesäure-Ester) 11
Paraffinöl-Injektionen 113
Parfüm 82, 152, 190, 192, 237
Parodontose 224, 225, 227
Pathak, M. A. 129
Pawlow, I. 74, 272
Pellagra 286
Penetration 54
Peoples Golden Shampoo 212
Perchloräthylen 25

Perl Cooper-58 179
Perubalsam 190
Pfizer 93
Pflanzenextrakte 54
Pflegezwang 75
Phagozyten 37
Phenol 102, 104, 115
Phenol-Vergiftung 102
Phenylendiamine (PPDA) 214, 215
Phenyl-Quecksilberverbindungen 176
Pheromonoe 192
Phosgen 27
Phosphate 74
Phosphor 54
Phosphor-Kalk-Stoffwechsel 284
Phosphorverbindung 277
Photoallergische Reaktionen 70, 143
Photocarcinogen 92
Photosensibilisatoren 91, 209, 215
Phototoxische Reaktionen 70, 134
Phototoxische Wirkung 91
Phototoxizität 236
pH-Wert 164, 187, 194, 201, 211
Phyto-Substanzen 121
Pigmentbildung 139
Pigmentflecken 65, 117, 119
Pigmentierung 75
Pigmentsynthese 35
Pigmentzellen 75
Pille 140, 164, 255
Placebo 25, 59, 75, 79
Plastische Chirurgie 112
Plazenta 108, 196
Plazenta-Extrakte 16, 82, 106, 119
Polyamid-Kunststoffasern 128
Polyarthritis, chronische 88
Pond's Hautpflegecreme mit echter Kakaobutter 158
Pond's Sonnenmilch mit Kakaobutter 130
Poolwasser 66, 281
Positivliste 28
Postfach-Trick 243
Pottasche 142, 262
Prädioxine 24
Preisvergleiche 160
Privatisierung des Badens 150
Procter & Gamble 12
Produkte, hypoallergene 73, 198
Proflavin 91, 92
Progesteron 221
Propanthelinbromid 197

Prophylenglycol 54, 82, 196
Prostaglandine 123
Prostatakrebs 178
Proteine 86, 108
Provitamine 189
Psorlalene (Furocumarine) 93, 94, 190
Psychoanalytiker 257
Psychopharmaka 252
Psychosomatische Störungen 198
Psychotherapeutische Behandlungsmethoden 269
Psychotherapie 272
Pubertät 148
Punk-Gruppe 168
Purinderivate 54
Puritanische Tradition 273
Pyridoxin-Mangel (Vitamin-B_6-Mangel) 284
Pyrogallol 215

QN 7 Neu 245
Quaternium 15, 161, 167, 210
Quecksilber 12, 23, 78, 79, 154, 174, 175, 176, 225, 287
Quecksilberbichlorid 219
Quick-Slim-Kur 244

Rauchen 252
Rauchen – Abgewöhnen 272
Rauhigkeit der Haut 148
Rasur 200
Reduzierungstabletten 243
Refobacin-Creme 110
Reinheitskriterien 23
Reinigungscreme 261
Reinigungsöl 261
Reinlichkeitstick 195
Reizstromgeräte 242
Resorcinol 209, 219
Resorption 88
Resorzin 103, 215
Resorzin-Schälkur 103
Reticulin 37
Retinoide 255
Revlon 12, 175
Riechstoffindustrie 190
Ringelblume 263
Roßkastanie 267
Rötelimpfstoff 106
Rouge à Lèvres Nacré Frosted 66
Rouge Cuivré 180

Rubinstein, Helene 175, 182
Ruffinikörperchen 42
Ruskus-Extrakt 244

Salbei-Extrakt 203
Salbengrundlage 155
Salizylsäure 54, 102, 104, 209, 219
Sambal Dusch fit 149
Sauerbruch 245
Sauerstoffradikale 286
Sauerstoffzufuhr 277
Sauna 153
Säuremantel 157
Säureschutzmantel 38, 39, 157, 197
seba med Creme 159
Seborrhöe 39, 66, 257, 266
Seborrhöe, reaktionelle 171, 206
Seife 142, 171
Seife, alkalifreie 143
Seife, fettfreie 103
Seifenkraut 142, 262
Seifen, überfettete 143
Selbstreinigung 127, 142
Selbstversuche 131, 230, 232
Selensulfid 208, 209
Sensibilisierung 36, 74
Sensibilisierungsphase (Allergie) 68
Serotonine 117
Setaderm 221
Seveso-Gift 14
Sexualhormone 13
Sexualitätsfeindlichkeit 273
Sexuallockstoffe 192
Shampoos 210
Silikonöl 113
Silver Lipstick 26, 180
Skelettfluorose 226
Skin-Planing 115
Slendertone 242
So-Bit 88
Softlaser 116, 118
Solanin 19
Solarium 123, 135
Solebad Bad Hall 282
Sonnenbad, aktives 132
Sonnenbaden 124
Sonnenbad, passives 132
Sonnenblumenöl 57
Sonnenbrand 123, 124, 134, 135
Sonnenempfindlichkeit 61, 126
Sonnenschutz 138

Sonnenschutzfaktor 95, 129, 130, 132, 133, 136, 291
Sonnenschutzmittel 66, 90, 93, 95, 129, 231, 267, 291
Sonnenschutzmittel, wasserfeste 55, 130
Sonnenspektrum 130
Sonnenstudio 137
Spezialschaumbäder 147
Spezialshampoos 207
Spinalom 124
Spirulina-Algen 243
Sport-Stift 180
Sprays 204
Spritzmittel, giftige 18
Spurenelemente 54, 108
Spurenelementmangel 287
Sumerer 262
Sun-Blocker 223
Sunflavin 90, 91
Suntronic-Behandlung 256
Super Frost Shadow 175
Supermarktkost 285
Suppressorzellen 69
Suppressor-T-Zellen 123
Surfer 141
Symbiose 164
Syphilis 150
System, transdermales therapeutisches 52
Schädigung des Fetus 252
Schaumbad 143, 146, 148
Schaumkraft 145
Schierling, gefleckter 25
Schilanglaufen 281
Schlaf-Kuren 246
Schlaflosigkeit 272
Schlangengifte 25
Schlankheitsbäder 242
Schlankheitskuren 242, 272
Schlankheitsmittel 241
Schlankheitspillen 242
Schlank-Institut Selekta 243
Schleifen und Fräsen der Haut 104
Schmerzempfindungen 42
Schmerzrezeptoren 43
Schönheitsbegriff 104
Schönheitsbild 111
Schönheitschirurgie 109, 114
Schönheitsvitamin 285
Schultz, Johannes Heinrich 272
Schulze, Rudolf 129
Schuppen 208

Schuppenflechte 93, 270
Schutzfilm der Haut 31
Schwangerschaft 89, 251
Schwangerschaftsstreifen 116
Schwarztee 19
Schwefel 256
Schwefeldioxid 64
Schweißdrüsen 40
Schweißdrüsen, apokrine 38, 40
Schweißdrüsen, ekkrine 38, 40
Schwermetalle 18, 64
Schwermetalle, giftige 23
Schwermetalle, krebserregende 174
Schwermetallvergiftungen 177
Schwielenpräparate 185
Schwimmen 281
Schwimmer 141
Standortflora 194
Steckmücken 203
Steroidcreme 201
Steroidhormone 255
Stickoxide 18, 64, 124
Stickstoff, flüssiger 103
Stiftung Warentest 148, 157, 171, 174, 175, 179, 181, 242
Stratum papillare 37
Streß 270
Strong & Glossy 182
Strontiumchlorid 227
Strontiumfluorid 227
Strontiumsulfid 154, 201
Strukturformeln 9

Tabakrauchen 19
Talgdrüsen 39, 46
Talgfettfilm 157
Tana 174
Tastempfindungen 41
Tätowierungen 119
TCDD (Dioxin) 14
Telluriumoxid 209
Tenside 66, 100, 147, 148, 155, 210, 213, 261
Tensidgehalt 151
Terpene 152
Testimplantation 88
Tetrazyklin-Derivat 255
Thalidomid 25, 233
Theobromin 19
Theophyllin 54
Thioglycolsäure 102
Thioglykolate 212

Tiefensensibilität 33
Tierversuch 19, 85, 182, 214, 216, 229, 230, 239
Timbo (Algenbad) 221
T-Lymphozyten 74
Toleranzwerte 181
Tollwutimpfstoff 106
Toluenisocyanatharz 184
Toluensulfonamid 182
Toluylendiamine 214
Tonofibrillen 45
Tonus 202
Tonusänderung 116
Toxine 68, 124, 204
Toxizität 226, 230, 233
Trägersubstanzen 53
Treibgase aus Spraydosen 125
Tretionin 104
Triäthanolamine 146, 161, 173, 198, 210, 213
Trichlorcarbanilid 196, 208
Trichloressigsäure 102, 104
Trichlorphenol (TCP) 14
Trichomonaden 165
Triclocarban 143
Triclosan 197
Trigeminus-Neuralgie 117
Triglyceride 74
Trinkwasserfluoridierung 226
Tumore 93
Tumorzellen 123
Turgor 202
Turgoränderung 116
Tyrosin 35, 91, 92
Tyrosinase 35, 91, 92

Überempfindlichkeit 178, 204, 262
Überempfindlichkeitsreaktion 236
UdSSR 117
Ultraculent whipped creme make up 172
Ultravitalux-Lampen 130
Umwelt 142
Umweltschadstoffe 64
Umweltverschmutzung 289
Unkrautvernichtungsmittel 2, 4, 5-T, 24
Unverträglichkeit 82
Unverträglichkeitsreaktion 11
Urtikaria 88, 270
UVA 125
UV-Licht 26, 93
UVA-Licht 125, 137

UVA-Strahlung 64, 72, 125, 210
UVA-Strahlung in Solarien 138
UV-Bestrahlung 91
UVB-Strahlung 72, 123
UVC-Strahlen 102, 122

Vaginalduschmittel 164
Vanillin 193
Vaseline 73
Vater-Pacini-Körperchen 41, 42
Vinylchlorid 16
Verein für Konsumenteninformation 180
Verjüngung 109, 290
Verjüngungscremes 120
Verjüngungselixier 79
Verjüngungskuren 98, 109
Verjüngungsmittel 120
Vernix caseosa 259
Versuchstiere 234, 235
Vichy Körper-Emulsion 159
Viktorianische Zeit 113
Viren 108
Vitalität 128
Vitalkapazität 154
Vitamin A (Retinol) 285
Vitamin-A-Mangel 285
Vitamin-A-Säure 56, 255
Vitamin-B-Komplex 283
Vitamin-B_1 (Thiamin) 286
Vitamin-B_1-Mangel 286
Vitamin-B_6 56
Vitamin-B_{12}-Präparate 255
Vitamin-C-Defizit 285
Vitamincreme 157
Vitamin D (Calciferol) 284
Vitamin-D-Bildung 128
Vitamin-D-Mangel 284
Vitamine 53, 54, 56, 86, 111
Vitamin E (Tocopherol) 286
Vitaminmangel 283
Vitamin PP 286
Vitaminpräparate 252
Vitiligo 188
Vollwerternährung 251
Vollwertkost 287

Wachstums- und Schwangerschaftsstreifen 116
Walnuß 219
Wärmeregulationszentrum 141
Wärmereize 42

Warnhinweis 201
Wassergehalt 147, 148
Wasser-in-Öl-Cremes 160, 266
Wasser-in-Öl-Emulsion 159
Wasser-in-Öl-Systeme 55, 115, 138, 264
Wasserstoffsuperoxyd 215, 218
Wasserstoffüberschuß 277
Weinlaub 267
Werbemanager 83
Werbung 81, 145
Wiederherstellungschirurgie 111
Wiener Kreis 81
Wimperntuschen 174
Wintersport 141
Wirkstoffkosmetika 64, 74
Wolff, Klaus 80, 91
Wolfsmilchgewächse 102
Wundermittel 66, 104, 118
Wunderwirkstoffe 11, 79, 90, 93, 120, 270

Xenon-Lampe 131

Yoga 272

Zahnheilkunde 117
Zauber-Elixiere 119
Zauberwirkstoffe 81, 86
Zecken 203, 204
Zellschäden 91, 123
Zellzerstörung 91, 103
Zen 272
Zibet 191
Zimtöl 190
Zimtstrauch 267
Zink 23
Zinkoxyd 197
Zinkpyrithion 209
Zinnober 79, 168
Zirkonium 198
Zitrone 134
Zitronenbäder 152
Zitronenöl 190
Zitronensaft 211
Zitrusfrüchte 102, 189
Zivilisationskost 282
Zivilisationskrankheiten 241
Zucker 58
Zytostatika 53

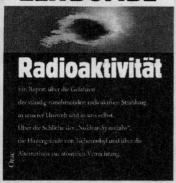
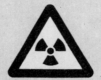
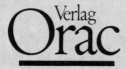